公衆衛生学

中村信也
［編著］

2021／2022

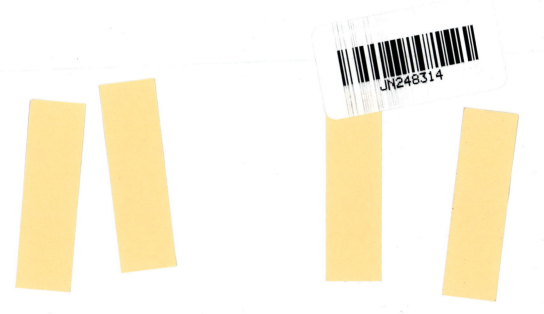

同文書院

■執筆者紹介

【編著者】

中村　信也／第1章
　　東京家政大学 名誉教授

【著　者】＊執筆順

後藤　政幸／第2章，第4章，第18章
　　和洋女子大学 名誉教授

緒方　裕光／第3章，第11章，第15章
　　女子栄養大学大学院 教授

川端　彰／第5章
　　社会福祉法人芙蓉会　総合福祉ホーム芙蓉園　栄養課

野原　理子／第6章，第14章
　　東京女子医科大学 教授

角野　猛／第7章，第17章
　　東都大学 教授

桑原　祥浩／第8章，第9章，第10章
　　女子栄養大学 名誉教授

上田　成子／第12章，第13章
　　前・女子栄養大学大学院 教授

岡崎　英規／第16章
　　武蔵丘短期大学 教授

ま え が き

　厚生労働省は，管理栄養士の資格付与に対してその内容を，授業では「管理栄養士養成カリキュラム」を，試験については「管理栄養士国家試験出題基準（ガイドライン）」を発表しています。ガイドラインは時代の流れに沿うべく，概ね4年に1回改定がなされていますが，直近では2019（平成31）年3月に改定版が発表され，新しいガイドラインに基づく試験は，第34回管理栄養士国家試験（2020年）からの実施となっています。この教科書は最新ガイドラインに沿って改訂されたものです。

　今回のガイドライン改定の最大の特徴は，総試験問題数は200問で従来どおりですが，10科目の出題数配分を大きく見直したことにあります。その変更によって，6つの科目から試験問題数が1〜2題ずつ減じ，その分の試験問題数が10番目の科目である応用試験に加えられ，応用試験問題は20問から30問に増加しました。

　この理由としては，いま管理栄養士の活躍する場が拡がり，様々な領域において栄養管理の質の向上が求められていることが挙げられましょう。今後わが国は働き手の減少が見込まれるなか，効果的・効率的なアプローチとして多職種連携が進んでおり，管理栄養士の仕事においても，総合的かつ論理的な提案が出来るか否かが鍵となってきます。このために科目横断的な応用力をみるための試験問題が増加したといえます。

　この教科書はそうしたガイドラインに対応していることはもちろん，授業の進め方にも配慮し，授業計画が作りやすいように章立てしております。また，わかりやすく，興味が持てるように図表や写真を多用しました。管理栄養士・栄養士に是非知ってもらいたいことなどには特に留意し，制作の最終段階まで手を加えました。

　この教科書で学ぶ皆さんが，公衆衛生学という学問に興味を持てるようになれば，筆者冥利に尽きます。

2020年12月

編著　中村　信也

目次
contents

第1章　健康と公衆衛生　　1

1．健康の概念とその歴史的変遷　　1
  1）健康の定義　　1
  2）健康づくりと健康管理　　3
  3）国民健康づくり対策（運動）　　5
2．公衆衛生の概念　　6
  1）公衆衛生の定義　　6
  2）公衆衛生の目標　　7
  3）公衆衛生と予防医学　　7
  4）プライマリー・ヘルス・ケア（PHC）　　8
  5）ヘルス・プロモーション　　9
  6）公衆衛生活動の進め方　　10
3．社会的公正と健康格差の是正　　11
  1）社会的公正　　11
  2）健康の社会格差　　11

第2章　環境と健康　　15

1．生態系と生活　　15
  1）生態系と環境の保全　　15
  2）地球的規模の環境（地球環境問題）　　17
2．環境汚染と健康影響　　20
  1）環境汚染　　20
  2）公害の発生と公害事件　　26
  3）内分泌かく乱物質（環境ホルモン）　　29
3．環境衛生　　30
  1）気候と季節　　30
  2）空気　　30
  3）温熱　　31
  4）放射線　　32
  5）上水道と下水道　　33
  6）廃棄物処理　　36
  7）建築物衛生　　37

第3章　保健統計　　39

1．保健統計の概要　　39
2．人口静態統計　　40
  1）人口静態統計の概要　　40
  2）人口の推移　　40
  3）人口ピラミッド　　41
  4）人口の高齢化と少子化　　41
  5）世界の人口　　43
3．人口動態統計　　44
  1）人口動態統計の概要　　44
  2）出生　　44
  3）死亡　　45
  4）死因分類　　46
  5）死産，乳児死亡，周産期死亡，妊産婦死亡　　48
  6）婚姻と離婚　　50
4．生命表　　51
  1）生命表の作成　　51
  2）平均余命と平均寿命　　51
  3）健康寿命　　53
5．傷病統計　　53
  1）患者調査　　53
  2）国民生活基礎調査　　54

第4章　健康状態・疾病の測定と評価　　57

1．疫学の概念と指標　　57
  1）疫学の対象と領域　　57
  2）疾病頻度　　58
  3）曝露効果の測定　　59
2．疫学研究の方法　　60
  1）記述疫学研究　　60
  2）横断的研究　　60
  3）生態学的研究　　60
  4）コホート研究　　60
  5）症例対照研究　　62
  6）ランダム化比較試験　　63
3．バイアス，交絡の制御と因果関係　　64
  1）バイアス　　64
  2）交絡と標準化　　64
  3）疫学研究の評価と因果関係のとらえ方　　65
4．スクリーニング　　66
  1）スクリーニングの目的と適用条件　　66
  2）スクリーニングの精度　　66
5．根拠に基づいた医療と保健対策　　68
  1）エビデンスの質のレベル　　68
  2）系統的レビューとメタアナリシス　　68
  3）診療ガイドライン，保健政策におけるエビデンス　　69
6．疫学研究と倫理　　69
  1）人を対象とした研究調査における倫理　　69
  2）インフォームド・コンセント　　69
  3）利益相反　　70
  4）臨床研究法　　70

第5章　生活習慣と健康　　71

1．健康に関連する行動と社会　　71
  1）健康の生物心理社会モデル　　71
  2）生活習慣病の概念　　71
  3）健康日本21（第二次）　　73
2．身体活動・運動　　75
  1）身体活動・運動の現状　　75
  2）体力の現状・運動の健康影響　　76
  3）身体活動・運動と健康増進　　77
  4）身体活動基準　　78
3．喫煙行動と健康　　79
  1）喫煙の現状　　79
  2）喫煙の健康影響および社会的問題　　81
  3）禁煙サポートと喫煙防止　　82
  4）受動喫煙防止　　83
  5）その他のたばこ対策　　84
4．飲酒行動と健康　　84
  1）飲酒の現状　　84
  2）飲酒の健康影響および社会的問題　　85
  3）適正飲酒　　87
  4）アルコール対策　　87
5．睡眠・休養・ストレスと健康　　88
  1）睡眠習慣と生活リズム　　88
  2）睡眠不足・不眠の現状　　90
  3）休養の概念　　91
  4）ストレスの概念　　91
  5）休養指針　　92
  6）ストレスマネジメント　　93

6．**歯科保健行動**　　93
　　1）歯の健康と食生活　　93
　　2）歯と全身の健康　　94
　　3）歯科保健行動　　95
　　4）歯科保健対策　　95

第6章　主要疾患　　99

1．**がん**　　99
　　1）がん死亡率　　99
　　2）がん罹患率　　101
　　3）がん対策基本法と就労支援　　102
　　4）がん検診　　102
2．**循環器疾患**　　103
　　1）高血圧　　104
　　2）脳血管疾患　　105
　　3）心疾患　　105
3．**代謝疾患**　　106
　　1）肥満・メタボリックシンドローム　　106
　　2）糖尿病　　108
　　3）脂質異常症　　109
4．**骨・関節疾患**　　110
　　1）骨粗しょう症，骨折　　110
　　2）変形性関節症　　110
　　3）ロコモティブシンドローム（運動器症候群）　　110
5．**その他の疾患**　　112
　　1）慢性腎臓病　　112
　　2）慢性閉塞性肺疾患（COPD）　　113
　　3）認知症　　113
　　4）難病法と難病対策　　115

第7章　感染症とその予防　　117

1．**感染症について**　　117
　　1）感染の成立　　117
　　2）微生物の発見と病原微生物　　118
　　3）日本の感染症対策　　119
2．**感染症の予防及び感染症の患者に対する医療に関する法律**　　119
　　1）感染症の分類と対策　　119
　　2）感染症類型　　120
3．**主要感染症**　　121
　　1）結核　　122
　　2）インフルエンザ　　123
　　3）コロナウイルス　　124
　　4）重症急性呼吸器症候群　　124
　　5）中東呼吸器症候群　　124
　　6）新型コロナウイルス感染症（COVID-19）　　124
　　7）腸管出血性大腸菌感染症　　125
　　8）ノロウイルス感染症　　126
　　9）HIV／エイズ　　126
4．**新興感染症と再興感染症**　　127
5．**予防接種**　　127

第8章　精神疾患　　129

1．**精神保健**　　129
　　1）主な精神疾患　　129
　　2）精神保健福祉対策の法的対応　　133
　　3）精神障害者の受療状況　　133

　　4）精神障害者の医療　　134
　　5）地域における精神保健サービス　　135
　　6）精神障害者福祉対策　　137
2．**その他の精神関連問題**　　138
　　1）自殺　　138
3．**不慮の事故・虐待・暴力**　　143
　　1）不慮の事故　　143
　　2）虐待　　143
　　3）家庭内暴力　　146

第9章　社会保障と行政　　147

1．**社会保障の概念**　　147
　　1）社会保障制度　　147
　　2）社会保障の歴史　　148
　　3）公衆衛生と社会保障　　148
2．**行政のしくみ**　　148
　　1）国の役割と法律　　148
　　2）衛生法規　　150
3．**栄養関連法規**　　151
　　1）食品安全基本法　　151
　　2）食品衛生法　　152
　　3）食品表示法　　153
　　4）その他の栄養関連法規　　155
4．**地方自治のしくみ**　　157
5．**都道府県と市町村の役割**　　158

第10章　医療制度　　159

1．**医療保険制度**　　159
　　1）社会医療制度の概要と特徴　　159
　　2）医療保険の種類と対象　　159
2．**データヘルス計画**　　162
　　1）保険者等の役割　　162
　　2）データヘルス計画の目的　　162
　　3）データヘルス計画での取り組み　　163
3．**医療施設**　　164
　　1）医療施設　　164
　　2）医療法と地域医療計画　　165
　　3）医療圏と基準病床数　　166
4．**医療従事者**　　167
5．**国民医療費**　　169
　　1）国民医療費の概況　　169
　　2）制度区分別国民医療費　　169
　　3）国民医療費の財源別内訳比率　　170
　　4）診療種類別国民医療費　　170
　　5）年齢階級別国民医療費　　170
　　6）傷病分類別医科診療医療費　　170

第11章　福祉制度　　171

1．**社会福祉制度**　　171
　　1）社会福祉　　171
　　2）社会福祉事業　　172
　　3）社会福祉施設　　174
　　4）障害者福祉　　174
　　5）障害者福祉施設　　177
　　6）在宅ケアと訪問看護　　177
　　7）福祉関連法規　　177

v

目次
contents

第12章　地域保健　179

1. 地域保健活動の概要　179
　1）地域社会と地域保健　179
　2）地域保健活動　180
2. 保健所と市町村保健センター　181
　1）保健所の設置と目的　181
　2）保健所の財源と職員　181
　3）保健所の機能と業務　182
　4）市町村保健センター　183
3. 地域保健従事者　183
　1）保健所常勤職員数　183
　2）地域における資源と連携　184
4. 地域における健康危機管理　185
5. 地域保健法　185

第13章　母子保健　187

1. 母子保健の概要　187
　1）母子保健の目的と母子保健法　187
　2）母子保健水準の諸指標　188
2. 母子保健事業　188
　1）母子保健事業における市町村と都道府県の役割　188
　2）母子保健事業の内容　188
　3）母子健康手帳　194
　4）新生児マススクリーニング：先天性代謝異常等検査　195
　5）乳幼児健康診査　195
　6）育児指導　195
3. 健やか親子21　196
　1）基盤課題　196
　2）重点課題　197
4. 子ども・子育て支援法　198
5. 成育基本法　198

第14章　成人保健　199

1. 生活習慣病　199
　1）成人保健と生活習慣病　199
　2）生活習慣病の推移　200
　3）生活習慣病の予防と管理　200
2. 特定健康診査・特定保健指導　201
　1）健診・保健指導の問題点　201
　2）特定健康診査と特定保健指導　201
3. 高齢者の医療の確保に関する法律（高齢者医療確保法）203
　1）高齢者医療確保法による特定健康診査と特定保健指導　203
　2）制度の概要　204

第15章　高齢者保健と介護保険制度　205

1. 高齢者保健・介護の概要　205
　1）高齢社会　205
　2）高齢者保健　206
　3）健康増進事業（旧老人保健事業）207
　4）介護予防事業（地域支援事業）207
　5）地域包括支援センター　208
2. 介護保険制度　208
　1）介護保険制度の概要　208
　2）介護サービス　211

　3）介護施設，老人保健施設　211
　4）介護報酬　212
　5）介護保険法　214
　6）地域包括ケアシステム　214

第16章　産業保健　215

1. 産業保健　215
　1）労働と健康　215
　2）労働安全衛生法　215
　3）労働安全衛生対策（3管理）217
　4）産業保健従事者　218
　5）職業と健康障害　218
　6）労働災害　220
　7）メンタルヘルス対策，過労死対策　221

第17章　学校保健と安全　225

1. 学校保健の概要　225
　1）学校保健安全法　225
　2）学校保健行政　225
　3）学校保健・安全の内容　226
2. 学校保健従事者　227
　1）学校保健の概要　227
　2）栄養教諭　227
3. 学校保健教育　228
　1）保健教育　228
　2）保健管理　228
4. 学校保健安全対策　228
　1）健康診断　228
　2）健康相談　229
　3）感染症予防　229
　4）学校環境衛生　230
　5）登下校時の安全　231
5. 学校保健安全統計　231
　1）学校での死亡・負傷状況　231
　2）学校保健統計調査　231
　3）有訴者率　231
　4）体格・体力　233

第18章　国際保健　235

1. 地球規模の健康問題　235
　1）エイズ／HIV　235
　2）結核　236
　3）糖尿病　237
2. 国際協力　237
　1）2国間協力　238
　2）多国間協力　240
　3）持続可能な開発目標（SDGs）240
　4）ユニバーサル・ヘルス・カバレッジ（UHC）240
　5）世界保健機関（WHO）241
　6）国連食糧農業機関（FAO），コーデックス委員会（CAC）243
　7）その他の国際機関　243

索　引　245

第 1 章

健康と公衆衛生

1. 健康の概念とその歴史的変遷

1) 健康の定義

日本国民は憲法で健康な生活をおくる権利が保障されている。その条文は次のとおりである。

日本国憲法第25条　生存権

すべて国民は，健康で文化的な最低限度の生活を営む権利を有する。

2　国は，すべての生活部面について，社会福祉，社会保障及び公衆衛生の
　向上及び増進に努めなければならない。

したがって，国家は国民に健康な生活が持てるよう努力する義務を負うが，そもそも健康とは何なのか，定義が必要となる。

健康の定義としては，WHO憲章（Constitution）のそれが有名である。WHO（世界保健機関）*は国連の専門機関として1948（昭和23）年に設立されたが，先立って1946（昭和21）年にWHO憲章が採択された。その憲章の前文に国民の健康に対する国家のあり方が規定されているが，その出だしの条文がWHOの健康の定義として利用されている。条文は次のとおりである。

"Health is a state of complete physical, mental and social well-being and not merely the absence of disease or infirmity"

この訳を1951（昭和26）年に政府は官報で発表したが，次のようになっている。

「健康とは，完全な肉体的，精神的及び社会的福祉の状態であり，単に疾病または病弱の存在しないことではない。」

原文からみると，complete physical well-being, complete mental well-being, complete social well-beingの構成となっている。ここでwell-beingの訳が問題になるが，福祉とは「幸せな暮らし」という意味が一般的であり，肉体的福祉，精神的福祉では妥当でない。ここでは「よい状態」と訳すのがわかりやすい。した

*WHO （世界保健機関）：
➡p.241 を参照。

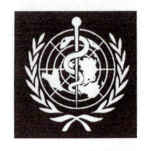

マーク中央の蛇が巻きついた杖は，ギリシャ神話に由来する。持ち主のアスクレピオスAsklepiosは，ギリシャ神話の医術の神。アポロンの子で起死回生の術をよく用いた。紀元前5世紀にギリシャに実在していた医者であったが，やがて神格化され医療の神となった。蛇はその特殊な形から嫌われているが，虐待されてもなかなか死なないことから，神やその使いとするところも多い。

図1‑1　WHOのマーク

がって，「健康とは完全に肉体的に，精神的に，社会的に良好な状態であり，単に疾病または病弱の存在しないことではない」となる。

　この定義は1946（昭和21）年以来，改正されていないが，1999（平成11）年の第52回WHO総会において改正案が提出された。その改正案は次のとおりであった。

　"Health is a <u>dynamic</u> state of complete physical, mental, <u>spiritual</u>* and social well-being and not merely the absence of disease or infirmity"

＊ Spirit The vital principle in humans, animating the body or mediating between body and soul.（Webster's unabridged dictionary より）

　この提案に対して，総会では緊急性が低いなどの理由で，継続審議となり改正は見送られ，定義は従来どおりである。spiritualという語は「やる気」を意味しているといえるが，解釈次第では健康の定義に宗教的な概念が入ってくることも考えられ，今のところ改正の機運は高まっていない。

　WHOの健康の定義に身体的健康と精神的健康のみならず社会的健康**を加えたことは画期的なことであった。1946（昭和21）年といえば日本軍が無条件降伏を受け入れて太平洋戦争が終了した翌年であり，未だ精神的健康すら確かではなかった時代に社会的健康を打ち出したことは先見の明があったといえよう。今日では「登校拒否」「引きこもり」「社会不適応」などは珍しくはないが，1946（昭和21）年当時に社会的健康を精神的疾患というより社会不適応と解釈したことは，現代を予見していたような定義である。さらに，病気と健康とは表と裏という関係でなく，社会に適応できてこそ健康といえるということを強調したことに意義がある。

＊＊他人や社会と建設的でよい関係を築けること。

　WHOの健康の定義はこのように画期的なものであるが，「完全に良好な状態」という表現には問題を含んでいるといえよう。健康は完全に身体的にも，精神的にも，社会的に完全に良好な状態であると解釈すれば，WHOの健康の定義に合致する人はほとんどいなくなる。40歳を過ぎれば持病の1つや2つは有しているので，完全な状態でなくなる。WHOの健康の定義は健康の理想像であって，判断基準ではない。この定義に従えば障害者の健康，高齢者の健康，持病を抱えた人にとっての健康像が見えてこない。健康はこうあるべきという理想像を掲げるより，いかなる個人にも適用され，努力次第で健康になれるというような達成可能な実用的定義が必要である。

健康の定義に関して厚生労働省は，2012（平成24）年7月に健康日本21（第二次）の「基本的な方針」を発表したが，それによると健康寿命を「健康上の問題で日常生活が制限されることなく生活ができる期間」とした。これがそのまま実用的な健康の定義に利用できるといえよう。したがって，健康とは，「健康上の問題で日常生活が制限されることなく生活できること」と定義できる。

2）健康づくりと健康管理

健康の目的は，健康を目指す意義といえる。健康の意義は2つに分けて考えられる。1つは個人的意義であり，もう1つは社会的意義である。

個人的意義についてはいうまでもなく，健康であれば充実した人生がおくれることである。健康であれば自分の進みたい道に進むことができ，夢に立ち向かうこともできる。反対に病気を抱えていれば，病気の再燃と進行を防ぐことが最大課題であり，自分の人生を犠牲にしなければならない。病気のために仕事も中断せざるを得なくなる。

しかし，健康でいる間は健康の幸せを自覚せずに不健康な行動をしばしば繰り返している。健康が失われて初めて健康のありがたさに気づくが，病気が慢性的で不可逆的なものは完全回復が難しく，健康のありがたみと病気の不利性をいたく自覚することになる。

たとえば，生活保護開始理由を調べてみると，2018（平成30）年では，「貯金等の減少・喪失」が38.8％ともっとも多く，次いで「傷病による（含急迫医療）」が25.4％，「働きによる収入の減少・喪失」が19.3％となっている（図1-2）。かつては傷病によるものが最大であったが，近年，高齢者の受給者が急増しており，生活困窮が最大原因となっているといえる。しかし，生活保護者のほとんどは生活扶助とともに医療扶助を受けているので，傷病によるものが最大原因といえよう。一方，生活保護の廃止理由では，「死亡」が最多（41.5％）であり，次いで「収入の増加・取得」（17.7％），「失そう」（6.2％）と続いている。「傷病の治癒」は0.5％に過ぎず，いったん病気になると治癒は難しいことがうかがえる（図

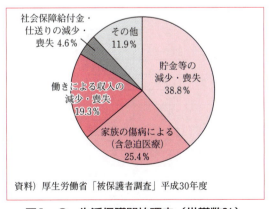
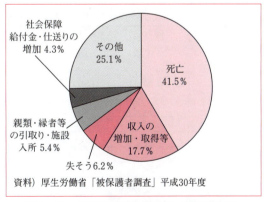

図1-2　生活保護開始理由（世帯数％）　　**図1-3　生活保護廃止理由（世帯数％）**

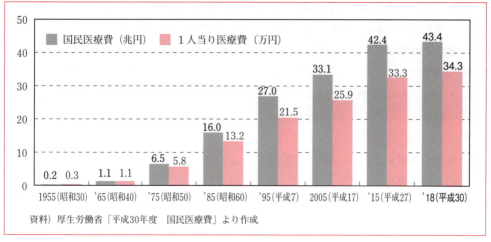

図1-4 国民医療費の推移

1-3)。このように健康の喪失は個人生活に大きな損失を招く。

次に，健康の社会的意義としては，健康な人々の増加は医療費負担の軽減につながるという意義がある。日本の医療制度は公的健康保険制度を採っている。この制度は被保険者の毎月保険料と政府からの税金投入で基金を作り，医療を必要とする人々の医療費を支払うという社会保険方式を採用している。他人に使われても自分が病気になれば，医療費を払ってもらえるという相互扶助制度である。

年間の医療費総額については毎年厚生労働省から発表される「国民医療費*」で把握できるが，医療費は増加傾向にある（図1-4）。医療費の増加は高齢者人口の増加によるものだが，高齢者医療費の全体に占める割合は，ここ数年ほとんど変化がなく，1人当り医療費が伸びていることから，高齢者以外の医療での医療費高額化が起きているといえる。医療費の伸びは国民がそれだけ受診しやすくなった結果といえる。

労働安全衛生法で行われる職場の定期健康診断の取りまとめをみると，検査異常者率は尿糖検査を除いて年々上昇傾向が見られる。健康診断は異常を早期に発

*国民医療費：➡p.169参照。

表1-1 職場の定期健康診断における検査異常率（%）の推移

	平成7('95)	平成12('00)	平成17('05)	平成22('10)	平成27年('15)
血中脂質検査	20.0	26.5	29.4	32.1	32.6
肝機能検査	12.7	14.4	15.6	15.4	14.7
血圧検査	8.8	10.4	12.3	14.3	15.2
血糖検査	―	8.1	8.3	10.3	10.8
尿検査（糖）	3.5	3.3	3.1	2.6	2.5
尿検査（蛋白）	2.7	3.4	3.5	4.4	4.3
貧血検査	5.8	6.3	6.7	7.6	7.6
心電図検査	8.1	8.8	9.1	9.7	9.8
胸部X線検査	2.4	3.2	3.7	4.4	4.2

注）血糖値統計は平成11（'99）より開始
資料）厚生労働省「定期健康診断結果調」

第1章　健康と公衆衛生

見し，早期治療に結びつけるものであるが，健康診断が検査異常出現を減らすという思想はほとんど根付いていないといえる（**表1 - 1**）。

　現在では生活習慣病*の蔓延が叫ばれ，メタボリックシンドローム**という概念が浸透し，国民は，生活習慣病の危険性を知るところとなった。にもかかわらず，肥満や糖尿病者が増加してゆくことは，健康のありがたみへの自覚欠損であろう。生活習慣病の発症を未然に防ぎ，健康であるよう自覚することが重要である。

*生活習慣病：➡p.71参照。

**メタボリックシンドローム：➡p.106参照。

3）国民健康づくり対策（運動）

　国民健康づくり対策（運動）とは，官主導で行われる健康増進運動のことである。1986（昭和61）年，WHOはオタワ憲章で「ヘルス・プロモーション***」の推進を掲げたが，このとき世界的に健康増進の概念が生じたとみてよい。しかし，日本では，それ以前に「国民健康づくり対策（運動）」は実施されていたので，日本のモデルがオタワ宣言に導入されたとみられる。1978（昭和53）年から10年間ごとになされた，日本における運動実施の経過と健康管理について述べる。

***ヘルス・プロモーション：➡p.9参照。

（1）第1次国民健康づくり対策（運動）

　第1次国民健康づくり対策（運動）は，1978（昭和53）年から1988（昭和63）年までの10年間であった。そのスローガンは「生涯を通じての健康づくり」であった。展開運動としては，健康づくりの場の提供としての市町村保健センターの設置，疾病の早期発見・早期治療（二次予防）のための健康診査の法律条文化と実施，健康づくり三大要素（栄養・運動・休養）の発表と食生活指針発表であった。

（2）第2次国民健康づくり対策（運動）

　第2次国民健康づくり対策（運動）は，1989（平成元）年から1999（平成11）年までの10年間実施された。スローガンは「アクティブ80ヘルスプラン」であった。これは女性の平均寿命が80歳を超えたことにちなんだものである。展開運動としては，自分で健康を積極的に進めるようにとなり健康づくりのための運動（健康運動）に力点が置かれた。健康運動指導士・健康運動実践指導者の育成，健康増進施設の認定，運動指針，休養指針の発表などがなされた。

（3）第3次国民健康づくり対策（運動）

　第3次国民健康づくり対策（運動）は，2000（平成12）年から2010（平成22）年までの10年間計画で実施され，「健康日本21」と命名された。その後，運動期間は2013（平成25）年3月まで延長された。スローガンは21世紀を迎えたことにちなんで「21世紀における国民健康づくり運動」。展開運動としては，具体的数値目標の設置，健康増進法の制定であった。

（4）第4次国民健康づくり対策（運動）

　第4次国民健康づくり対策（運動）として，「健康日本21（第二次****）」と命名され，2013（平成25）年4月1日からスタートした。最終年は2023（令和5）

****健康日本21（第二次）：➡p.73参照。

年3月31日である。

その到達目標は，健康寿命の延伸と健康格差の縮小，生活習慣病（がん，循環器疾患，糖尿病，慢性閉塞性肺疾患〈COPD〉*）の発症と重症化予防，社会生活の維持，社会環境整備，日常生活態度の改善である。

*がん：➡p.99
循環器疾患：➡p.103
糖尿病：➡p.108
慢性閉塞性肺疾患（COPD）：
➡p.113参照。

2. 公衆衛生の概念

1）公衆衛生の定義

衛生とは「生を衛ること」である。衛生は英語で「hygiene」であるが，その語源は健康の女神「Hygeia」であり，「健康を導くこと」の意味である。衛生学は衛生について学ぶ学問であり，健康であるための研究と技術開発をなしてゆくものである。一方，公衆衛生は英語では「public health」であり，public hygiene ではない。公衆衛生は公衆の健康を図ることである。衛生学が個人を対象とした健康を図る学問であるのに対し，公衆衛生は集団の健康を図る学問である。公衆とは集団であり，地域住民である。

公衆衛生の定義については，C.E.A ウィンスロウ（C.E.A Winslow）**のものが有名であり，次のように定義した。

**ウィンスロウ, C.E.A
：C.E.A.Winslow（1877〜1957）。アメリカ，イェール大学の公衆衛生学の教授。公衆衛生学を推進した。

「The science and the art of disease preventing, prolonging life and promoting health and well-being through organized community effort for the sanitation of the environment, the control of communicable infections, the organization of medical and nursing services for the early diagnosis and prevention of disease, the education of the individual in personal health and the development of the social machinery to assure everyone a standard of living adequate for the maintenance or improvement of health」（"Public health at the crossroads" Am J Public Health, 1926）

これを訳すと次のようになる。

「公衆衛生とは，病気を予防し，寿命を延ばし，健康とよき生活をもたらす科学と技術である。そして，組織化された地域社会の努力で，衛生的な環境，感染症の制圧，病気の早期診断と予防のための医療と看護サービス，個人への健康教育，健康の維持と改善のためにふさわしい生活を誰にでも保証するような社会システム作りをなすことをいう」

このように公衆衛生は，組織化された地域社会によって人々の健康対策を図ることをいうが，健康政策を推進するには組織化された地域社会というものが必要である。地域住民の健康を図るには，個人の自覚より地域社会を束ねることが必要で行政の出動が不可欠である。したがって，現在，実施されている公衆衛生政策からみて公衆衛生の定義は，「行政主導によって地域社会の病気の予防と健康の増進を図り，よりよき生活を目指すこと」だと形容できる。

2）公衆衛生の目標

　あることに対して目標を立てるときは，大目標，中目標，小目標など規模で分けるとわかりやすく実現もしやすくなる。大目標は最終的に目指すゴールであり，中目標は大目標をいくつかに分けたもの，小目標は中目標をいくつかに分けたものである。従って，大目標は総論的なもの，中小目標は各論的な行動となる。

　たとえば，UNICEF（国連WFP）では「ミレニアム開発目標（MDGs；Millennium Development Goals）」という21世紀に目指すべき母と子にやさしい世界作りの目標がある。これらは大目標として8項目が掲げてあり，2015（平成27）年を最終年とした。8項目の中で保健分野については，乳幼児死亡率の削減，妊産婦の健康の改善，HIV/エイズ，マラリア，その他の疾病防止，安全な飲み水の確保である。これらについては，予防接種の推進，薬剤塗布蚊帳の普及によるマラリアの患者数減少などがある*。

　公衆衛生とは一言で言えば，病気の予防と健康の増進である。この目指す最終目標は個人的には健康な生活をして充実した生活を送ることであり，社会的には病人の減少による国民の負担の減少化であろう。病気の予防は実際的には病人の減少である。これは患者数の統計から把握できる。病気は感染性疾患（communicable diseases）と非感染性疾患（non-communicable diseases）に分けることができる。両者はその発症に生活が大きく関与しており，抵抗力が落ちている場合は感染性疾患になりやすく，抵抗力が落ちていないが生活態度に問題がある場合に非感染性疾患になりやすい。開発途上国では感染性疾患患者が，先進国では生活習慣病の減少化が重要な課題である。

　日本では，公衆衛生における目標として，政府の推し進めている政策の「健康日本21」がある。これは2000（平成12）年を初年度とし，2011（平成23）年までに9分野70項目について達成すべき目標数値を掲げた。同年には最終評価が発表されたが，目標値到達が17％，改善42％，不変24％，悪化15％，評価困難2％であった。

　そして，2013（平成25）年4月より新達成目標を掲げて，「健康日本21（第二次）」（2013〈平成25〉～2022〈令和4〉年度）がスタートした。

　健康日本21のように事業を始めるに当っては具体的に数値目標を掲げることは必須であるが，数値達成にはかなりの努力が必要である。

*「国連ミレニアム開発目標報告2015」によると，顕著な成果が達成されたとして，MDGアジェンダは，これまでもっとも成功した貧困撲滅のための取り組みであり，2015（平成27）年以降に採択される開発目標の基盤となっていると評価した。

3）公衆衛生と予防医学

　予防医学とは，病気にならないように対策を講じることであるが，公衆衛生学では病気になったときに早期に病気から回復すること，後遺症が残った場合は早期に社会復帰することも予防に含めている。この広い意味での病気予防の概念はリーベル，H.R.（Leavell,H.R.）とクラーク，E.G.（Clark,E.G.）が提案したもので，予防の3段階といわれるものである。

一次予防は病気にならないように努めることである。一般の意味で使われる予防である。感染症にならないように体力をつける，糖尿病にならないように運動する，肥満にならないように高カロリー食品を避けるなど，日常生活で健康問題行動を避けることで，節制といわれるものである。この他に，予防接種をする，健康食品を摂る，ストレス解放を図るなど，積極的な予防策も含まれる。

　二次予防は病気にかかっていないか検査し，かかっていると診断されたら治療をして病気からの早期に回復を図るもので，「早期発見・早期治療」の概念をいう。これは，健康診断が該当する。「未病」という概念があるが，これは病気にかかっていても未だ発症していない潜伏期の状態と，未だ病気から回復していないという初期病気の段階という2状態を含んだものであるが，二次予防の範囲に入る。健康診断で未病を発見し回復することである。糖尿病は境界型糖尿病状態であれば，運動と食事節制による体重コントロールで多くは正常化可能である。完全に糖尿病域に入れば正常化域に戻すのは非常に困難である。このように初期病気状態で正常域に戻そうという概念である。

　三次予防は病気になったが，早く回復させて社会に復帰させようというものである。リハビリテーションが該当する。たとえば，脳血管障害による片麻痺では完全な社会復帰は困難であり，完全に回復するまで病院でリハビリを続けるということは非現実的である。現実を直視し，到達可能なゴール設定をして，病気の治療を行いながら社会生活ができるように訓練をし，より早く社会復帰を果たすようにすべきである。また，車椅子復帰となった場合は，車椅子が可能な限り使えるように病院で訓練し，迎える家では，車椅子生活ができるようにリフォームすることが必要である。今後，高齢者の増加につれて車椅子使用者が増えることが予想されるので，駅や公共施設では地域全体のリフォームとして，車椅子で生活しやすいよう対策が必要である。

4）プライマリー・ヘルス・ケア（PHC）

　プライマリー・ヘルス・ケア（PHC；Primary Health Care）とは，第一線の健康管理を意味する。病気や外傷を住居にもっとも近い医療機関で治療することをプライマリー・ケア（primary care）と呼ぶが，PHCは医療のみならず，保健，経済も包括して住民の健康を守るという概念である。開発途上国では首都と地方での医療格差が大きく，貧富の差が大きい首都のような都会では，医療格差はさらに広がりをみせる。すべての人々に健康を行き渡らせるにはそれなりの社会構築が必要である。医療の格差をなくし，住民を病気や外傷から守るようにする必要がある。第一線では医療のみならず，保健も取り入れ病気にならぬようにするシステムが必要である。このシステムがPHCである。

　PHCの概念はアルマアタ宣言を機に生じた。アルマアタ（アルマティ）はカザフスタン共和国の旧首都（現在はヌルスルタン）で，南部に位置する同国最大の都市である。1978（昭和53）年9月にWHOとUNICEFは140ヵ国以上の代

表をこの街に集め，「プライマリー・ヘルス・ケアに関する国際会議」を開催した。会議では「2000年までに全ての人に健康を（Health for all by the year 2000）」というスローガンを掲げ，その戦略についての討論がなされた。戦略としてプライマリー・ヘルス・ケアという概念が打ち出され，その趣旨がアルマアタ宣言として発表された。

　宣言は，まず5原則を述べている。その要旨は次のとおりである。

①健康は人間の基本的な権利である。健康部門だけでなく社会的，経済的部門を動員し最高水準まで上げるように努力する。

②先進国と開発途上国の格差をなくすように努める。

③政府は2000年までに人々に健康を提供する。その手法としてプライマリー・ヘルス・ケアが最適である。

④人々はヘルス・ケア計画に参加する権利と義務を有する。

⑤人々は自己意思と自己決定で計画に参加するが，地域，国家やその他の組織によって実施される。

　さらに宣言ではPHCの具体的な8項目が盛り込まれている。それらは，健康教育，適切な栄養供給，安全な水の供給と管理，家族計画と含めた母子保健，予防接種，風土病対策，一般的疾患と外傷に対する治療，必須薬の提供である。

5）ヘルス・プロモーション

　ヘルス・プロモーション（health promotion）とは健康増進のことである。健康増進は自ら健康に留意して健康づくりを行うことをいうが，公衆衛生的には「行政主導による健康づくり」といえる。病気の発症は個人の要素だけでなく社会環境によるものも大きい。したがって健康増進を果たすために，政府は社会環境を整備して，個人的にも健康というものに関心を持たせるような政策を打ち出す必要があるという観点に立っている。

　この概念が広まったのはオタワ憲章（Ottawa Charter for health promotion）以来である。オタワ憲章は1986（昭和61）年11月にカナダの首都オタワでWHOの「第1回健康増進会議」が開催され，そのとき発表されたものである。この中で健康増進は次のように定義されている。

　「Health promotion is the process of enabling people to increase control over, and to improve, their health.」

　（WHO；Ottawa Charter for Health promotion, 1986）

　その訳は，「健康増進とは，健康を増し，または改善できるようにするための方策である」である。オタワ憲章の中で掲げている健康増進の内容を掲げると次のようになる。

①健康政策の立案

②支援体制環境づくり

③地域活動の強化

④スタッフの育成
⑤関係者の連携の再確認
⑥将来に向かっての構築

6）公衆衛生活動の進め方

　公衆衛生活動は行政主導で，組織化されて地域住民の健康を図るという保健行政サービスの1つである。したがって，活動には税金を投入されるので，活動自体は有意義でなければならない。

　公衆衛生活動におけるもっとも重要なことは，その地区で何の活動をなすのか，ということである。つまり，その地区では何が求められているのかという「ニーズ」の把握が大切である。ニーズには住民自ら求める住民ニーズと，行政が調査により必要とするものを選別した行政ニーズがある。そして，ニーズ選定後にどのような影響または効果をもたらすかを調査する必要がある。この事前評価をアセスメント（assessment）という。

　アセスメントによって行うべき公衆衛生活動が定まると，次に公衆衛生活動計画の策定を行うことになる。公衆衛生活動計画でもっとも重要なことは，明確な目標の設定である。目標が明確であれば活動中の関係者にわかりやすく一定の方向に向かうからである。そして，何よりも活動後の評価が明確になる。そのためには，公衆衛生活動目標は数値で表されることが最適である。現在，日本全体の公衆衛生活動として「健康日本21（第二次）」が実施中であり，最終目標の数値が設置してある。活動中はどの程度の進行中であるか，また効果はどうかなどをみるために常時評価が必要である。これをモニタリング（monitoring）というが，関係者に公開することが前提になる。

　活動実施後の評価は事後評価（evaluation）といわれるが，要は活動の意義があったかの調査である。目標が数値で表されていれば目標到達度は簡単に算出できる。費やした労力と得られた結果は，ビジネスでは投資対効果（ROI；Return On Investment）といわれるが，行政では投資ではないので費用対効果（Cost-Benefit）といわれる。この結果は次の事業に活かされ（フィードバック：feedback），改善計画書が策定され，次の実行となる。このように計画，実施，結果の検討，改善計画，実施と進むが，この手法はPlan（計画）-Do（実施）-Check（評価）-Act（改善）というサイクルからなり，進化してゆくので「PDCA-spiral」と呼ばれる（**図1-5**）。

　より効率の良い保健対策の実践を目指して，疾病の発生の高いグループに対し，特異的・優先的に予防策を講じることをハイリスクアプローチいう。たとえば，糖尿病患者数を低減あるいは予防の対策を実践するとき，あらかじめ家族内に当該病歴が認められるグループに対しては集中的に教育や改善指導（第1次予防）を行う。一方，ポピュレーションアプローチは広く地域住民に対して保健教育や生活改善対策を行うアプローチである。従来の保健医療政策はハ

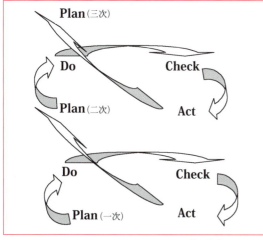

図1・5 PDCA－spiral（螺旋）

> **column** リスクアナリシス
>
> リスクアナリシスとは、健康に悪影響を及ぼすもの（ハザード；危険要因）が挙げられた場合、そのハザードがどの程度危険性があるかを統計処理等で数値的に表し（リスク評価），政策・措置を具体化し実行する（リスク管理），そしてそれらの結果を評価し，広く関係者に情報提供し意見を求め（リスクコミュニケーション），さらに政策・措置を新たに設けて実行してゆく一連の幅広い作業である。これがPDCAサイクルとして実施されてゆく。

イリスクグループに対する個別的な指導が主であったが，近年は多種のメディアを利用して，管理栄養士を含む医療従事者によるポピュレーションアプローチが多く行われている。

3. 社会的公正と健康格差の是正

1）社会的公正

社会的公正とは，憲法第14条「法の下の平等」の条項に当たり，全て国民は格差なくどんなことでも平等でなければならないことである。健康についても経済格差，地域格差，集団格差があってはならないことを指している。わが国では全ての国民の健康を担保するために「公的医療保険制度」がある。健康保険組合を職域・地域毎に形成し，莫大な公的資金（税金）を投入し，健康維持のための健康診査と，治療のための診療を全国一律同費用同水準で実施している。

社会的公正の歪みとして社会格差がある。健康・医療分野においても社会格差は無縁ではなく，「健康格差」という語で表現される。健康格差は従来の場合，都会と僻地の格差，事務職と農民の格差，若年者と高齢者の格差，女性と男性の格差などであったが，国民健康保険の創設，高齢者医療確保法*，男女雇用機会均等法などで格差を是正してきた。

* 高齢者医療確保法（高齢者の医療の確保に関する法律）：➡p.203参照。

2）健康の社会格差

従来の古典的な健康格差問題から，近年，健康の社会格差という大きな問題がクローズアップされてきて，健康・医療問題を大きく変革すべき現象が生じてきている。その現象とは，低学歴・低所得階層ほど健康度が低いという現象である。この現象は世界共通の問題で，英国では，40～60歳の男性の死亡率は，事務補

助者群が正式公務員群より4倍高いとされている。アフリカ諸国では人口爆発が現在進行中で，低階層者率の増加がみられ，それに比例して糖尿病者罹患率が増加し，大きな社会問題となっている。そしてその程度は階層に比例するということである（図1-7）。

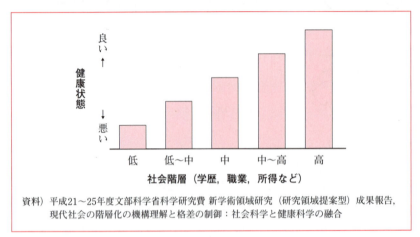

図1-6　社会階層と健康の関係（概念図）

　この現象は日本でも如実に生じてきていて，進行中であり，年々健康格差が開きつつあることである。従来，生活習慣病とは，個人の生活態度によるもので社会の所為ではないという解釈であったが，実際は社会問題に起因し，そこに重点的に的を絞るべきとなっている。政策的にはポピュレーションアプローチよりハイリスクアプローチへの切り替えが必要である。

　なぜこの現象がみられるかといえば，低階層ほど健康に悪影響する要因が多いことにある（図1-7）。高階層は肥満にならぬように意識し，野菜・果物などを意識して多く摂るようにするが，それらは菓子や加工食品よりも高価であり，食費出費は多くなる。それによって糖尿病，高血圧など生活習慣病を抑えることになる。

　現在，厚生労働省は第4次国民健康づくり対策（運動）「健康日本21（第二次）」を遂行中であるが，政策としては低階層者を中心に身体によい健康行動という健康教育が必要となる。急速にボランティアの子ども食堂が増加しているが，その背景には低社会階層に小児の健康悪化が進行していることがある。子ども食堂では，子どもに料理と栄養教育を同時になし行くことが肝要である。

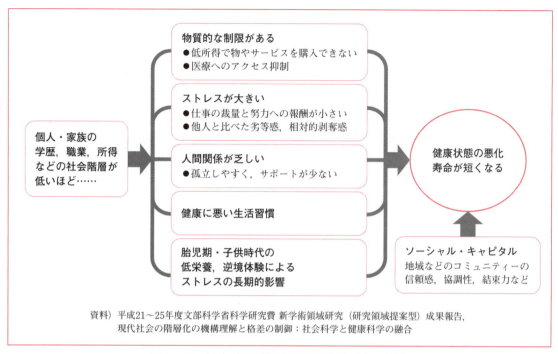

資料）平成21～25年度文部科学省科学研究費 新学術領域研究（研究領域提案型）成果報告，
現代社会の階層化の機構理解と格差の制御：社会科学と健康科学の融合

図1-7 社会階層が健康に影響するメカニズム

column 疫学研究の始祖 ジョン・スノウ

JOHN SNOW PUB（ジョン・スノウ・パブ）は，英国ロンドン市ソーホー地区のブロード・ストリートに面するジョン・スノウ氏（John Snow：1813～1858）にあやかったパブである。氏は英国公衆衛生員で，ロンドンコレラの原因はこの通りにある水道ポンプであると特定し，発生度数分布とともに発表した。これが世界初の疫学研究とされている。現在この通りは整備され，ポンプはもう残っていない。筆者がパブ内に備え付けの覚え書き帳をのぞいたところ，ポンプ撤去を残念がる書き込みが多くあった。

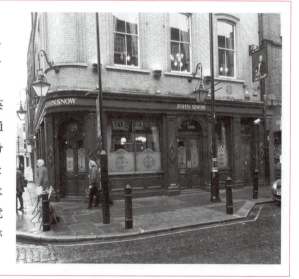

【参考文献】

・国際連合広報センター「ミレニアム開発目標（MDGs）報告 2015」の概要
　（日本語プレゼンテーション資料）

・厚生労働省「被保護者調査」2020

・厚生労働省「医療費の動向」2020

・厚生労働省「定期健康診断結果報告」2018

・厚生労働省「国民の健康の増進の総合的な推進を図るための基本的な方針」2012

第 2 章

環境と健康

1. 生態系と生活

1）生態系と環境の保全

　環境とは人間などの生物を取り巻くすべての条件であり，それらは相互に影響を及ぼし合っている。生物と水・空気・土壌・光などの無生物環境との間には，物質・エネルギーサイクルがあり，相互依存的に影響し合って1つの生態系（エコシステム）が成立している。

　人間は気温・湿度など種々の外部環境の変化に応じて，体温や血液成分などの内部環境を一定範囲に保つ機能（恒常性；ホメオスタシス）を持ち，環境に適応することができる。また，生物は長期間にわたり異なる外部環境に移されると，その環境に次第になれ順応した性質を持つようになる。これを順化（馴化）といい，気候順化や高地順化などがある。

（1）環境基本法*

　人間が健康的に生活を送るためには，他の生物や無生物と良好な相互作用を確保することが重要である。環境保全の基本的な考え方は，地球規模的な視野から人間を含むすべての生物と無生物を考慮して対策をしなければならない。わが国は戦後，驚異的な経済の発展を遂げたが同時に，多くの公害問題をも発生させた。そのいくつかは未だ解決に至っておらず，事の重大さを知らされる。

　経済大国であるわが国は，エネルギー消費が肥大化しており，地球環境に多くの負荷を与えている。かつて多数の公害被害者を出し，公害先進国とさえいわれたわが国は，その経験と培ってきた公害対策や環境保全の技術を広く諸外国に積極的に提供すべきである。諸国では未だに公害は発生しており，とくに開発途上の国々においては深刻な事態も見られる。

　従来，わが国の公害対策は「公害対策基本法」に則り，7つの公害（①大気汚染，②水質汚濁，③土壌汚染，④騒音，⑤振動，⑥地盤沈下，⑦悪臭）について，それぞれの法律による対策をとっていた。1993（平成5）年に「環境基本法」が

*環境基本法：1992（平成4）年の環境と開発に関する国際会議を受けて，1993（平成5）年に環境基本法が成立した。当基本法は，公害対策基本法と自然環境保全法を合併し，さらに地球環境問題を取り込んだものである。2011（平成23）年に発生した東日本大震災により，対応策の一環として改正された。たとえば，放射性物質による環境汚染の防止のための措置が，同法の対象となった。

これに代わって制定され，地球環境保全問題への対処も含むようになった。

　環境基本法の基本理念は，①恵み豊かな環境の恩恵を受け入れるとともにこれが継続されること，②環境への負荷の少ない持続的な発展が可能な社会の構築，③地球環境保全のための国際的協力を推進することである。

　また，環境基本法第16条（環境基準）の規定に基づき，人の健康保護および生活環境保全上，維持することが望ましい基準であり，かつ公害防止の達成目標として，それぞれ大気汚染・水質汚濁・土壌汚染・騒音に係る環境基準（各環境庁告示）が定められている。なお，事業所からの大気汚染物質の排出基準や水質汚濁物質の排水基準については，「大気汚染防止法」第3条（排出基準）や「水質汚濁防止法」第3条（排水基準）の規定に基づき，それぞれの基準が定められている（各環境省令）。

（2）環境基本計画

　環境政策は，国内・外における経済・社会などの種々要因の動向を配慮しつつ計画・実施される。環境政策のための「環境基本計画」は環境保全の根本となる計画であり，2012（平成24）年には「第四次環境基本計画」が閣議決定された。この計画では，現在深刻化している環境問題に対する方向性が掲げられており，その内容は，①政策領域の統合による持続可能な社会の構築，②国際情勢に的確に対応した戦略をもった取組の強化，③持続可能な社会の基盤となる国土・自然の維持・形成，④地域をはじめ様々な場における多様な主体による行動と参画・協働の推進の4つである。

　その後，2018（平成30）年4月17日に「第五次環境基本計画」が閣議決定された。この計画で，①現状と課題認識，②今後の環境政策の展開の基本的考え方の2つの方向性が示された。さらに，6つの重点戦略（①持続可能な生産と消費を実現するグリーンな経済システムの構築，②国土のストックとしての価値の向上，③地球資源を活用した持続可能な地域づくり，④健康で心豊かな暮らしの実現，⑤持続可能性を支える技術の開発・普及，⑥国際貢献によるわが国のリーダーシップの発揮と戦略的パートナーシップの構築）が設定された。

（3）環境アセスメント

　開発事業を実施する際，環境への配慮が適正に行われていなければならない。無配慮な開発は環境へ過剰な負荷を与え，生態系を破壊し，ひいては人間の健康に影響を与えかねない。計画している開発事業が環境におよぼす影響の内容や程度，さらに環境保全上必要な対策について事前に調査・評価を行うことを「環境アセスメント（環境影響評価）」といい，環境汚染を未然に防止する有力な手段

---

column

　原子力発電所などでは海水を取り入れて冷却に利用しており，暖められた温排水は周辺海域の生態系に影響を及ぼす可能性があることから，建設にあたり環境アセスメントを行っている。

である。1997（平成9）年に「環境影響評価法」が成立し，1999（平成11）年に施行された。対象となる開発事業は，道路，埋め立て，廃棄物処分場，ダム，鉄道，空港，発電所など13種がある。事業規模の大きさにより第1種事業と第2種事業に分けられている。第1種事業は環境影響評価法が必ず適用され，第2種事業については届け出を受けた許認可行政機関が都道府県知事・市町村長の意見を聴き，環境アセスメントが必要かどうかが判定される（スクリーニングという）。たとえば，高速自動車国道や原子力発電所はすべて第1種事業となる。廃棄物最終処分場については，面積が30ha以上は第1種事業になるが，25ha以上30ha未満は第2種事業になり，許認可行政機関から環境影響評価を行う必要性の判定を受ける。アセスメントの結果は公表して国民，地方公共団体などから意見を聴くことになっている。

（4）環境衛生監視

現代においては「有害化学物質」による環境汚染，生態系の破壊，ヒトへの健康被害を未然に防止することは重要である。この背景下，新たに工業用化学物質が市場に出る前に，物質の分解性，蓄積性や毒性について審査する「化学物質の審査及び製造等の規制に関する法律（化審法）*」や，事業所で使用した化学物質の環境リスクを低減させるためにその排出量などの報告を義務付ける「特定化学物質の環境への排出量の把握及び管理の改善の促進に関する法律（PRTR法）**」が定められている。

> *化審法：1973（昭和48）年10月16日法律第117号。
>
> **PRTR法：1999（平成11）年7月13日法律第86号。

2）地球的規模の環境（地球環境問題）

1992（平成4）年にブラジルで，「環境と開発に関する国際会議（UNCED）：地球サミット」が開催され，「環境と開発に関するリオデジャネイロ宣言（リオ宣言）***」（人と国家の行動原則）の下，その行動計画である「アジェンダ21」が採択された。各国はこの合意に基づき種々の取り組みを行うことになった。

> ***リオ宣言：➡p.240参照。

先進国や急速に開発を進めている国々では社会経済水準の高度化による地球温暖化や公害の問題，開発途上国では貧困と人口急増・都市集中によるスラム化の問題，さらには有害廃棄物処理にみられるような国家間の相互依存関係を背景とした問題など，地球環境をめぐる多くの問題が存在し，国際的な取り組みが重要になっている。

地球サミット開催から20年の節目となる2012（平成24）年，サミットのフォローアップを図るため，ブラジルで「国連持続可能な開発会議（リオ＋20）****」が開催された。

> ****国連持続可能な開発会議（リオ＋20）：➡p.240参照。

（1）地球温暖化

人間の諸活動に伴って大気中の二酸化炭素，メタン，フロンなどの温室効果ガスが大量に排出されることで，地球の平均気温が上昇している。温暖化により，海面の上昇，植生の変化，食糧生産の変化，熱波や熱帯地域の動物媒介感染症分布の拡大など，生態系・食糧・健康への影響が危惧されている。二酸化炭素は赤

外線吸収作用があり，その濃度の増加は地球の熱放射を妨げ地表の温度上昇をもたらす。これを「温室効果」という*。地球規模的に大気中の二酸化炭素濃度は増加しており，一般にその濃度は春に最大，秋に最小となる。アマゾン地域やスマトラ地域でみられるように熱帯における大規模な原生林の伐採は，炭酸同化作用による炭素固定を減少させ，伐採後の地層に含まれる二酸化炭素が放出される。米国では，大規模な牧畜による牧牛からのメタンガスの放出が，大気中の濃度増加に大きく寄与しているといわれている。1997（平成9）年に京都で第3回締約国会議（地球温暖化防止京都会議：COP3）が開催され，「気候変動に関する国際連合枠組み条約」など，先進国の温室効果ガスの排出量削減目標などを定めた議定書が採択された。また，2015（平成27）年，フランス・パリで行われた第21回締約国会議（COP21）で議長国フランスは，2020年以降の新たな温暖化の枠組み「パリ協定」を採択した。京都議定書以来18年ぶりの温暖化の枠組みである。京都議定書では，先進国のみに温室ガスの削減を義務づけたが，パリ協定では，196カ国すべての国と地域に削減目標が義務づけられた。

（2）オゾン層破壊

フロン，ハロン，四塩化炭素，トリクロロエタン，臭化メチルなどのガスは化学的に安定性が高く揮発性が高くて利用性がよいことから，先進国で多量に使用されていた。これら化合物の濃度が大気中に増加すると，有害紫外線（UV-B：$280 \sim 320nm$）を吸収して成層圏（地表から$10 \sim 50km$）内のオゾン層を破壊する。オゾン層破壊によりヒトは皮膚がん，免疫機能低下や白内障を発症し，さらに生態系にも悪影響を及ぼす。また，大気中のフロンガス濃度の増加は温室効果による地球温暖化をもたらし，熱帯地域の広域化に伴うマラリアなどの熱帯生息動物が関与する感染症を拡大させる。1985（昭和60）年に「オゾン層保護のためのウイーン条約」が，1987（昭和62）年に「オゾン層を破壊する物質に関するモントリオール議定書」が採択され，オゾン層破壊物質の生産，消費の段階的な削減を行うことが合意された。わが国では1988（昭和63）年に「オゾン層保護法」が，2001（平成13）年に「フロン回収破壊法」が公布されたが，カーエアコンからのフロン回収については2005（平成17）年から「自動車リサイクル法」に移行した。また，一般家庭や事務所から出される家電製品については，「家電リサイクル法」が適用されオゾン層保護の対策がとられている。

（3）砂漠化

森林での薪炭材の過剰な伐採や家畜の過放牧により，森林や草原の土地が劣化し，砂漠に変化する。その背景には干ばつ，開発途上国の貧困，人口増加がある。1991（平成3）年の国連環境計画によれば，砂漠化が進んでいる地域は全陸地の4分の1であり，世界人口の6分の1がその影響を受けているといわれている。1994（平成6）年にパリで「砂漠化対処条約」が採択され，わが国においても政府開発援助（ODA）により，干ばつの影響を緩和する計画・戦略を策定・実施する支援を行っている。

*温室効果ガス：「地球温暖化対策の推進に関する法律」によると，温室効果ガスは二酸化炭素（CO_2），メタン（CH_4），一酸化二窒素（N_2O），ハイドロフルオロカーボン（HFC_S）（一部），パーフルオロカーボン（PFC_S）（一部），六ふっ化硫黄（SF_6），三ふっ化窒素（NF_3）の七物質が指定されている（第二条の3）。

（4）酸性雨

　石炭，石油の化石燃料の燃焼により，大気中に放出された硫黄酸化物，窒素酸化物，一酸化炭素，炭化水素，塩化水素が大気中で酸素や水分と反応して硫酸や硝酸となり，pH5.6以下の雨となって降る。山林や湖沼を汚染し，生態系に深刻な影響を与える。北米や北欧では湖水の酸性化に伴う魚類の減少や植物への影響が問題となっている*。2001（平成13）年，わが国から提唱された「東アジア酸性雨モニタリングネットワーク（EANET）」が東アジア諸国との国際的研究協力，技術協力を目指した取り組みとして稼動している。

＊国際的な取り組みとしては，「長距離越境大気汚染条約（ジュネーブ条約，1983年発効）」があるが，日本は加盟していない。

> *column*
>
> 　インドネシアのジョグジャカルタにある世界遺産建造物ボロブドールのレリーフの酸性雨被害が問題になっている。

（5）熱帯林・森林の減少

　最近，熱帯地域であるアマゾン河流域，コンゴ河流域，スマトラ島の熱帯雨林が，商業的な伐採や人口増加に伴う農地の拡大，大規模な畑地の開発，過放牧などにより急激に減少している。熱帯林は木材の供給だけでなく，温室効果ガスの二酸化炭素を吸収して環境保全の大切な役割を果たしている。ブラジルで開催された地球サミットで「森林の保護のための森林原則」が採択され。わが国では，行動計画「アジェンダ21」を基本として，伐採後の植林など森林保全に関する国際協力を進めている**。

＊＊国際的な取り組みとしては，「国際熱帯木材機関（ITTO）」があり，その本部事務局は，神奈川県横浜市にある。

（6）野生生物種の減少

　先進諸国の発展と開発途上国の急速な開発に伴い，野生生物種の減少が進んでいる。人類が地球上の生命体として，より長期に生存するためには生物多様性の保全は必要不可欠であろう。1975（昭和50）年にラムサール条約「水鳥の生息地として国際的に重要な湿地に関する条約」，1975（昭和50）年にワシントン条約「絶滅のおそれのある野生動植物の種の国際取引に関する条約」，1993（平成5）年に「生物多様性の保全を目的とした条約」，1998（平成10）年に「環境保護に関する南極条約議定書」などが発効されており，生物種の絶滅防止に対し世界的に取り組んでいる。

　その他，広く地球上で発生している問題に対して，有害廃棄物の不正な処分を防止するための「バーゼル条約」（1992〈平成4〉年）「有害廃棄物の国境を越える移動及びその処分の規則に関する条約」，海洋投棄・船舶事故による原油流出に適正に対処するための「ロンドン条約」（1975〈昭和50〉年）「廃棄物その他の物の投棄による海洋汚染の防止に関する条約」が発効された。

2. 環境汚染と健康影響

1) 環境汚染

　環境汚染は古来より存在していたが，狭い地域に限定される規模であった。たとえば，隣家の柿の木の落ち葉が自分の家の庭に落ちて迷惑する状況は，「私害」と呼ぶべきものであった。

　比較的広範囲な環境汚染としては，「足尾鉱毒事件」が有名である。栃木県の足尾銅山から流れ出た鉱毒（主成分は銅化合物，亜酸鉄）が渡良瀬川流域を汚染し，農作物の被害を生じさせた。1901（明治34）年，田中正造*元国会議員がその害について明治天皇に直訴状を送ったが，改善されるまでには至らなかった事件である。

　戦後，わが国の経済発展は著しく発展した。高度経済成長は主に工業の発展であり，その発展とともに重度で広域の環境汚染を起こし始めた。やがて，環境汚染は汚染地域での生活への悪影響のみならず，住民の健康への悪影響を及ぼすようになってきた。

> *田中正造：栃木県出身の政治家（1841～1913）。1891（明治24）年以来，足尾鉱毒事件に取り組み，1901（明治34）年には衆議院議員を辞して天皇への直訴を試みた。そして政府の足尾鉱毒調査会が作られ，解明への一歩となった。

（1）大気汚染

　工場排煙，自動車排気ガス，冷暖房器具から有害物質が排出され大気や空気を汚染する。石油は不純物として硫黄を大量に含み，これを空気中で燃焼させると硫黄酸化物（SOx）や窒素酸化物（NOx）が排出される。炭化水素（HCs）のうち揮発性有機化合物（VOC）と窒素酸化物（NOx）は太陽光線（紫外線）に当たって光化学オキシダント（オゾン，PAN）をつくり出す。また，自動車のガソリン燃焼により一酸化炭素（CO）や浮遊粒子状物質（SPM）を排出する。これらの中で，工場や事業所，建築物の解体からのばい煙，粉じんの排出および自動車排出ガスに関しては「大気汚染防止法**」で規制されている。

　環境基本法で環境基準が設定されている大気汚染物質は，これら5化学物質の他に，ガソリンなどの石油製品に含まれているベンゼンやトリクロロエチレン，テトラクロロエチレン，ジクロロメタンがある（**表2-1**，**表2-2**）。「ダイオキシン類対策特別法」で環境基準が設定されている。これらの大気汚染により，慢性閉塞性肺疾患（COPD）***や肺がんなどが発症する可能性がある。

> **大気汚染防止法：1968（昭和43）年法律第97号。

> ***慢性閉塞性肺疾患（COPD）：➡p.113参照。

　硫黄酸化物，窒素酸化物や一酸化炭素のように直接発生源から大気中に排出される物質を一次汚染物質といい，一次汚染物質が大気中で光などの影響を受けて生成する光化学オキシダントのような物質を二次汚染物質という。一般に大気中の一次汚染物質は冬期早朝の地表が急激に冷却され気流が停滞するとき（接地性逆転層）に濃度が高くなる。二次汚染物質は，自動車から排出される一次汚染物質濃度の上昇と強い太陽光の影響を受ける昼間，とくに夏期の高気圧圏内のとき（沈降性逆転層）に濃度が高くなる。このような気温の逆転層は，大気汚染物質の拡散を妨げる安定な大気の状態となることから，大気汚染物質による健康被害を与える。

20

表2-1 大気汚染物質の発生源と影響

汚染物質	発生源と環境基準達成	影響
二酸化硫黄	硫黄分を含む化石燃料の燃焼により発生する。工場単位k値規制や低硫黄石油の使用により著しく改善され、おおむね環境基準は達成されている。	気管支喘息など呼吸器系障害を起こす。四日市喘息の原因物質である。また、酸性雨の原因物質である。
一酸化炭素	炭素を含む燃料の不完全燃焼により発生する。自動車排出ガスが主な発生源である。すべての測定局において環境基準を達成している。	血液中のヘモグロビンと親和性が強く(酸素の約200倍)、酸素を運搬する機能を阻害する。中毒の初期症状は嘔気、頭痛、症状の進行とともに意識障害を起こす。
浮遊粒子状物質	大気中に浮遊し、粒径10μm以下のものをいう。工場などのばい煙、ディーゼル自動車排出ガス、土壌など自然界にも起因する。揮発性有機化合物(VOC)が大気中で反応して粒子化する二次生成粒子が多い。環境基準達成はゆるやかな改善傾向にあるが、大都市では依然低水準。	微小であることから長時間大気中に滞留し、吸入により肺や気管に沈着して呼吸器に悪影響を及ぼす。ディーゼル排気微粒子は発がん性や気管支喘息・花粉症などのアレルギー性疾患との関連性が懸念されている。特に、粒径2.5μm以下のものは健康影響が大きいとされる。
二酸化窒素	一酸化窒素と共に化石燃料の燃焼によって発生し、工場からの固定発生源と自動車などの移動発生源がある。環境基準の達成率は一部の地域を除いて高い。	高濃度で呼吸器に悪影響を及ぼす。肺の深部にまで到達し、慢性気管支炎や肺水腫を起こす。酸性雨や光化学オキシダントの原因物質である。
光化学オキシダント	窒素酸化物(NOx)と揮発性有機化合物(VOC)が太陽光線(紫外線)の作用により反応して生成されるオゾン、アルデヒド、PANなどの強い酸化力をもった物質の総称。光化学スモッグの主原因物質である。	粘膜刺激や呼吸器への悪影響を及ぼす。農作物などへの影響もみられる。1時間値が0.12ppm以上で、汚染状態が継続すると認められるときには「注意報」が、0.24ppm以上で同様の状態のときは「警報」が発令される。
ベンゼン	化学工業製品の合成用原料として広範な用途がある。ガソリン中にも含まれており、自動車の排ガスや給油時に気化して大気中に放出される。	慢性的な吸入により、骨髄での造血機能に障害を起こし、貧血症状を発症する。さらにがん化(白血病)に転じる。国際がん研究機関(IARC)のグループ1に指定されている。
トリクロロエチレン	化学工業製品の合成用原料、溶剤、半導体や金属機械部品の洗浄剤として広く使用されている。	中枢神経抑制作用、肝臓・腎臓障害が知られている。動物実験では肝臓への発がん性を有することが知られている。IARCのグループ2Aに指定されている。
テトラクロロエチレン	化学工業製品の合成用原料、溶剤、半導体や金属機械部品の洗浄剤、衣料のドライクリーニング洗浄剤として使用されている。	中枢神経抑制作用、肝臓・腎臓障害が知られている。動物実験では発がん性を有することが知られており、トリクロロエチレンより毒性は若干強い。IARCのグループ2Aに指定されている。
ジクロロメタン	金属脱脂溶剤、塗料剥離剤、ウレタン発砲助剤、エアゾール噴射剤、冷媒などの反応溶剤として広く使用されている。	中枢神経に対する麻酔作用、高濃度吸収で精巣毒性がある。動物実験では発がん性はあるが、ヒトでの可能性は小さいとされる。IARCのグループ2Bに指定されている。
ダイオキシン類	主にゴミ焼却炉(800度以上の高温にならない施設で特に高濃度発生)、ほかには除草剤中の不純物、製鋼用電気炉、たばこの煙、自動車排気ガスなどの発生源がある。	多くの動物種に精巣萎縮を起こす。催奇形性、神経毒性、またアトピー性皮膚炎や甲状腺機能への影響が懸念されている。IARCのグループ1に指定されている。

> **column**
>
> 1950年代頃、八幡市(現在の北九州市八幡区)では製鉄工場の煙突からの煤塵を「七色の煙」と称し、その状況を繁栄の象徴としていた。しかし、市民は洗濯物に付着する黒いススに悩まされてもいた。

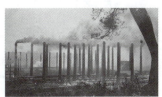

工場から排出される煤煙

表2-2　公害関係基準表

大気汚染に係る環境基準
（1）　大気汚染と微小粒子状物質に係る環境基準

物質	二酸化硫黄	一酸化炭素	浮遊粒子状物質	微小粒子状物質(PM2.5)	二酸化窒素	光化学オキシダント
環境上の条件	1時間値の1日平均値が0.04ppm以下であり，かつ，1時間値が0.1ppm以下であること	1時間値の1日平均値が10ppm以下であり，かつ，1時間値の8時間平均値が20ppm以下であること	1時間値の1日平均値が0.10mg/m³以下であり，かつ，1時間値が0.20mg/m³以下であること	1年平均値が15μg/m³以下であり，かつ，1日平均値が35μg/m³以下であること	1時間値の1日平均値が0.04ppmから0.06ppmまでのゾーン内またはそれ以下であること	1時間値が0.06ppm以下であること

備考１．環境基準は，工業専用地域，車道その他一般公衆が通常生活していない地域または場所については，適用しない。
　　　２．浮遊粒子状物質とは，大気中に浮遊する粒子状物質であって，その粒径が10μm以下のものをいう。
　　　３．微小粒子状物質とは，大気中に浮遊する粒子状物質であって粒径が2.5μmの粒子を50％の割合で分離できる分粒装置を用いて，より粒径の大きい粒子を除去した後に採取される粒子をいう。
　　　４．二酸化窒素について，1時間値の1日平均値が0.04ppmから0.06ppmまでのゾーン内にある地域にあっては，原則として，このゾーン内において，現状程度の水準を維持し，又はこれを大きく上回ることとならないよう努めるものとする。
　　　５．光化学オキシダントとは，オゾン，パーオキシアセチルナイトレートその他の光化学反応により生成される酸化性物質（中性ヨウ化カリウム溶液からヨウ素を遊離するものに限り，二酸化窒素を除く）をいう。

（2）　有害大気汚染物質（ベンゼン等）に係る環境基準

物質	ベンゼン	トリクロロエチレン	テトラクロロエチレン	ジクロロメタン
環境上の条件	1年平均値が0.003mg/m³以下であること	1年平均値が0.13mg/m³以下であること	1年平均値が0.2mg/m³以下であること	1年平均値が0.15mg/m³以下であること

備考１．環境基準は，工業専用地域，車道その他一般公衆が通常生活していない地域または場所については，適用しない。
　　　２．ベンゼン等による大気の汚染に係る環境基準は，継続的に摂取される場合には人の健康を損なうおそれがある物質に係るものであることにかんがみ，将来にわたって人の健康に係る被害が未然に防止されるようにすることを旨として，その維持又は早期達成に努めるものとする。

資料）環境省ホームページ

　2003（平成15）年以降，現在までに，大気環境中のクロロホルムなど9つの有害大気汚染物質について健康被害を低減させるために指針値が設定された（**表2-3**）。また，石綿（アスベスト）の空気汚染による健康被害も問題になっている。石綿は蛇紋石の繊維状をなすものであり，保温・耐火材料として用いられていた。その吸入と悪性中皮腫との関連が認められたことから，使用している建造物の解体の際には集塵装置を設置する，使用している工作物の解体作業時には飛散を防止するなどの対策が義務づけられた。

表2-3　有害大気汚染物質に係る指針値

平成30年9月

アクリロニトリル	年平均値2μg/m³以下
塩化ビニルモノマー	年平均値10μg/m³以下
水銀	年平均値0.04μgHg/m³以下
ニッケル化合物	年平均値0.025μgNi/m³以下
クロロホルム	年平均値18μg/m³以下
1,2-ジクロロエタン	年平均値1.6μg/m³以下
1,3-ブタジエン	年平均値2.5μg/m³以下
ヒ素及び無機ヒ素化合物	年平均値6ngAs/m³以下
マンガン及び無機マンガン化合物	年平均値0.14μgMn/m³以下

資料）（財）厚生労働統計協会「国民衛生の動向2020/2021」

第2章　環境と健康

（2）水質汚濁

　人間の活動に伴って，河川，湖沼，海域などの水系環境に汚濁物質が排出され水質を汚濁させる。環境生態系には自浄作用があるが，汚濁負荷が増大すると本来の生態を維持できなくなる。水系環境はその用途によって飲料用，レクリエーション用，農業・産業用などに分類されているが汚濁が進むとそれぞれの利用に障害をきたす。

　湖沼や海域の閉鎖性水域にリンや窒素の栄養分を含む排水が流入すると，水質の富栄養化が起こる。リンや窒素の流入源としては，家庭で使用する衣類用洗剤，工場排水，農業用肥料や農薬，畜産排出のし尿・糞便などがある。水質が富栄養化するとプランクトンが増加して，海域では鞭毛藻類による赤潮が発生して水産魚類に被害を与える。また，湖沼ではラン藻類によるアオコが発生し悪臭を発するとともに毒性の強いミクロシスチンにより飲料水の安全をおびやかす。

　底質（海底や河床のヘドロ，泥，砂など）は工場排水，農業排水や家庭雑排水からの化学物質による汚濁を受ける。とくに有機水銀，PCB（ポリ塩化ビフェニル*），有機塩素系農薬などの有害性難分解化合物による汚染が問題となる。

　地下水は，工場排水や地質が原因となり化学物質による汚染を受ける。工場由来のトリクロロエチレン，テトラクロロエチレン，農薬・肥料由来の硝酸性窒素・亜硝酸性窒素，また地質に起因するフッ素，アンチモンの汚染が問題となっている。

　原子力発電所や水力発電所ではその冷却水である温排水の放水により施設周辺の水域水温が上昇し，生態バランスを変化させ問題を引き起こす。

　水質汚濁に係る環境基準は「環境基本法」に基づき，「人の健康の保護に関する環境基準」と「生活環境の保全に関する環境基準」がある。工場・事業場排水の公共用水域への排出基準は「水質汚濁防止法**」があり，都道府県によって，監視されている。

　「人の健康の保護に関する環境基準」は河川・湖沼・海域の公共用水域と地下水に適用される。カドミウムなど健康26項目について規定されており，アルキル水銀，全シアン，PCBは検出されないこと，他の項目は基準値以下であることとされている（表2-4）。これらの項目は，その汚濁源が工場や事業場排水であり排水規制措置が効果を現していることから，2013（平成25）年度の報告では基準達成率は99.2％であった。

　「生活環境の保全に関する環境基準」は公共水域（河川・湖沼・海域）の水域ごとの利水に応じて類型を指定してそれぞれの基準値を設定している。3つの水域に共通した項目は水素イオン濃度（pH），溶存酸素（DO），大腸菌群および全亜鉛である。河川は生物化学的酸素要求量（BOD），湖沼・海域は化学的酸素要求量（COD），また河川と湖沼には浮遊物質量（SS）が，海域にはn-ヘキサン抽出物質（油分など）が設定されている。湖沼と海域には全窒素・全リンの項目が設定されている。

　pHは魚介類の致死，農作物生育の影響，生態系影響の指標であり，種々化学

- - - - - - - - - - - - -
＊PCB（ポリ塩化ビフェニル）：電気絶縁性が強く，電気製品に使われていたが，強い発がん性があるとわかり，現在では使用禁止となっている。過去の使用物に対し，保管を義務づけている。
- - - - - - - - - - - - -

- - - - - - - - - - - - -
＊＊水質汚濁防止法：1970（昭和45）年12月25日法律第138号。
- - - - - - - - - - - - -

物質の溶解により酸性やアルカリ性になる。DOは水に溶解している酸素濃度であり、濃度が高いほど水質汚濁を受けていない清浄な水である。BODは水の有機物による汚染度を示し、有機物が好気性菌によって酸化分解されるときに消費される酸素量をいう。通常は20℃、5日間の培養実験を行う。この値が大きいほど水の有機物汚染は大きい。CODも水の有機物による汚染度を示し、酸化剤である過マンガン酸カリウムで直接酸化（100℃、30分間の分解）するのに消費される酸素量を測定する。SSは水に溶けない懸濁性物質をいい、水の汚濁度を示す指標である。水質の汚濁が進めばSS値は高くなる。水中の懸濁物質は日光透過を減少させ、水生植物の光合成を妨害する。また、SSに原因する物質が堆積、腐敗して底質を悪化させる。油分などは、海域に広く長期間に滞留し、水域の生物に対し悪影響をもたらし、さらには死滅させる。大腸菌群はし尿汚染の指標となる。全リンと全窒素は湖沼・海域の富栄養化による汚染指標となる。全亜鉛は河川・湖沼・海域の水生生物の生息状況の適応性の指標となる。生活環境の保全に関する項目は、生活排水についての対策が遅れていることから環境基準に未達成の水域が残されている。

表2・4　水質汚濁に係る環境基準

人の健康の保護に関する環境基準（公共用水域）

項　目	基　準　値	項　目	基　準　値	項　目	基　準　値
カ ド ミ ウ ム	0.003mg/L以下	四 塩 化 炭 素	0.002mg/L以下	チ ウ ラ ム	0.006mg/L以下
全 シ ア ン	検出されないこと	1，2－ジクロロエタン	0.004mg/L以下	シ マ ジ ン	0.003mg/L以下
鉛	0.01mg/L以下	1，1－ジクロロエチレン	0.1mg/L以下	チオベンカルブ	0.02mg/L以下
六 価 ク ロ ム	0.05mg/L以下	シス-1，2－ジクロロエチレン	0.04mg/L以下	ベ ン ゼ ン	0.01mg/L以下
ヒ 素	0.01mg/L以下	1，1，1－トリクロロエタン	1 mg/L以下	セ レ ン	0.01mg/L以下
総 水 銀	0.0005mg/L以下	1，1，2－トリクロロエタン	0.006mg/L以下	硝酸性窒素及び亜硝酸性窒素	10mg/L以下
アルキル水銀	検出されないこと	トリクロロエチレン	0.01mg/L以下	ふ っ 素	0.8mg/L以下
P C B	検出されないこと	テトラクロロエチレン	0.01mg/L以下	ほ う 素	1 mg/L以下
ジクロロメタン	0.02mg/L以下	1，3－ジクロロプロペン	0.002mg/L以下	1，4－ジオキサン	0.05mg/L以下

備考1．基準値は年間平均値とする。ただし、全シアンに係る基準値については、最高値とする。
　　2．「検出されないこと」とは、定められた方法により測定した場合において、その結果が当該方法の定量限界を下回ることをいう。
　　3．海域についてはふっ素及びほう素の基準値は適用しない。

資料）環境省ホームページより備考項目を一部修正

（3）土壌汚染

　土壌汚染は、有害物質が大気、水や生物を媒介して土壌に蓄積・濃縮し、長期間にわたり農作物や人間に悪影響を与える蓄積性の汚染である。その形態は廃棄物投棄や農薬散布などによる一次汚染と、継続的な大気汚染・水質汚濁による二次汚染とがある。昨今、工場移転による跡地開発が多くなっているが、工場跡地で重金属類や揮発性有機化合物（VOC）などによる土壌汚染が問題になっている。このため2002（平成14）年に「土壌汚染対策法*」が制定され、鉛、ヒ素、ベンゼン、トリクロロエチレンなど、ヒトへの健康被害を生じるおそれのあるものを「特定有害物質」に指定して、汚染の未然防止と既に発生した汚染の浄化を行うことにした。特定有害物質の土壌および地下水基準は、表2－5のとおりである。

＊土壌汚染対策法：2002（平成14）年法律第53号。

表2-5　特定有害物質の種類と土壌の汚染状態に関する基準及び地下水基準

土壌溶出量基準	土壌含有量基準 (mg/kg)	地下水基準 (mg/L)
	−	0.002以下
	−	0.002以下
	−	0.004以下
	−	0.1以下
	−	0.04以下
	−	0.002以下
	−	0.02以下
	−	0.01以下
	−	1以下
	−	0.006以下
	−	0.01以下
	−	0.01以下
	45以下	0.003以下
	250以下	0.05以下
	50以下（遊離シアンとして）	検出されないこと
アルキ…こと	15以下	水銀0.0005以下，かつアルキル水銀が検出されないこと
	150以下	0.01以下
	150以下	0.01以下
	150以下	0.01以下
	4,000以下	0.8以下
	4,000以下	1以下
	−	0.003以下
	−	0.02以下
	−	0.006以下
と	−	検出されないこと
と	−	検出されないこと

第一種特定有害物質（揮発性有機化合物）

＊2021（令和3）年4月1日より改正基準値を施行。

＊＊騒音規制法：1968（昭和43）年法律第98号。

・会話妨害，さらには睡眠妨害
近な自動車騒音・近隣騒音，作
らには広範囲に影響を及ぼす航
騒音は「騒音規制法＊＊」および「騒
じられている。苦情件数はここ
建設作業・工場事業場騒音が全
暴露により聴覚の疲労が原因と
,000Hz（ヘルツ）付近の聴力低

気振動があるが，これらの振動を
律神経系への影響・障害を受け

『公衆衛生学 2021/2022』（中村 信也 編）正誤表

本書に以下のような間違いがございました。お詫びして訂正いたします。

（2021/2/1現在）

同文書院

該当頁	誤	正
P, 144 上から12行目	（育児法規・監護法規）	（育児放棄・監護放棄）

る。振動の原因は広く建設作業，工場，道路交通などの振動がある。これらの振動は「振動規制法*」によりそれぞれ対策が講じられている。局所的振動障害の職業病として白ろう病がある。チェーンソーや削岩機を使用する作業者で見られ，症状としては手指の皮膚色調が間欠的に変化し，しびれ，疼痛を訴えるレイノー（Raynaud）現象ほか，知覚異常が現れる。

＊振動規制法：1976（昭和51）年法律第64号。

（6）地盤沈下

地盤沈下の原因には自然沈下と人為沈下があるが，多くは地下水の過剰な汲み上げによる人為的原因で発生する。沈下した地盤は不可逆的であり，建造物の損壊や破壊，また多雨による地面浸水などの被害をもたらす。地盤沈下の発生のおそれがあり工業用水などの利用量が多い地域については，「工業用水法**」「建築物用地下水の採取の規制に関する法律（ビル用水法）***」などによる地下水採取規制の措置対策が講じられている。インドネシアのジャカルタではここ数年，地盤沈下による深刻な環境問題が報じられている。水道料金の高値あるいは水道水質の衛生的不信などの理由で，自前でビルの井戸水（地下水）を汲み上げて水道水を確保することで特に乾期でのビルの損壊の被害が発生している。

＊＊工業用水法：1956（昭和31）年法律第146号。

＊＊＊ビル用水法：1962（昭和37）年法律第100号。

（7）悪臭

悪臭とは，人に不快感を与え，生活環境をそこなうにおいを感じることであり，原因物質には多くの種類がある。工場・事業場の事業活動に伴って発生する悪臭については「悪臭防止法****」によって必要な規制がとられている。排出規制の対象である特定悪臭物質としてアンモニア，メチルメルカプタン，硫化水素，トルエン，キシレンなどの22物質が指定されている。苦情件数はここ数年，約1万件で上下しており，発生源別にみると「野外焼却」が全体の約25％でもっとも多い。

＊＊＊＊悪臭防止法：1971（昭和46）年法律第91号。

2）公害の発生と公害事件

（1）公害病の発生

主に工場の排煙・排水に伴う重度で広域の環境汚染に対して，反対の市民運動が起こり，大衆を巻き込んだ大きな反対運動となっていった。そして，この重度で広域の汚染は，いつしか「公害」と呼ばれ，「公害病」が発生することとなった。

わが国の四大公害裁判は，熊本水俣病，新潟水俣病，イタイイタイ病，四日市ぜんそくの裁判である。この他にも，慢性ヒ素中毒症やPCBによるカネミ油症などを引き起こした有名な公害事件がある。これらは風化されることなく語り継がれていくものである。主な公害事件を次に挙げる。

①四日市ぜん息

1960年代に四日市石油コンビナートにおいて，重油燃焼ガス中の硫黄分が二酸化硫黄となり，吸気した隣接地域住民，とくに若年と中高年に気管支喘息・慢性気管支炎が多発した。発作症状の程度は二酸化硫黄濃度と相関しており，転地療養で改善に向かうが，現在も病気と闘っている患者が少なくない。

②水俣病

1953（昭和28）年頃より熊本県・鹿児島県の水俣湾周辺地域と1964（昭和39）年頃に新潟県の阿賀野川流域において，工場排水中の大量のメチル水銀が魚介類に蓄積され，これを摂取した地域住民が発症した神経系疾患である。症状は，四肢末端の感覚障害に始まり，運動失調，求心性視野狭窄，振せん，聴力障害をきたす。胎児期に母体が汚染魚介類を摂取すると生後には知的障害をきたす胎児性水俣病を発症する。

水俣病被認定者数は2014（平成26）年現在2,978人，生存している人は624人であり，今なお病状に苦しんでいる。1991（平成3）年には水俣病にも見られる四肢抹消に優位の感覚障害を有すると認められた者に医療手帳を交付，1995（平成7）年には政府の指導により被害者団体と企業の当事者間で損害賠償の合意が成立した。なお，医療手帳の対象者とならなかった者でも一定の神経症状を有する者に対しては保健手帳を交付し，上限を設けた医療費等を支給することとなった。

また，新たな救済として，2009（平成21）年「水俣病被害者の救済及び水俣病問題の解決に関する特別措置法」が制定され，2010（平成22）年には，「水俣病被害者の救済及び水俣病問題の解決に関する特別措置法の救済措置法の方針」が閣議決定された。昨今，世界の国々で水俣病の発生が皆無でないこともあり，日本の経験や技術を活して，国内・外に向けて公害問題の教育，水俣病情報センターの設置などの活動を行っている。

③イタイイタイ病

富山県神通川流域において，鉱滓による慢性カドミウム中毒が原因と考えられる病気が発生した。症状は四肢・骨盤・脊椎・肋骨に変形・萎縮・骨折をきたし，激痛を伴うことからイタイイタイ病といわれた。カドミウム過剰摂取により腎臓障害を生じ，カルシウム脱失による骨軟化症，骨粗しょう症様病変の骨疾患をきたす。現在，「公害健康被害の補償等に関する法律（公健法）*」により被害補償を行っているが，カドミウム摂取と近位尿細管機能や腎機能への影響については不明確であり，引き続きカドミウムの健康影響について究明を行っている。食品衛生法では玄米および精米について，カドミウムの規格（0.4ppm以下）を設定している。

＊公害健康被害の補償等に関する法律（公健法）：1973（昭和48）年に制定された「公害健康被害補償法」（次ページ）が，1988（昭和63）年の法改正に伴って，現在の法題名に変更された。

④慢性ヒ素中毒症

宮崎県土呂久地区と島根県笹ケ谷地区において，旧鉱山における過去の大気汚染による亜ヒ酸摂取と水質汚濁により慢性ヒ素中毒症と思われる疾患が発生した。鼻中隔穿孔，皮膚色素沈着，多発性神経炎，角化症，Bowen病（皮膚がん），気管支炎を主な症状とする。2019（平成31）年3月末現在，228人が認定されている。現在のところ，慢性ヒ素中毒による健康影響については十分な知見が得られていないことから，今後，詳細な調査・研究による因果関係の解明が期待される。

⑤**カネミ油症**

　北九州・大牟田の広域において，熱媒体であるPCB（ポリ塩化ビフェニル）が混入した食用ライス油を摂取したことによる食中毒事件である。PCB汚染食品を摂取した母体から胎盤移行により胎児体内にPCBが蓄積し，色素沈着，発育障害，歯牙の発育異常が発症した。近年，母乳からPCBが検出され社会問題になったが，乳児への影響を含めて通常の食生活では問題は生じないとされている。

（2）公害に対する法的対応

　1973（昭和48）年，公害の影響による健康被害者の迅速かつ公正な保護を図ることを目的に「公害健康被害補償法」が制定され，1974（昭和49）年から施行された。この制度は汚染原因者が被害者補償を負担することを原則としている（汚染者負担の原則＝PPP：Polluter-Pays Principle）。改正された現在の「公害健康被害の補償等に関する法律（公健法）」による公害の指定地域と指定疾病を図2‐1に示した。

　大気汚染による気管支ぜん息発症のように，原因物質と疾病が特異的な関係ではないものの当該疾患が多発している地域を第一種地域，また環境汚染が著しく，その影響による特異的疾患が多発している地域を第二種地域として指定している。その後，第一種地域については，原因物質である工場から発生する二酸化硫黄による汚染が改善されたことから地域指定が解除された。また，1988（昭和63）年から新たに「公害健康被害の補償等に関する法律（公健法）」へ改正されて，

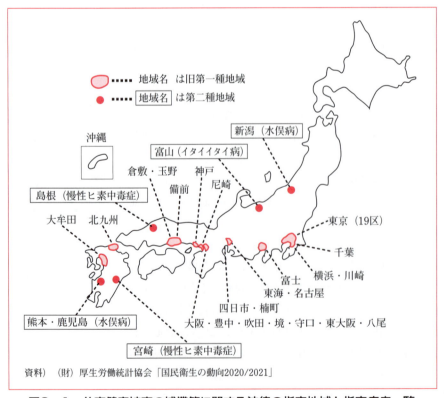

図2‐1　公害健康被害の補償等に関する法律の指定地域と指定疾病一覧

既被認定者への補償給付の継続，認定の更新，公害保健福祉事業および大気汚染の影響による健康被害の予防事業が実施されている。

（3）環境基本法以後の公害対策

環境基本法第2条によれば，公害とは，「環境の保全上の支障のうち，事業活動その他の人の活動に伴って生ずる相当範囲にわたる大気の汚染，水質の汚濁，土壌の汚染，騒音，振動，地盤の沈下及び悪臭によって，人の健康又は生活環境に係る被害が生ずることをいう」となっている。ここに挙げられた7つの公害を「典型7公害」と呼んでいる。

2018（平成30）年度の「公害苦情調査結果報告書」によると苦情件数は66,803件であり，苦情受付件数はこの12年連続で減少している。騒音，大気汚染がそれぞれ3割強で，次いで，悪臭，水質汚濁，振動，土壌汚染，地盤沈下の順であった。これらは各法律に環境基準が設けられ，環境監視によって取り締まりが実施されている。取り締まりの実施者は，各都道府県である。各都道府県は環境基準をさらに条例により厳しく定めている場合がある。

3）内分泌かく乱物質（環境ホルモン）

内分泌かく乱物質は，生体内の正常なホルモン作用を乱す物質であり，野生生物では生殖異常の原因物質とされている。WHOの定義は，「内分泌かく乱物質とは，内分泌系の機能に変化を与え，それによって個体やその子孫あるいは集団に有害な影響を引き起こす外因性の化学物質または混合物である」としている。PCB，ダイオキシン，トリブチルスズ，ビスフェノールAなどの化学物質が関連物質として報告されている。環境中微量化学物質のヒトや動物への曝露は経口摂取が主である。PCBは甲状腺ホルモン作用，ダイオキシンとトリブチルスズ（船底塗料・漁網塗布剤）は抗エストロゲン作用，ビスフェノールA（ポリカーボネート樹脂製食器の原材料）はエストロゲン作用をする。しかし，現在，その作用機序は十分に解明されていない。

ダイオキシン類（**図2-2**）は，塩化ビニルなどを処分するゴミ焼却施設，とくに800度以上の高温にならない焼却炉の焼却灰から高濃度検出される。動物実験における急性毒性，発がん性，催奇形性などから，1999（平成11）年「ダイオキシン類対策特別措置法」が設定され，安全性の評価指針としてヒトの耐容1

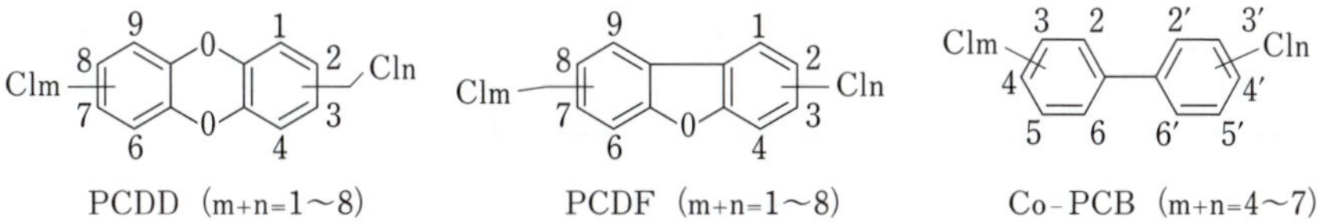

PCDD（m+n=1～8）　PCDF（m+n=1～8）　Co-PCB（m+n=4～7）

（1977年にWHOより提案されたダイオキシン類）

図2-2　ダイオキシン（PCDD），ポリクロロジベンゾフラン（PCDF）およびコプラナーPCB（Co-PCB）の化学構造式

日摂取量（TDI；Tolerable Daily Intake）が4pgTEQ/kg/日以下となった（6条1項）。ダイオキシン類は多数の構造異性体の総称であり，その毒性は対象となる30種化合物によって大きく異なる。TEQ（毒性等価係数）は，2，3，7，8－テトラクロロダイオキシン（2，3，7，8-TCDD）の毒性を1としたときの相対毒性を示す。ダイオキシン類の毒性は2，3，7，8-TCDDのTEQ用いて評価する。

ダイオキシン類はゴミ焼却場から大気中へ，またゴミ焼却灰の埋め立て地や除草剤の不純物が残留している土壌などから雨水を通じて，最終的には海に入り，水生生物の食物連鎖を経て，魚介類に蓄積される。わが国では，ヒトへのダイオキシン類の体内吸収はほとんどが魚介類（体内取り込み全体量の80％以上）の経口摂取による。次に多いのが肉・卵からであり，一時，社会的に問題になった野菜や大気からの経気道吸収は極めて微量である。また母乳中にはTDIの数倍の高濃度ダイオキシン類が濃縮されているが，母乳摂取期間は限定されていること，母乳栄養はメリットが多いことから，母乳栄養は規制の対象になっていない。

3．環境衛生

1）気候と季節

気候と季節をみると，大きくかかわるのは気温と日照時間である。日本での平均気温は1月に最低値を示し，8月に最高気温を呈する。平均年間雨量は多くの県では9月が最多で，冬季に最少を示すが，日本海側の多雪地域では冬季が最多となり，九州では6月が最多となる。このため日照時間は夏秋が短く冬季に長くなるが，多雪地域では冬が短く夏が長い。

このような気象変化が病気との関係を示すと思われるが，その関係は経験的には表2‐6のとおりである。

表2‐6　気候と病気

春	夏	秋	冬
花粉症	熱射病	かぜ	インフルエンザ
アトピー性皮膚炎	細菌性食中毒	急性腰痛	ノロウイルス性食中毒
関節リウマチ	過敏性肺炎	うつ病	老人性掻痒症
はしか	脳梗塞	秋季レプトスピラ症	乳幼児下痢症
A型肝炎	百日咳		急性心筋梗塞
躁病	ヘルパンギーナ		突然死
自殺			

資料）中村信也作成

2）空気

宇宙中の惑星，衛星などの天体を取り囲む気体を大気（atmosphere）と呼んでいる。大気の存在は，大質量の大きな引力（重力）に引かれているためである。

したがって，すべての惑星，衛星は大気を有しているといえる。太陽系では，最小の水星は薄い大気を，最大の木星は濃い大気を有している。

　地球上の大気を「空気（The air）」と呼ぶ。空気の組成は大まかには窒素（N_2）4，酸素（O_2）0.91 の混合気体であるが，正確には窒素 78%，酸素 21%，アルゴン（Ar）0.9%，二酸化炭素（CO_2）0.04%，その他のガス 0.01% である。空気の存在する範囲はおおむね 50km までの高度であり，地表に近い部分は上下に空気が循環しているので「対流圏」と呼ぶ。その高度は地域によって異なり，赤道付近で 17km，両極では 10km とされる。

　空気の濃さは，「気圧（atmospheric pressure）」という数値で示される。地表の気圧を「標準気圧」というが，1 気圧＝ 10,132Pa（パスカル）＝ 1,013hPa（ヘクトパスカル）と定義されている。空気層にはムラがあり，周辺気圧より高い圧を示す場合を高気圧，低い場合を低気圧と呼び，天気に関係してくる。

　気圧と健康を考える場合，高い人工的高気圧環境が関係する。標準気圧より人工的に高い気圧の部屋で作業する者を「高圧室作業者」と呼び，健康対策が労働安全法の「高気圧作業安全衛生規則*」で規定されている。規定では，10 気圧（0.1MPa；メガパスカル）以上の気圧下における室内または水深 10m 以上の潜水としている。高圧室は地底・海底などで送気によるものである。その疾病は急性障害として標準気圧より高気圧環境に突入する際に生じる「しめつけ障害（squeeze）」があり，耳閉塞感，歯痛，鼻周辺痛などがある。反対に低気圧の急速な移動の際に生じる「減圧病（潜函病，ケイソン病）」がある。これは窒素ガス塞栓によるもので，脳や肺などに生じると危険である。「骨壊死」も生じやすく，大腿骨頭・上腕骨頭壊死などがある。

　低気圧障害としては，急激な減圧による「高山病」がある。この場合，飛行機で高地空港に到着した際などに生じるが，2,500m 以上となる空気の希薄化と気圧低下による浮腫の低下で生じる。対処としては酸素吸入や安静臥床であり，次第に馴化していく。

＊ 1972（昭和47）年9月30日労働省令第40号。

3）温熱

　快適な生活環境で過ごすために温熱環境条件を整える必要がある。温熱に関しては気温，湿度，気流，輻射熱の 4 つの要素が関係し，この組み合わせで条件が表現される。その指標としては，まず気温と湿度で示される「不快指数」がある。これは何%の人が不快に感じるかの指標であるが，蒸し暑さを表している。計算式で求められるが，80 を越えると全員が不快と感じる。

　次に気温，湿度，気流で表された指標を「体感温度」，または「実効温度」と呼ぶ。実際の温度は気流（風速）の大小で感じ方が大きく異なる。実効温度は，アウグスト乾湿球計またはアスマン通風乾湿球計で測定される乾球温度と湿球温度，およびカタ寒暖計または熱線微風速計で測定する微気流で求める。一般に風速 1m/s ごとに体感温度が 1℃低下する。これは風速体感温度表で示される（**図2－3**）。

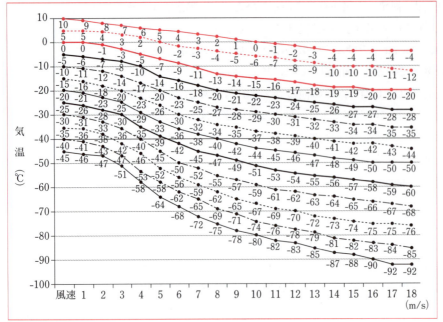

図2-3　風速体感温度表*

*一番上の折れ線の場合は，気温10℃で風速10m/sの場合，体感温度は0℃となることを表す。

　高温下の条件で作業をすると「熱中症または熱射病（heat stroke）」になりやすい。水分，塩分の代謝異常が循環器系の変調を生じて身体症状を生じる。気分不調，意識混濁，有痛性筋痙攣と硬直，体温上昇などが出現する。熱中症になった場合はただちに首，脇の下を冷却し，水分と塩分の補給が必要である。

　酷暑環境下では「暑さ指数**」または「湿球黒球温度（WBGT指数：Wet Bulb Globe Temperature）」が用いられる。これは気温，湿度，輻射熱の3要素で計算されて出される指標である。輻射熱とは暖まった壁や床，存在物などから放出される熱をいうが，黒球温度計で測定される。暑さ指数の算出式は屋外では0.7×湿球温度＋0.2×黒球温度＋0.1×乾球温度であり，屋内では0.7×湿球温度＋0.3×黒球温度である。WBGT25以上は要注意，31以上は運動中止となる。

**暑さ指数：夏の屋内・屋外作業の危険度を示す温度。近年，スポーツ用として利用されている。

4）放射線

　放射線は照射を受ける物質に電離を起こす高エネルギーの電離放射線（粒子の$\alpha \cdot \beta \cdot$中性子線，電磁波の$\gamma \cdot$X線）と電離を起こさない非電離放射線（紫外・可視光・レーザー線）とに分けられる。電離放射線関連の単位に，放射能（放射性物質が1秒間当たりに崩壊する原子の個数で，単位はベクレル：Bq），照射線量（X・γ線が空気中を通過する時に作る電気量で，単位はクーロン・パー・キログラム：C/kg），吸収線量（放射線の照射によって単位質量あたりの物質が吸収するエネルギー量で，単位はグレイ：Gy），線量（放射線防護のために被ばくの影響を全ての放射線に対して共通の尺度で評価する量で，単位はシーベルト：Sv）などがある。線量は吸収線量に線質係数と分布その他の修正係数を掛けて

算出する。線質係数はX・γ線は1，α線は20であるので，吸収線量が同じであっても，Pu-239（プルトニウム-239）のα線を被ばくした場合は，胸部X線（レントゲン）検査の撮影を受けた場合に比べて20倍の線量，つまり人体への影響は20倍強く受けると評価する。

放射線の影響は臨床症状として影響が出現する時期によって，被ばく後数週間以内に症状が現れる早発効果（early effect）と数年から数十年後に現れる晩発効果（delay effect）に分けられる。早発効果は一般的に線量が高いほど潜伏期間は短くなり，急性放射線症として白血球減少，嘔吐，下痢，皮膚紅斑，脱毛などがある。晩発効果の代表的な症状は発がん，白内障，胎児の成長・分化障害，寿命の短縮，遺伝的障害，白内障，再生不良性貧血などがある。一般に被ばく線量が500mSvを超えると白血球減少が見られ，1000mSv以上になると自覚症状が現れるとされる。

身の回りの放射線被ばくには自然放射線と人工放射線がある。自然放射線は宇宙，大地，食物などから1人当たり約2.1mSv／年，人工放射線は医療の場面で利用されており，CT検査は10mSv／1回，胃部X線検診やPET検査は5mSv／1回，胸部X線集団検診は0.1mSv／1回，歯科撮影は0.01mSvなどである。ICPR（国際放射線防護委員会）勧告によると，管理された線源からの一般公衆の年間線量限度（医療被ばくを除く）は1mSv／年，原子力や放射線を取り扱う作業者の線量限度は100mSv／5年および50mSv／年とされている。

電離放射線の利用は有益性と有害性が並列であることを理解し，十分な注意と配慮の下に使用すべきである。ちなみに，食品加工の場面では，食品衛生法の下，ばれいしょの発芽防止の目的でコバルト60（⁶⁰Co）のγ線が，ばれいしょの吸収線量150Gy以下で使用されることが認められている。照射されたばれいしょが容器包装されて販売される場合は，照射した旨の表示が義務づけられている。

5）上水道と下水道

ヒトがその生命体を維持するためには，水がもっとも重要であることはいうまでもない。体重の60〜70％は水であるが，その10％を失えば脱水症状をきたし，20％程度喪失すれば生命が危機的状態になる。成人は1日に尿や汗などとして水分を2〜3L排泄しており，それに見合った容量の良質な水を補給する必要がある。また，文化的な生活を享受するためには大量の水が必要である。

わが国の水道普及率（給水人口／総人口）は，2017（平成29）年度末現在98.0％である。1960（昭和35）年は53.4％であったが，その後に普及対策が強く推進されたことに伴い，水系感染症患者数および乳児死亡率が急激に減少した。水道水は「水道法*」により，その水質基準が定められている。2015（平成27）年に新たな水質基準が施行された（**表2-7**）。クリプトスポリジウムのような塩素殺菌でも死滅しない耐塩素性病原生物については，従来はろ過対策を取られていたが，2007（平成19）年から紫外線処理対策が新たに位置付けられた。上水道

＊水道法：1957（昭和32）年法律第177号。

表2-7　水道水質基準項目と基準値　　　2020（令和2）年4月施行

項　目	基　準
一般細菌	1mLの検水で形成される集落数が100以下
大腸菌	検出されないこと
カドミウム及びその化合物	カドミウムの量に関して，0.003mg／L以下
水銀及びその化合物	水銀の量に関して，0.0005mg／L以下
セレン及びその化合物	セレンの量に関して，0.01mg／L以下
鉛及びその化合物	鉛の量に関して，0.01mg／L以下
ヒ素及びその化合物	ヒ素の量に関して，0.01mg／L以下
六価クロム化合物	六価クロムの量に関して，0.02mg／L以下
亜硝酸態窒素	0.04mg／L以下
シアン化物イオン及び塩化シアン	シアンの量に関して，0.01mg／L以下
硝酸態窒素及び亜硝酸態窒素	10mg／L以下
フッ素及びその化合物	フッ素の量に関して，0.8mg／L以下
ホウ素及びその化合物	ホウ素の量に関して，1.0mg／L以下
四塩化炭素	0.002mg／L以下
1,4-ジオキサン	0.05mg／L以下
シス-1,2-ジクロロエチレン及びトランス-1,2-ジクロロエチレン	0.04mg／L以下
ジクロロメタン	0.02mg／L以下
テトラクロロエチレン	0.01mg／L以下
トリクロロエチレン	0.01mg／L以下
ベンゼン	0.01mg／L以下
塩素酸	0.6mg／L以下
クロロ酢酸	0.02mg／L以下
クロロホルム	0.06mg／L以下
ジクロロ酢酸	0.03mg／L以下
ジブロモクロロメタン	0.1mg／L以下
臭素酸	0.01mg／L以下
総トリハロメタン（クロロホルム，ジブロモクロロメタン，ブロモジクロロメタン及びブロモホルムのそれぞれの濃度の総和）	0.1mg／L以下
トリクロロ酢酸	0.03mg／L以下
ブロモジクロロメタン	0.03mg／L以下
ブロモホルム	0.09mg／L以下
ホルムアルデヒド	0.08mg／L以下
亜鉛及びその化合物	亜鉛の量に関して，1.0mg／L以下
アルミニウム及びその化合物	アルミニウムの量に関して，0.2mg／L以下
鉄及びその化合物	鉄の量に関して，0.3mg／L以下
銅及びその化合物	銅の量に関して，1.0mg／L以下
ナトリウム及びその化合物	ナトリウムの量に関して，200mg／L以下
マンガン及びその化合物	マンガンの量に関して，0.05mg／L以下
塩化物イオン	200mg／L以下
カルシウム，マグネシウム等（硬度）	300mg／L以下
蒸発残留物	500mg／L以下
陰イオン界面活性剤	0.2mg／L以下
(4S・4aS・8aR)-オクタヒドロ-4・8a-ジメチルナフタレン-4a(2H)-オール（別名ジェオスミン）	0.00001mg／L以下
1・2・7・7-テトラメチルビシクロ[2,2,1]ヘプタン-2-オール（別名2-メチルイソボルネオール）	0.00001mg／L以下
非イオン界面活性剤	0.02mg／L以下
フェノール類	フェノールの量に換算して，0.005mg／L以下
有機物（全有機炭素（TOC）の量）	3mg／L以下
pH値	5.8以上8.6以下
味	異常でないこと
臭気	異常でないこと
色度	5度以下
濁度	2度以下

資料）　（財）厚生労働統計協会「国民衛生の動向2020/2021」

の水質基準の概略は，一般細菌は「100個/mL以下」，大腸菌は「検出されないこと」，塩素消毒副生成物である総トリハロメタンは「0.1mg/L以下」，硬度は「Ca及びMgイオン量を$CaCO_3$換算で300mg/L以下」，メトヘモグロビン血症のおそれがある硝酸態窒素及び亜硝酸態窒素は「10mg/L以下」，亜硝酸態窒素単独で「0.04mg/L以下」，有機物は全有機炭素（TOC）で「3mg/L以下」，し尿や海水などの汚染指標である塩化物イオンは「200mg/L以下」である。塩素消毒の有効性の指標である残留塩素は水道法施行規則で，給水栓における水が遊離残留塩素「0.1mg/L以上」，病原性微生物に汚染されるおそれがある場合には「0.2mg/L以上」とされている。また，水道水の水質管理目標では「1mg/L以下」に設定されている。

わが国の水道水源は，公益社団法人日本水道協会によると，地表水（河川水，ダム，湖沼水）が74.3％，井戸水と伏流水が22.8％であり（2017〈平成29〉年度[*]），全般的に原水の水質は良好とはいえない。水道は図2-4のような施設で構成されている。浄水施設のろ過は急速法と緩速法があるが，わが国ではその80％が急速法である。原水中の浮遊物を硫酸アルミニウムなどの凝集剤で沈澱させ，ろ過後に塩素消毒を行い，配水施設に送水する。近年は，トリハロメタン，異臭，クリプトスポリジウムを減少・除去するために，さらに活性炭処理，オゾン消毒，紫外線消毒，クロラミン法などの高度浄水処理が行われている。また，厚生労働省は2013（平成25）年に「新水道ビジョン」を策定し，望ましい水道とは，「時代や環境の変化に的確に対応しつつ，水質基準に適合した水が，必要な量，いつでも，どこでも，誰でも，合理的な対価をもって，持続的に受け取ることが可能な水道」とし，「安全」「強靱」「持続」の3つの観点から，本来の水道の理想像を示した。さらに，水道ビジョン（地域水道ビジョン）の策定も推奨され，2018（平成30）年12月現在上水道事業で1,009事業，水道用水供給事業で87事業が策定された。

わが国の下水道処理人口の普及率（処理人口/総人口）は，2018（平成30）年度末には79.3％である。国内における地域格差も大きく，一般に人口の少ない行政区での普及率が低い傾向にある。し尿処理の水洗化人口は93.5％であり，その内訳として下水道人口は72.3％，浄化槽人口は21.2％である。最近，し尿と生活雑排水を処理する合併浄化槽が普及しており，「浄化槽法[**]」に従って知事が指定する検査機関の検査を毎年1回受けなければならないとされている。現在，

*公益社団法人日本水道協会ホームページ「水道資料室：日本の水道の現状」より。
http://www.jwwa.or.jp/shiryou/water/water.html

**浄化槽法：1983（昭和58）年5月18日法律第43号。

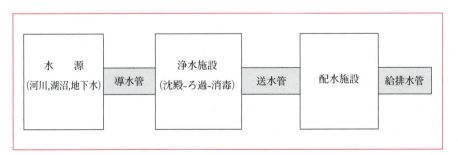

図2-4　水道の構成

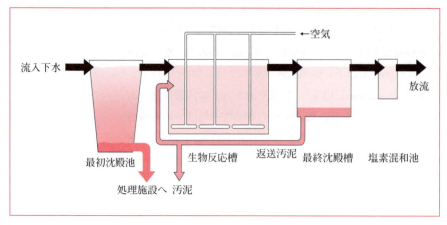

図2-5　活性汚泥法による下水処理

下水処理でもっとも広く採用されているのは活性汚泥法である（図2-5）。生物反応槽内に送り込まれた汚水中の有機物は，曝気下で高濃度の好気性微生物（活性汚泥）により分解される（二次処理）。本法は，水中の有機物の除去率は85〜95％，細菌除去率は90〜98％と高いが，富栄養化の原因物質であるリンや窒素は除去できない。そのため，二次処理水について活性炭吸着やイオン交換樹脂処理を行っている（三次処理）。

6）廃棄物処理

　2004（平成16）年「廃棄物の処理及び清掃に関する法律」が制定され，その目的は，「廃棄物の排出を抑制し，廃棄物の適正な分別，保管，収集，運搬，再生，処分等の処理をし，並びに生活環境を清潔にすることにより，生活環境の保全及び公衆衛生の向上を図る」ことである。現在，産業廃棄物のマニフェスト制度の適用，リサイクルの推進，排出事業者責任の強化，不適正処理に対する罰則の強化が講じられている。

　廃棄物は一般廃棄物と産業廃棄物に区分されている。処理責任者は，一般廃棄物は市町村，産業廃棄物は排出業者である。2017（平成29）年度は，一般廃棄物の総排出量は年間4,289万tに対し，中間処理に伴う資源化量は457万t，直接資源化量は194万t，集団回収による資源回収量は217万t，合計の総資源化量は868万tであり，リサイクル率20.2％と横ばい傾向である。2016（平成28）年度の産業廃棄物の総排出量は3億8,703万tで，種類別では汚泥43.2％，動物のふん尿20.8％，がれき類16.4％の順であった。

> **column　マニフェスト制度**
>
> 　マニフェスト制度（積荷目録制度）とは，排出事業者が産業廃棄物の内容について伝票を作成し管理することにより，運搬から処分に至る経路をチェックし，不法投棄の防止や適切な処理を目的とする制度。

第2章　環境と健康

医療機関など（病院，診療所，介護老人施設等）からの廃棄物は特別管理廃棄物に含まれる。血液が付着した紙くず，ガーゼなどは感染性一般廃棄物に，注射針，メス，血液製剤などは感染性産業廃棄物になる。感染性産業廃棄物の処分容器にはバイオハザードマークを付ける。原則，自前で非感染性廃棄物となるように処理するが，委託処理する場合はマニフェスト制度が適用される。処理責任者を置き処理計画を定めなければならない。

環境保全の配慮，資源の有効利用の観点から，リサイクルなどの循環型社会の構築が大きな課題となっている。2000（平成12）年に「資源の有効な利用の促進に関する法律」「循環型社会形成推進基本法」が公布され，「容器包装リサイクル法」「家電リサイクル法」「建設リサイクル法」「食品リサイクル法」「自動車リサイクル法」の各種リサイクル法が整備された。

7）建築物衛生

わが国では一般に利用するホテル等の宿泊所で，ねずみ，ゴキブリ，ハエ，蚊，ノミ，シラミ，ダニなどの衛生害虫に遭遇することはほとんどない，またそこで供給される水道水による病原菌の感染症などはまずあり得ない。しかし，この常識は諸外国では通用しないことを認識して，現地滞在時には十分な注意を払わなければならない。

わが国では，「建築物における衛生的環境の確保に関する法律（建築物衛生法*）」において，建築物の公衆衛生の向上および増進に資することを目的に，環境衛生上必要な事項が定められている。建築物衛生法の概要は，興行場，百貨店，店舗，事業所，学校等を「特定建築物」と定義し，その所有者等に対して，「建築物環境衛生管理基準」に従って維持管理することを義務づけ，都道府県知事の事業登録を受けた「建築物環境衛生管理技術者」に建築物衛生の維持管理の監督に当たらせるとしている。

建築物環境衛生管理基準は，「空気環境の調整，給水及び排水の管理，清掃，ねずみ，昆虫等の防除その他環境衛生上良好な状態を維持するのに必要な措置について定める」と規定されている。

空気環境の調整の基準項目には浮遊粉じん量，一酸化炭素含有量，二酸化窒素含有量，温度，相対湿度，気流，ホルムアルデヒド量などがある。給水管理は給水栓水中の遊離残留塩素含有量，貯水槽の点検，飲料水の水質検査などがある。排水の管理には設備の補修や掃除を行うこと。清掃については，掃除を日常に行うこと。また，定期的に大掃除を行うこと。ねずみ・昆虫等の防除は生息場所および侵入経路ならびに被害状況について調査して，必要な措置を講ずること。さらに，防除のため殺鼠剤または殺虫剤を使用する場合は，薬事法の規定による承認を受けた医薬品・医薬部外品を用いることなどがある。

*建築物における衛生的環境の確保に関する法律（建築物衛生法）：1970（昭和45）年法律第20号。

【参考文献】

・環境省「環境アセスメント制度のあらまし」2012
・(財) 厚生労働省統計協会「国民衛生の動向2020/2021」2020
・厚生労働省「水道事業ビジョン (地域水道ビジョン) について」2018
・厚生労働省「建築物衛生法」「建築物環境衛生管理基準について」

第 3 章

保健統計

1. 保健統計の概要

　公衆衛生は，健康の保持・増進と疾病や障害を予防し，人々ができる限り健康な状態で寿命をまっとうすることを目標にしている。公衆衛生学は，そのための科学的な理論や技術を追求する学問である。公衆衛生学を通じて上記の目標を達成するためには，その過程でさまざまな数値データが基礎資料となる。たとえば，人口，世帯数などの人口静態統計，出生，死亡などの人口動態統計，食中毒及び感染症の発生状況，有訴者数・患者数などの受療状況，身長・体重などの体格，

表3-1　主な基幹統計

関連省庁	統計名	概　　要
総務省	国勢統計	日本に住んでいるすべての人を対象とするもっとも基本的な調査で，国内の人口や世帯の実態を明らかにするため，5年に1回行われる。
	家計統計	統計上の抽出方法に基づき選定された全国約9千世帯を対象に家計の収入や支出，貯蓄・負債の状況等を毎月調査する。
	全国家計構造統計	家計における消費，所得，資産および負債の実態を総合的に把握し，世帯の所得分布および消費の水準，構造等を全国的および地域別に明らかにする。
	社会生活基本統計	「時間のすごし方」，「余暇活動」の状況などの，国民の暮らしぶりを5年ごとに調査し，高齢社会対策，少子化対策等の資料とする。
文部科学省	学校基本統計	学校に関する基本的事項を調査し，学校行政上の基礎資料を得る目的で行われる。学校数，在学者数，教職員数，学校経費，卒業後の進路状況等の調査。
	学校保健統計	児童，生徒及び幼児の発育及び健康状態を明らかにし，学校保健行政上の基礎資料を得る。
厚生労働省	人口動態統計	我が国の人口動態事象を把握し，人口及び厚生労働行政施策の基礎資料を得ることを目的とする。
	医療施設統計	医療施設の実態を明らかにし，医療施設の診療機能等を把握し，医療行政の基礎資料を得ることを目的とする。
	患者統計	病院及び診療所を利用する患者について，その傷病状況等の実態を明らかにし，医療行政の基礎資料を得ることを目的とする。
	国民生活基礎統計	保健，医療，福祉，年金，所得等国民生活の基礎的事項を調査し，厚生労働行政の企画及び運営に必要な基礎資料を得ることを目的とするものであり，昭和61年を初年として3年ごとに大規模な調査を実施し，中間の各年は小規模な調査を実施することとしている。
農林水産省	牛乳乳製品統計	牛乳及び乳製品の生産に関する実態を明らかにし，畜産行政の基礎資料を整備することを目的とする。

また，医師・看護師などの医療関係者数，病院・診療所など医療施設数などの数値データである。これらのデータは人間集団の健康問題に関する実態把握や仮説の設定などに用いられる。

2009（平成21）年4月1日，統計法が全面的に改正され，施行された。本法律は，公的機関が作成する統計を広く対象としている。行政機関が作成する重要な統計を基幹統計といい，それには53の統計が指定されている（2019〈令和元〉年）。公衆衛生関連の主な統計は**表3-1**のとおりである。

2. 人口静態統計

1）人口静態統計の概要

さまざまな保健統計の基本となる人口の実態把握は，国民の健康状態，地域や職場の公衆衛生状態を知るうえでの基礎資料とされる。人口静態統計とは，ある時点での人口，年齢別人口，労働力人口，配偶関係別人口，将来推計人口，都道府県別人口などを表したものである。わが国ではこれらの統計は全国一斉に行われる国勢調査によって明らかにされる。

国勢調査は1920（大正9）年から行われ，この第1回国勢調査当時の人口は5,596万3千人である。国勢調査は以後5年ごとの10月1日に行われており，2020（令和2）年の調査は21回目にあたる。なお，西暦の末尾が0の年には大規模な調査が行われ，末尾が5の年には簡易調査が行われる。本調査は国民全員が対象であり，日本に3ヵ月以上常住している外国人も含まれる。その調査内容は，世帯員に関する事項，世帯に関する事項などである。

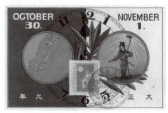

第1回国勢調査（1920年）の記念絵はがき

2）人口の推移

1947（昭和22）年から49（昭和24）年は第一次ベビーブームとなり，出生数は200万人を越えた。2019（令和元）年10月1日現在の日本の総人口は1億2,616万7千人となり，1950（昭和25）年の人口の約1.5倍となっている。また，その世代が結婚などにより出生力の高い年代となった1975（昭和50）年頃に第二次ベビーブームがあった。わが国の人口のピークは2010（平成22）年の1億2,806万人であり，その年を境に人口減少時代に入っている。

なお，0～14歳を年少人口，15～64歳を生産年齢人口，65歳以上を老年人口といい，これらを総称して年齢3区分という。年齢3区分別人口を**表3-2**に示した。この年齢3区分別人口から計算される各種指数は次式で計算される。

年少人口指数＝（年少人口／生産年齢人口）×100

※先進国で低く，開発途上国で高い

老年人口指数＝（老年人口／生産年齢人口）×100

表3-2 わが国の年齢3区分別人口と諸指標の推移

	年齢3区分別人口（千人）				年齢3区分別構成割合（％）			
	総数	年少人口 （0～14歳）	生産年齢人口 （15～64歳）	老年人口 （65歳以上）	総数	年少人口 （0～14歳）	生産年齢人口 （15～64歳）	老年人口 （65歳以上）
1950年	83,200	29,478	49,658	4,109	100.0	35.4	59.7	4.9
'60	93,419	28,067	60,002	5,350	100.0	30.0	64.2	5.7
'70	103,720	24,823	71,566	7,331	100.0	23.9	69.0	7.1
'80	117,060	27,507	78,835	10,647	100.0	23.5	67.4	9.1
'90	123,611	22,486	85,904	14,895	100.0	18.2	69.7	12.1
2000	126,926	18,472	86,220	22,005	100.0	14.6	68.1	17.4
'10	128,057	16,803	81,032	29,246	100.0	13.2	63.8	23.0
'11	127,799	16,705	81,342	29,752	100.0	13.1	63.6	23.3
'12	127,515	16,547	80,175	30,793	100.0	13.0	62.9	24.1
'13	127,298	16,390	79,010	31,898	100.0	12.9	62.1	25.1
'14	127,083	16,233	77,850	33,000	100.0	12.8	61.3	26.0
'15	127,110	15,864	75,918	33,422	100.0	12.7	60.6	26.7
'16	126,933	15,780	76,562	34,591	100.0	12.4	60.3	27.3
'17	126,706	15,592	75,962	35,152	100.0	12.3	60.0	27.7
'18	126,443	15,415	75,451	35,578	100.0	12.2	59.7	28.1
'19	126,167	15,210	75,072	35,885	100.0	12.1	59.5	28.4

資料）総務省統計局「各年国勢調査報告」「人口推計　2019（令和元）年10月1日現在」

※先進国で高く，開発途上国で低い

従属人口指数＝{（年少人口＋老年人口）／生産年齢人口}×100

※先進国で高く，開発途上国で低い

老年化指数＝（老年人口／年少人口）×100

※先進国で高く，開発途上国で低い

3）人口ピラミッド

縦軸の中心に年齢，その左右にそれぞれ男性，女性の人口の年齢別人口を表した図を人口ピラミッドという。この形から，ピラミッド型（人口増加型），つり鐘型（人口静止型），つぼ型（人口減少），さらに，星型（都市型），ひょうたん型（農村型）に分けられる*。この形によって，その国や地域の集団の人口構成が把握できる。

2019（令和元）年のわが国の人口ピラミッドを図3-1に示した。かつてはピラミッド型であったが，わが国では1947～1949（昭和22～24）年生まれの第一次ベビーブーマー（いわゆる団塊世代）を最高とし，1971～1974（昭和46～49）年生まれの第二次ベビーブーマーを頂点とする変形のつぼ型である。団塊の世代が2013（平成25）年から高齢者の仲間入りし，年金と介護保険の適用となった。一方，それを支える64歳以下の者は減少していくので，年金・介護保険の財政問題が逼迫しているのが人口ピラミッドよりうかがえる。

4）人口の高齢化と少子化

わが国の65歳以上の高齢者人口が総人口に占める割合（高齢化率）は1950

＊人口ピラミッドの種類：

ピラミッド型
青少年が多いので，将来人口増加が起こる。

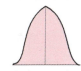

つり鐘型
現状の人口を維持。

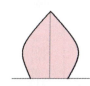

つぼ型
人口は次第に減少していく。日本は典型的なつぼ型であり，健康保険，年金保険は維持が困難となってゆく。

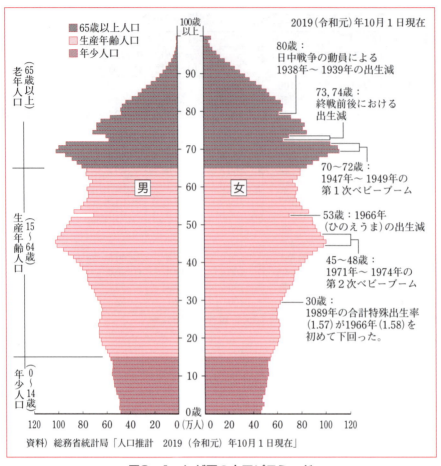

図3-1 わが国の人口ピラミッド

（昭和25）年に4.9％であったが，2019（令和元）年には28.4％となった*。国立社会保障・人口問題研究所「日本の将来推計人口（平成29年推計）」によると2065年の人口は8,808万人，年少人口（0～14歳），生産年齢人口（15～64歳），老年人口（65歳以上）の割合はそれぞれ，10.2％，51.4％，38.4％になると推測

*高齢化率の推移はp.205参照。

表3-3 わが国の65歳以上の高齢者のいる世帯数

（単位：千世帯）

	全世帯	数 総数	率 全世帯に占める割合(%)
1989年	39,417	10,774	27.3
'92	41,210	11,884	28.8
'95	40,770	12,695	31.1
'98	44,496	14,822	33.3
2001	45,664	16,367	35.8
'04	46,323	17,864	38.6
'07	48,023	19,263	40.1
'10	48,638	20,705	42.6
'13	50,112	22,420	44.7
'16	49,945	24,165	48.4
'19	51,705	25,584	49.4

注） 1995年の数値は兵庫県を，2016年の数値は熊本県を除いたものである。
資料）厚生労働省「国民生活基礎調査（大規模調査年）」

している。

　また，2019（令和元）年の厚生労働省「国民生活基礎調査」（大規模調査年）による世帯数と65歳以上の者のいる世帯数の推移を**表3-3**に示した。全世帯総数はおよそ5,200万世帯で，そのうち65歳以上の高齢者のいる世帯数はおよそ2,600万世帯であり，全世帯の49.4％を占めている。また，このうちの単独世帯が28.8％，夫婦のみの世帯が32.3％である。

5）世界の人口

　世界人口の推移と将来予測を**図3-2**に示した。

　世界の人口は国連の2019年の推計によると，1970年代に40億人を突破し，2015年までに70億人を超えている。同様に国連によれば2050年には97億人，2100年には109億人に達すると予測されている*。

＊世界人口が100億人を超えると食糧維持が困難と危惧される。

　世界各国の年齢3区分別人口の割合などを**図3-3**に示した。各国の年少人口割合は日本は12.1％に対し，開発途上国では高く，パキスタンでは41.6％である。老年人口の割合はヨーロッパ諸国が高くなっている。

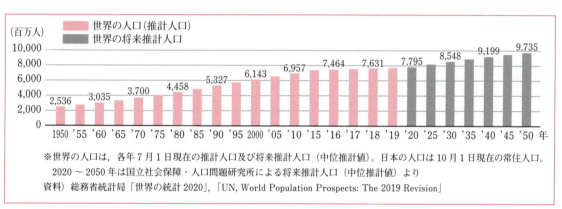

図3-2　世界人口の推移と将来予測

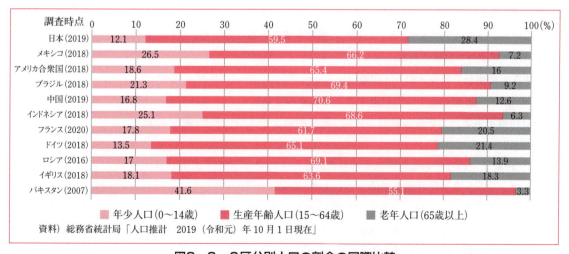

図3-3　3区分別人口の割合の国際比較

3. 人口動態統計

1) 人口動態統計の概要

人口動態統計は出生，死亡，死産，婚姻，離婚に関する統計であり，人口の増減に関わる要因である。死産は厚生労働省令の死産の届出に関する規定により，その他は戸籍法に基づいて届出の義務がある。これらは，年間を通しての届出に基づいて作成される。

具体的なデータの届出は次のようにして行われる。まず，市区町村長は，出生，死亡，婚姻，離婚または死産の届出を受けたときは，その届書に基づいて人口動態調査票を作成し，保健所の管轄区域によって当該保健所長に送付する。保健所長は，市区町村長から送付を受けた出生票と死亡票に基づいてそれぞれ出生小票，死亡小票を作成する。さらに，都道府県知事は，保健所長から人口動態調査票の送付を受け，厚生労働大臣に送付する。これらのデータは，厚生労働省から人口動態統計として公表される。

2017（平成29）年の人口動態統計の数値を**表3‐4**に示した。

表3‐4　2018（平成30）年の人口動態統計の概況

項　目	年間件数	率
出　　生	918,400	7.4　（人口千対）
死　　亡	1,362,470	11.0　（人口千対）
乳児死亡	1,748	1.9　（出生千対）
自然増減	△444,070	△3.6
死　　産	19,614	20.9　（出産千対）
周産期死亡	2,999	3.3　（周産期死亡千対）
婚　　姻	586,481	4.7　（人口千対）
離　　婚	208,333	1.68　（人口千対）

資料）厚生労働省「人口動態統計」

2) 出生

出生数は生きて生まれた乳児の統計であり，この中には死産は含まれない。出産数には死産数も含まれる。出生に関わる指標として，出生率，合計特殊出生率，総再生産率および純再生産率がある。これらの推移を**表3‐5**に示した。それぞれの指標は次式によって計算される。

①**出生率＝出生数／年央人口 ×1,000**

人口1,000 人あたりの１年間の出生数を示すものである。

②**合計特殊出生率＝｛母の年齢別出生数／同年齢の女子人口｝の15歳～49歳までの合計**

15～49歳までの女子の年齢別出生率を合計したもので，「期間」合計特殊出生率と「コホート」合計特殊出生率の２つがある。

期間合計特殊出生率とは，ある期間における各年代（15～49歳）の女性の出生率を合計したものであり，女子人口の年齢構成の違いを除いた出生率である。約2.1以上で将来人口は増加，それを下回ると減少する*。コホート合計特殊出

*わが国で出生率が初めて2.1を下回ったのは1974年であり，人口の激減が始まったのは2011年以降であるから，37年かかって人口減少化が生じたことになる。

生率は，同年生まれ（コホート）の女性の出生率を合計したもので，実際に 1 人の女性が一生の間に生む子供の数を示す。

③総再生産率＝ ｛母の年齢別女児出生数 / 同年齢の女子人口｝ その年次の 15 歳から 49 歳までの合計

　上述の期間合計特殊出生率は男女両方の出生を含んでいるが，総再生産率は女児だけについて求めたものである。

④純再生産率＝ ｛母の年齢別女児出生数 / 同年齢の女子人口 × 女の生命表の同年齢の定常人口 /10 万人｝ その年次の 15 歳から 49 歳までの合計

　純再生産率は，総再生産率に関して，さらに母親の世代の死亡率を考慮したときの平均女児数を示すものである。この値が 1 以上であれば将来人口は増加し，1 を下回ると減少する。

表 3 - 5　出生数・出生率・再生産率の推移

年　　度	年間件数	出生率（人口千対）	合計特殊出生率	総再生産率	純再生産率
1950年	2,337,507	28.1	3.65	1.77	1.50
'60	1,606,041	17.2	2.00	0.97	0.92
'70	1,934,239	18.8	2.13	1.03	1.00
'80	1,576,889	13.6	1.75	0.85	0.83
'90	1,221,585	10.0	1.54	0.75	0.74
'95	1,187,064	9.6	1.42	0.69	0.69
2000	1,190,547	9.5	1.36	0.66	0.65
'05	1,062,530	8.4	1.26	0.61	0.61
'10	1,071,304	8.5	1.39	0.67	0.67
'15	1,005,677	8.0	1.45	0.71	0.70
'18	918,400	7.4	1.42	0.69	0.69

資料）厚生労働省「人口動態統計」，国立社会保障・人口問題研究所「人口統計資料集」

3）死亡

　1950（昭和25）年からの死亡数，粗死亡率と年齢調整死亡率を表 3 - 6 に示した。2018（平成30）年概数の死亡数は136 万2,470人である。

①粗死亡率＝（ 1 年間の死亡者数 / その年の人口）×1,000

　わが国の粗死亡率は明治・大正時代は 20 台であった。戦後は公衆衛生状態の改善と共に低下し，1980（昭和55）年には6.2 となったが，その後上昇している。粗死亡率は，高齢者の多い地域では高く，若い世代が多い地域では低くなる。すなわち，死亡数をその年の人口で割った死亡率（粗死亡率）は，人口構成の影響を受ける。したがって，基準人口を用いて地域（または集団）間の年齢構成の違いを補正したものを基に死亡率を計算したものが年齢調整死亡率である。

$$\text{年齢調整死亡率}＝\frac{\displaystyle\sum_{\text{全年齢階級}}\left(\begin{array}{l}\text{観察期間についての観察地域に}\\\text{おける年齢階級別死亡率}\end{array}\times\begin{array}{l}\text{基準人口における}\\\text{その年齢階級の人口}\end{array}\right)}{\text{基準人口}}\times10\text{万}$$

表3‐6　粗死亡率・年齢調整死亡率（人口千対）の推移

	粗死亡率			年齢調整死亡率	
	総　数	男	女	男	女
1950年	10.9	11.4	10.3	18.6	14.6
'60	7.6	8.2	6.9	14.8	10.4
'70	6.9	7.7	6.2	12.3	8.2
'80	6.2	6.8	5.6	9.2	5.8
'90	6.7	7.4	6.0	7.5	4.2
2000	7.7	8.6	6.8	6.3	3.2
'10	9.5	10.3	8.7	5.4	2.7
'11	9.9	10.7	9.2	5.5	2.9
'12	10.0	10.7	9.3	5.2	2.7
'13	10.1	10.8	9.5	5.1	2.7
'14	10.1	10.8	9.5	5.0	2.6
'15	10.3	10.9	9.7	4.9	2.5
'16	10.5	11.1	9.9	4.8	2.5
'17	10.8	11.4	10.2	4.7	2.5
'18	11.0	11.6	10.4	4.6	2.5

資料）厚生労働省「人口動態統計」

　現在用いられている基準人口は1985（昭和60）年のものである。わが国の年齢調整死亡率は年々低下しており，2018（平成30）年では，男4.6，女2.5であった。
　また，標準化死亡比は，年齢構成の差異を基準の死亡率で調整した期待値に対する現実の死亡数の比を示したもので，主に小地域の比較に用いられる。

標準化死亡比＝ {観察集団の死亡数／（基準集団の年齢階級別死亡率×観察集団の年齢階級別人口）の各年齢階級の合計} ×100

　年齢調整の方法に関して，前述の年齢調整死亡率は直接法，標準化死亡比は間接法と呼ばれることがある。

② PMI または PMR

　50歳以上の死亡数を1年間の死亡数で除したものをPMI（Proportional Mortality Indicator）またはPMR（Proportional Mortality Ratio）という。

PMI または PMR ＝（50歳以上の死亡数／年間の死亡数）×100

　開発途上国の一部などでは死因統計が確立されていないので，その死因や正確な年齢が不明な場合がある。そのような地域の死亡実態，公衆衛生状態を把握するために用いられる。これによって国際比較が可能となる。

4）死因分類

　WHOは死因分類のために，ICD*を作製した。これは国際的比較や年次比較が可能になることを目的として，WHOは各加盟国にICDを使用するように勧告している。現行のICD‐10は1990（平成2）年に開催された第43回世界保健総会で採択されている。わが国で使用している分類は，第10版の改正版（ICD‐10第2版，2003版）に準拠していたが，平成27年2月13日付総務省告示をもって，ICD‐10（2013年版）に準拠する改正が行われた（施行は2016〈平成28〉年1月1日）。1979（昭和54）年からはICD‐9が用いられていたので，年次比較を行う場合はそれらを考

* ICD（International Statistical Classification of Diseases and Related Health Problems）：疾病及び関連保健問題の国際統計分類（略称：国際疾病分類）のこと。異なる国や地域から，異なる時点で集計された死亡や疾病のデータの体系的な記録，分析，解釈及び比較を行うため，世界保健機関憲章に基づき，世界保健機関が作成した分類。

慮する必要がある。なお，2018（平成30）年6月にWHOによりICD-11が公表された。現在は日本への適用に向けた検討作業が行われている。ICD-11への改訂の特徴は，最新の医学的知見が反映されていること，臨床現場や研究などでの使用を想定してコード体系が再整備されたこと，電子的環境での活用を想定したさまざまなツールが提供されること，などである。

わが国の死因順位10位までを**表3-7**に示した。

また，悪性新生物，心疾患，肺炎*および脳血管疾患はわが国の四大死因であり，全死亡に占める割合は約6割である。1990（平成2）年では69.9％であり，近年減少傾向にある。それらの死亡数・死亡率を**表3-8**に示した。さらに，主要死因を年齢調整死亡率でみたものを**図3-4**に示した。

*肺炎は，肺炎球菌，インフルエンザ菌，ブドウ球菌など一般細菌による細菌性肺炎と，マイコプラズマ，クラミジア，レジオネラ菌などによる非定型肺炎に大別される。

表3-7　死因順位別死亡数・死亡率

2018（平成30）年

死因順位	死　　因	死亡数	死亡率（人口10万対）
	全　死　因	1,362,470	1096.8
第1位	悪性新生物	373,584	300.7
2	心疾患	208,221	167.6
3	老衰	109,605	88.2
4	脳血管疾患	108,186	87.1
5	肺炎	94,661	76.2
6	不慮の事故	41,238	33.2
7	誤嚥性肺炎	38,460	31.0
8	腎不全	26,081	21.0
9	血管性等の認知症	20,521	16.5
10	自殺	20,031	16.1

資料）厚生労働省「人口動態統計」

表3-8　主要4死因の死亡数・死亡率（人口10万対）の推移

	全死因	悪性新生物	心疾患	脳血管疾患	肺炎	
	死亡数					
1950年	904,876	64,428	53,377	105,728	54,169	
'60	706,599	93,773	68,400	150,109	37,534	
'70	712,962	119,977	89,411	181,315	27,929	
'80	722,801	161,764	123,505	162,317	33,051	
'90	820,305	217,413	165,478	121,944	68,194	
'95	922,139	263,022	139,206	146,552	79,629	
2000	961,653	295,484	146,741	132,529	86,938	
'05	1,083,796	325,941	173,125	132,847	107,241	
'10	1,197,012	353,499	189,360	123,461	118,888	
'15	1,290,444	370,346	196,113	111,973	120,953	
'18	1,362,470	373,584	208,221	108,186	94,661	
	死亡総数に対する割合（％）					主要4死因の占める割合(%)
1950年	100.0	7.1	5.9	11.7	6.0	30.7
'60	100.0	13.3	9.7	21.2	5.3	49.5
'70	100.0	16.8	12.5	25.4	3.9	58.6
'80	100.0	22.4	17.1	22.5	4.6	66.6
'90	100.0	26.5	20.2	14.9	8.3	69.9
'95	100.0	28.5	15.1	15.9	8.6	68.1
2000	100.0	30.7	15.3	13.8	9.0	68.8
'05	100.0	30.1	16.0	12.3	9.9	68.3
'10	100.0	29.5	15.8	10.3	9.9	65.5
'15	100.0	28.7	15.2	8.7	9.4	62.0
'18	100.0	27.4	15.3	7.9	6.9	57.6

資料）厚生労働省「人口動態統計」

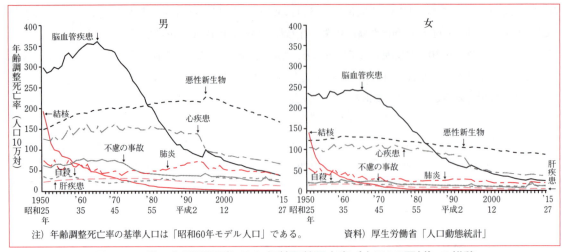

図3・4　性・主要死因別にみた年齢調整死亡率（人口10万対）の推移

5）死産，乳児死亡，周産期死亡，妊産婦死亡

(1) 死産

　死産とは，「死産の届出」に関する規定第2条に規定されており，妊娠満12週（第4月）以後の死児の出産である。これは自然死産と人工死産に分けられる。人工死産とは，胎児の母体内生存が確実なときに人工的処置を加えたことにより死産に至った場合をいう。他の死産はすべて自然死産とされるが，胎児を出生させることを目的とした場合と，母体内の胎児生死不明か，または死亡している場合は自然死産とされる。死産率は次式で計算する。

　死産率＝死産数／出産（出生＋死産）数×1,000

　死産率の推移を**図3・5**に示した。

　わが国では近年死産率は減少傾向にある。2018（平成30）年の死産率は20.9であり，そのうち人工死産率が自然死産率を上回っている。人工死産数は2018（平

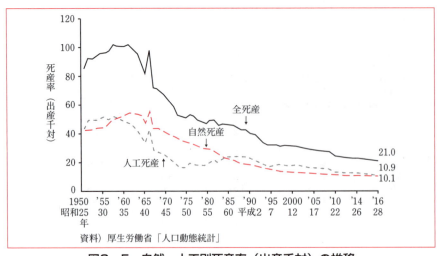

図3・5　自然－人工別死産率（出産千対）の推移

成30）年には10,362胎，自然死産数は9,252胎である。

（2）乳児死亡

生後1年未満の死亡を乳児死亡といい，このうち同4週（28日）未満の死亡を新生児死亡，同1週（7日）未満の死亡を早期新生児死亡という。それらの死亡率は次式で計算される。

乳児死亡率＝（生後1年未満の乳児の死亡数／出生数）×1,000

新生児死亡率＝（生後4週未満の乳児の死亡数／出生数）×1,000

早期新生児死亡率＝（生後1週未満の乳児の死亡数／出生数）×1,000

乳児死亡率は，母子衛生の重要な指標である。さらに，その地域や国の公衆衛生状態，医療の状態，経済の状態等の社会状態，さらには文化程度を反映する指標である。わが国の乳児死亡率は明治，大正時代では150以上であったが，2018（平成30）年には1.9になり，世界的にも有数の低率国である。

乳児死亡率と新生児死亡率の国際比較を**表3-9**に示した。

また，乳児死亡の原因を**表3-10**に示した[*]。2018（平成30）年の第1位は先天奇形，変形及び染色体異常で35.6％であった。

> [*] 乳児死亡の原因は，先天的な要因と後天的な要因に分けられる。生来の原因による死亡が約4割を占めている。

表3-9　乳児死亡率・新生児死亡率（出生千対）の国際比較

	乳児死亡率	新生児死亡率
日本（2018）	1.9	0.9
カナダ（2012）	5.0	4.0
アメリカ合衆国（2014）	5.8	3.9
オーストリア（2013）	3.1	2.3
デンマーク（2014）	4.0	3.1
フランス（2014）	3.3	2.3
ドイツ（2014）	3.2	2.2
ハンガリー（2014）	4.5	2.9
イタリア（2013）	2.9	2.0
オランダ（2014）	3.6	2.2
ポーランド（2014）	4.2	2.9
スウェーデン（2014）	2.2	1.4
スイス（2014）	3.9	3.1
イギリス（2012）	4.1	2.9
オーストラリア（2014）	3.4	2.4

資料）厚生労働省「人口動態統計」　　　WHO「World Health Statistics Annual」
　　　UN「Demographic Yearbook」　　　UN　「Population and Vital Report」

表3-10　主な死因別乳児死亡の状況

2018（平成30）年

死因順位	死　因	乳児死亡数	乳児死亡率（出生10万対）	乳児死亡総数に対する割合（％）
	全　死　因	1,748	190.3	100.0
第1位	先天奇形，変形及び染色体異常	623	67.8	35.6
2	周産期に特異的な呼吸障害及び心血管障害	262	28.5	15.0
3	不慮の事故	64	7.0	3.7
4	乳幼児突然死症候群	57	6.2	3.3
5	胎児及び新生児の出血性障害及び血液障害	50	5.4	2.9

資料）厚生労働省「人口動態統計」

（3）周産期死亡

　周産期死亡とは，妊娠満22週以後の死産と生後1週未満の早期新生児死亡を合わせたものをいう。また，分娩を中心とする衛生状態をみる指標として用いられている。なお，ICD-10では国際比較用の標準周産期統計として，出産体重1,000g以上の胎児と乳児に限定する勧告を行い，範囲を出産体重1,000g以上，率の分母に死産を含めた出産で行う考え方を示している。わが国では次式により計算している。

　　周産期死亡率＝（妊娠満22週以後の死産＋早期新生児死亡数）／（出生数＋妊娠満
　　　　　　　　22週以後の死産）×1,000

　2018（平成30）年の周産期死亡数は2,999であり，妊娠満22週以後の死産数2,385胎，早期新生児死亡数は614人であり，周産期死亡率は3.3であった。近年，周産期死亡数は減少傾向にあり，周産期死亡率は横ばいである。

（4）妊産婦死亡

　妊産婦死亡率は母子保健の重要な指標である。1965（昭和40）年にわが国は80.4（出生10万対）ときわめて高かったが，2017（平成29）年の妊産婦死亡数は33人であり，妊産婦死亡率は3.4となった。長期的には，着実に改善してきている。

　妊産婦死亡率は次式によって計算される。

　　妊産婦死亡率＝妊産婦死亡数／（出生数＋死産数）×100,000

　※国際比較では，分母を出生数とする場合がある。

6）婚姻と離婚

（1）婚姻と離婚の実態

　わが国の婚姻件数は，第一次ベビーブームの頃に出生した人々の結婚により1970（昭和45）年頃は100万件を超えたが，以後減少し，近年は横ばいからやや減少傾向で推移しており，2018（平成30）年の婚姻数は，586,481組であり，婚姻率は4.7（人口1千対）で前年の4.9より低下した。一方，離婚件数は，1965（昭和40）年頃までは10万件以下であったが，その後徐々に増加し，2002（平成14）年をピークとして以後減少傾向で推移した。近年は21万件程度であり，離婚率は2018（平成30）年には1.68（人口1千対）で前年の1.7より低下した。

（2）結婚年齢

　2018（平成30）年度の平均初婚年齢は，夫31.1歳，妻29.4歳であり，1950（昭和25）年のそれぞれ25.9歳，23.0歳に比べて，5.2歳，6.4歳延長した。また，年々

表3-11　各国の離婚率（人口千対）

国名	離婚率	国名	離婚率
日本（'17）	1.7	ドイツ（'18）	1.8
アメリカ合衆国（'15）	2.5	オランダ（'17）	1.9
オーストラリア（'17）	2.0	ロシア（'13）	4.7
デンマーク（'18）	2.6	スウェーデン（'16）	2.5
フランス（'16）	1.9	イギリス（'16）	1.8

資料）総務省統計局「世界の統計」，国連統計局「Demographic Yearbook」

妻の初婚年齢が上がるにつれて，第一子出産年齢も上がっている。この傾向が，少子化に関係しているといえる。

4. 生命表

1）生命表の作成

死亡率，生存数，死亡数，定常人口，平均余命を生命関数という。これらの関数は年齢構成の影響は受けずに，その集団の死亡状況を表しているので，死亡状況の実態を把握するうえでは重要である。生命表には完全生命表と簡易生命表の2つがある。これらは厚生労働省が作成しているものであり，完全生命表は1955（昭和30）年以降の5年ごとに行われた国勢調査の年の人口動態統計と国勢調査による人口に基づき作成されている。現在は2015（平成27）年のものが最新である。簡易生命表は，人口動態統計と推計人口を用いて作られるもので，毎年作成されている。完全生命表は5年に一度，公表される時期が遅れるなどの欠点があるが，生命表の確定したものといえる。一方，簡易生命表は完全生命表と大差がないこと，最新の動向がみられる，などの利点がある。

この生命表は，作成基礎期間における死亡状況が一定不変と仮定したとき，同一時点で発生した出生児集団が減少していく過程で，各年齢層の生存者があと平均して何年生きられるか，定常状態の人口構造はどのような様子を示すかなどを，死亡率，生存数，平均余命などの生命関数によって表現しているものである。

（1）生命関数

①**死亡率**（$_nq_x$）x歳ちょうどの者が，$x+n$歳に達しないで死亡する確率を示したものである。

②**生存数**（l_x）10万人の出生者が，上記の死亡率に従って死亡していく場合，x歳に達するまで生き残る人数の期待値を示したものである。

③**死亡数**（$_nd_x$）x歳ちょうどの生存者l_x人のうち$x+n$歳に達しないで死亡する人の人数を示したものである。

④**定常人口**（$_nL_x$）毎年10万人の出生者があり，死亡率が一定不変の場合の定常状態のx歳以上$x+n$歳未満の人口を示したものである。また，T_xはx歳以上の人口に相当する定常人口である。

⑤**平均余命**（$\overset{\circ}{e}_x$）x歳ちょうどの者のその後の生存年数の期待値（T_x/l_x）を示したものである。

2）平均余命と平均寿命

各々の年齢の者が後何年生きられるかを平均余命といい，それらを一覧表にしたものを「生命表」と呼んでいる。0歳児の平均余命をその年の平均寿命としている。1935（昭和10）～1936（昭和11）年の第6回生命表によると男女それぞれ，

46.92年，49.63年であった。その後の平均寿命を図3‐6に示した。

1947（昭和22）年には男女それぞれ50.06年，53.96年が2009（平成21）年にはそれぞれ，79.59年，86.44年と着実に延伸したが，2011（平成23）年は，東日本大震災の影響で，男性が79.55年,女性が86.30年と減少した。2019（令和元）年の簡易生命表によると平均寿命は男女それぞれ，81.41，87.45年である。

平均寿命の国際比較を図3‐7に示した。

日本人の主な死亡原因は悪性新生物，心疾患，肺炎，脳血管疾患である。この死亡原因が克服されると，その疾病による死亡者がいなくなるが，他の死因で必ず死亡するので死亡時期が繰り延べになる。したがって，この伸びがその死因によって失われた余命とみなすことができる。2019（令和元）年の悪性新生物を除去した場合の平均寿命の延びは，男性が3.54年，女性が2.84年である。

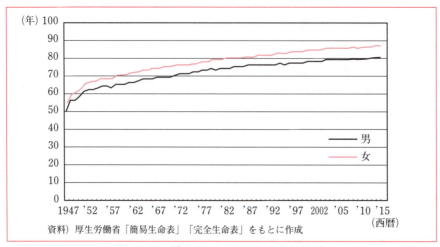

図3‐6　戦後における平均寿命の推移

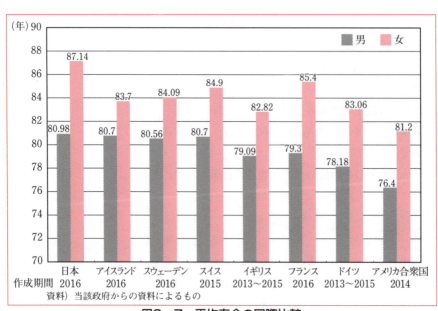

図3‐7　平均寿命の国際比較

3）健康寿命

　健康寿命とは，厚生労働省「健康日本21（第二次）」によると「健康上の問題で日常生活が制限されることなく生活できる期間」となっている。人間は一生の間に，不自由なく生活できる期間を経て，高齢により次第に不自由になり，やがては他人の支援を得て生活するようになる。健康寿命は，ある地域の平均寿命の中で不自由なく生活できる期間は平均何年であるか，を算出するものである。

　健康寿命については，厚労省より3つの算出方法が発表されている。

　①日常生活に制限のない期間の平均（国民生活基礎調査データを活用）

　②自分が健康であると自覚している期間の平均（主に都道府県レベルで，国民生活基礎調査データを活用）

　③日常生活動作が自立している期間の平均（主に市町村レベルで介護保険の要介護度のデータを活用）

　2019（令和元）年の日本における健康寿命は男性81.41年，女性87.45年である。同年の平均寿命は男性80.98年，女性87.14年である。不健康な期間は男性8.84年，女性12.35年*となっている。

　なお，WHOは2000（平成12）年から国別の「健康寿命」を発表している。これは，平均して何歳まで，元気で日常生活に支障がなく，活動的に暮らすことができるかを示したもので，障害調整生存年数（DALY；Disability Adjusted Life Year）と呼ばれるものである（**表3 - 12**）。

*健康寿命にはさまざまな定義や算定方法がある。これらの数値は，厚生労働省の国民生活基礎調査データ等を用いて計算されている（サリバン法による障害のない平均余命の考え方に基づく）。

表3 - 12　平均寿命と健康寿命（2016年，WHO）

	平均寿命（年）		健康寿命（年）		不健康期間（年）	
	男	女	男	女	男	女
スイス	81.2	85.2	72.4	74.5	8.8	10.7
日本	81.1	87.1	72.6	76.9	8.5	10.2
スウェーデン	80.6	84.1	71.5	73.4	9.1	10.7
オーストラリア	81.0	84.8	71.8	74.1	9.2	10.7
アイスランド	80.9	83.9	72.3	73.8	8.6	10.1
アメリカ	76.0	81.0	66.9	70.1	9.1	10.9

5. 傷病統計

1）患者調査

　全国の医療施設を利用する患者の傷病の状況を把握する調査で，3年に1度実施されている。10月中旬の3日間の内，医療施設ごとに定めた1日に実施されている。医療施設とは病院，一般診療所，歯科診療所である。病院の入院については二次医療圏単位で，病院の外来と診療所は都道府県単位で抽出された医療施設を受診した患者すべてに対して実施する。

（1）推計患者数

2017（平成29）年の推計患者数は，入院患者が131万2,600人，外来患者が719万1,000人である（表3‐13）。

表3‐13　2017（平成29）年推計患者数

（単位千人）

性 年齢階級	入　　院			外　　来			
	総　数	病　院	一般診療所	総　数	病　院	一般診療所	歯科診療所
総　数	1,312.6	1,272.6	39.9	7,191.0	1,630.0	4,213.3	1,347.7
男	599.4	588.0	11.4	3,053.7	761.4	1,733.4	558.9
女	713.2	684.7	28.5	4,137.3	868.7	2,479.9	788.7

（2）受療率

2017（平成29）年の全国の入院受療率は人口10万人当たり1,036，外来受療率は5,675である。年齢階級別にみると入院では90歳以上が，外来では80～84歳がもっとも高い（表3‐14）。性別にみると入院，外来ともに女性の方が多い。また，受療率を傷病分類別にみると，入院の場合は「精神及び行動の障害」，「循環器系の疾患」が高く，外来では「消化器系の疾患」，「循環器系の疾患」が多い。

表3‐14　性・年齢階級別にみた受療率（人口10万対）

年齢階級	入　　院			外　　来		
	総　数	男	女	総　数	男	女
総　数	1,036	972	1,096	5,675	4,953	6,360
0歳	1,167	1,208	1,124	7,276	7,439	7,105
1　～　4	169	191	146	6,517	6,670	6,354
5　～　9	86	94	77	4,377	4,495	4,253
10　～　14	94	100	86	2,764	2,899	2,623
15　～　19	113	116	110	1,923	1,734	2,123
20　～　24	158	134	182	2,108	1,599	2,648
25　～　29	235	159	314	2,751	1,882	3,663
30　～　34	291	199	385	3,104	2,104	4,138
35　～　39	296	248	346	3,203	2,260	4,173
40　～　44	311	327	296	3,362	2,668	4,075
45　～　49	398	442	354	3,782	3,072	4,507
50　～　54	552	628	475	4,481	3,802	5,167
55　～　59	758	888	628	5,233	4,464	5,998
60　～　64	997	1,188	811	6,279	5,710	6,832
65　～　69	1,305	1,560	1,067	7,824	7,297	8,317
70　～　74	1,712	2,002	1,457	10,174	9,661	10,626
75　～　79	2,448	2,715	2,233	12,123	11,764	12,410
80　～　84	3,633	3,818	3,505	12,551	12,745	12,414
85　～　89	5,326	5,409	5,285	11,608	12,075	11,368
90歳以上	7,815	7,433	7,936	9,968	10,339	9,850
（再掲） 65歳以上	2,734	2,699	2,760	10,369	9,977	10,670
75歳以上	3,997	3,868	4,080	11,899	12,023	11,820

注）総数には年齢不詳も含む。　　資料）厚生労働省「患者調査」

2）国民生活基礎調査

毎年実施されている基幹統計調査である。

厚生行政基礎調査，国民健康調査，国民生活実態調査，保健衛生基礎調査の4調査が1985（昭和60）年まで毎年実施されていたが，それらを統合し国民生活基礎調査として，3年毎に大規模調査，その中間年は小規模な簡易調査を実施している。これによって，国民の健康状態の把握と，今後の健康政策，保健医療対

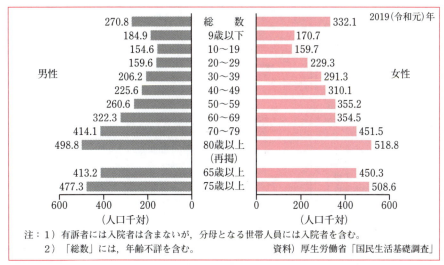

図3-8 性・年齢階級別にみた有訴者率（人口千対）

策の基礎資料とすることを目的としている。その結果は，自覚症状の状態，通院状況，生活影響からなっている。

（1）有訴者の状況

有訴者率とは病気やケガなどで自覚症状を訴える者の人口1,000人に対する割合である。

2019（令和元）年の調査結果を**図3-8**に示した。男性270.8，女性332.1で女性が男性を上回っている。男女ともに10～19歳がもっとも低く，以後年齢が上がるにつれて上昇した。また，自覚症状として多いものは，男性では「腰痛」での有訴者率がもっとも高く，次いで「肩こり」，「鼻がつまる・鼻汁が出る」，女性では「肩こり」がもっとも高く，次いで「腰痛」「手足の関節が痛む」となっている。

（2）通院者の状況

通院者率とは傷病で医療施設，施術所（あんま，はり，きゅう，柔道整復師）に通院，通所している者の人口1千人に対する割合である。

2019（令和元）年の調査結果を**図3-9**に示した。

男性388.1，女性418.8で女性が男性を上回っている。男性では，20～29歳，女性では，10～19歳がもっとも低く，以後年齢が上がるにつれて上昇した。また，傷病として多いものは，男性では「高血圧症」での通院者率がもっとも高く，次いで「糖尿病」，「歯の病気」，女性では「高血圧症」がもっとも高く，次いで「脂質異常症（高コレステロール血症等）」，「眼の病気」となっている。

（3）健康意識

6歳以上の者（入院者を除く）について，健康意識の構成割合を**表3-15**に示した。「健康と思っている」は86.1％となっており，「あまりよくない」10.9％，「よくない」1.7％となっている。「健康と思っている」の割合を性別に

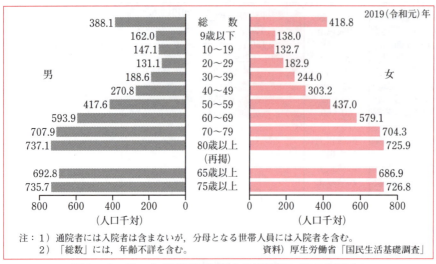

図3-9 性・年齢階級別にみた通院者率（人口千対）

表3-15 性別にみた健康意識の構成割合（6歳以上）

(単位：%) 2019(令和元)年

性	総　数	健康と思っている	よ　い	まあよい	ふつう	あまりよくない	よくない	不詳
総　数	100.0	86.1	21.1	18.5	46.5	10.9	1.7	1.2
男	100.0	87.2	22.6	18.5	46.0	9.9	1.7	1.2
女	100.0	85.1	19.7	18.4	46.9	11.9	1.7	1.3

注）入院者は含まない。
資料）厚生労働省「国民生活基礎調査」

みると，男87.2％，女85.1％となっている。

（4）健康診断受診状況

　国民生活基礎調査では，「過去1年間に，健康診断（定期健康診断や住民検診等）や人間ドックを受けたことがありますか。」という質問がある。2019（令和元）年の場合，20歳以上では，総数で69.6％が受けたことがあると回答している。年齢階級別にみた受診率の差は少ない。日本人の場合には，健康診断を受診する機会が恵まれていることが示されている。

【参考文献】

・厚生労働省ホームページ「疾病，傷害及び死因の統計分類」
・総務省統計局「国勢調査報告」
・厚生労働省「国民生活基礎調査」2019
・厚生労働省「人口動態統計」
・厚生労働省「患者調査」2017
・厚生労働省「健康寿命の算定方法の指針」2012
・国立社会保障・人口問題研究所「日本の将来推計人口」2019

第 4 章

健康状態・疾病の測定と評価

1．疫学の概念と指標

　疫学とは，人間集団を対象とし，その集団における健康に関連する状態や健康事象の頻度や分布，また関連要因を調査，研究する学問である。具体的に言えば，ある疾病の発生数をY，その疾病をおこすような因子をX（複数であることが多い）として，XとYの関係を統計学的にみることをいう。

　一般に，疫学の研究は以下の3段階から成り立っている。

　まず，ある疾病の発生に関与していると思われる因子（危険因子）を選出する（仮定設定）。次に，その仮説が正しいかについて，集団を対象として統計的にみる（仮説検証）。最後に，その仮説が成立すると認められると，実際にその因子を加除（介入）して実験的に試みる（仮説実証）。第1段階を「記述疫学研究」，第2段階を「分析疫学研究」，第3段階を「介入疫学研究」と呼んでいる。

　疫学の目的は，疾病の原因を調べて，その予防方法を確立することにある。疾病と関連のある要因（危険因子：リスクファクター）が解明されれば，これを人間集団から除去あるいは回避させ，疾病の発生を防ぐことができる。また，健康増進のための活動や医療などの介入がどのように予防効果を示したかを判定するときには，科学的かつ適正に評価しなければならない。

1）疫学の対象と領域

　疫学は，国，地域，性，年齢，職域，時間や生活習慣などで特性付けられた人間集団を対象として，疾病，異常，障害，死あるいは対峙する健康の事象を調査・研究として取り扱う。従来の疾病は感染性疾患が多かったことから，疾病成立の原因（感染源）が明確であり，疫学研究は感染性急性疾患の流行の制御に対して大きな成果をあげた。社会の疾病構造が感染症急性疾患から非感染性慢性疾患（とくに生活習慣病）に変化したため，現在では長期間にわたる流行形態をとる慢性疾患の制御の研究に疫学は用いられる。また，社会の高齢化に伴い，病気の流行現象だけではなく，逆に健康の流行現象を対象とする疫学的研究も多くなった。

2）疾病頻度
（1）率と比

　疫学では，ある疫病のＹ値（発生値）を選択することから始まる。このＹ値を「疫学指標」という。そして，ある集団から調査目的となる事象を持つ集団を率で把握する。率で示される主な指標には**表4‐1**などがある。率（rate）は全体（集団）における分子（事象発生の頻度）を表す指標であり，0から1の値をとる。比（ratio）は，分子と分母の間に“全体の中の部分という関係”は絶対的なものではなく，0から∞までの値をとる。率と比の例として，

　　死産率＝（死産数／出産数）×1,000　（出産数＝出生数＋死産数）

　　死産比＝（死産数／出生数）×1,000

があり，死産率＜死産比の関係が成り立つ。

表4‐1　率で示される主な指標

粗死亡率	死亡数／総人口
死因別死亡率	死因別死亡数／総人口
粗出生率	出生数／総人口
PMI (PMR)	50歳以上の死亡数／総死亡数
乳児死亡率	1歳未満乳児死亡数／出生数
妊産婦死亡率	妊産婦死亡数／出産数（国際比較時には出生数でみる）
致命率	疾病による死亡数／疾病の罹患数
有病率	一時点での疾病を有する人数／調査対象全員数
罹患率	観察期間中の新たな罹患者数／観察集団の人-年の合計
累積罹患率	観察期間中の新たな罹患者数／観察開始時の人数

（2）人年法

　率を算定するとき，対象人口の内容を明確にしなければならない。ある集団を対象に疾病や異常の発生頻度を測定する場合，観察期間中に脱落や新規加入などの理由で人によって測定期間が異なる場合がある。このような場合，1人1年間の観察を1単位（人-年）とし，これを分母として，疾病や異常の発生の頻度を測定する。人年法では，1人を1年間観察した場合を1人-年，1年間の途中で転入または転出した場合を0.5人-年，同1年で転入して転出した場合を0.25人-年とする。**図4‐1**の例では罹患率は（2/8.25）×100＝24.2人-年％，累積罹患率は（2/3）×100＝67％となる。

（3）診断基準（クライテリア）

　疾病などの健康事象の発生数や存在数を正確に把握するためには，診断基準を設定し，疾患の定義を統一しておく必要がある。複数の地域における相互比較的な疫学調査を行う場合，統一された診断基準により判断された健康事象であることが重要になる。

（4）有病率と罹患率・累積罹患率

　有病率は，ある一時点・一定期間中で疾病を有している人の割合（静態観察）であり，公衆衛生上の問題の大きさを確定するときに用いる。有病率は，期間有病率（観察期間における調査対象全員人数中の疾病を有している人数）と時点有

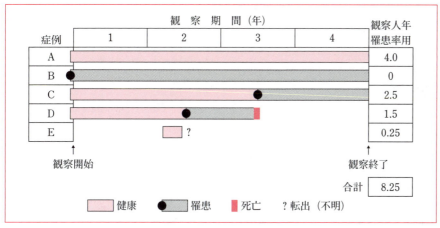

図4-1　人年法の計算例

病率（観察一時点における調査対象全員人数中の疾病を有している人数）がある。罹患率は，一定期間内における新たな疾病の発生割合（動態観察）である。累積罹患率は観察開始人数中の罹患人数である。

有病率は，罹患率と有病期間を乗じた関係であり，罹患率が変わらなくても，有病期間が長くなれば有病率が上昇する。

(5) 死亡率，致命率と生存率

死亡率は，通常1年間における死亡数であり，一般に死亡率は人口千対，死因別死亡率は人口10万対で表す。致命率は，罹患した者が死の転帰をとる率を表し，罹患者の重症度や病原体の影響の強度を示す。生存率は，罹患者が一定期間内に死亡から免れる率を表し，慢性疾患の予後判定に利用する。

3）曝露（ばくろ）効果の測定

曝露効果は相対危険度，ハザード比，オッズ比，寄与危険度などで測定する。

相対危険度はコホート研究で，累積罹患率比で示され，疾病罹患と危険因子曝露の関連の強さを表す[*]。相対危険度の指標は1よりも大きくなるほど疾病罹患と危険因子要因との関係が強くなる。1のときは疾病罹患と要因は無関係となり，1未満のときは疾病罹患と要因は負の関係があると判断する。

ハザード比はリスクが時間の関数（指数関数）のときのリスク比であり，追跡期間を考慮したある瞬間時でのリスク比である。追跡期間にリスクが変わる場合に用いる。

オッズ比は症例対照研究で，症例群の曝露オッズと対照群の曝露オッズの比で算出される。症例対照研究では疾病の頻度が低く，症例が一般集団の全患者を，さらに対照が一般集団を代表しているとき，オッズ比を相対危険の近似値として用いることがある。

寄与危険度は曝露群と非曝露群における罹患率差で示され，危険因子が集団に与える影響の大きさを表す。罹患率が0から1までの値をとるので，寄与危険度

*曝露とは，化学物質や物理的刺激などに生体がさらされることをいい，相対危険度は，簡単にいうと曝露によって発症リスクが何倍になるかを示した比である。

は−1から1までの値をとり，値が1あるいは−1に近いほど要因の正・負の影響が大きくなる。0のときは，要因は無関係となる。

2. 疫学研究の方法

1）記述疫学研究

　記述疫学研究の目的は，人，場所や時間の変数を記述することにより，要因間の相違を検討して疾病の発生要因の「仮説を設定する」ことである*。たとえば，都道府県別の脳梗塞年齢調整死亡率を比較すると，男女ともに西日本に低率県が多く，東日本に高率県が集中している。この地域差の要因として食生活習慣や気候などの環境要因の地域差が影響していると仮説づけられる。

*種々のグラフや分布図（プロット）を活用することが多い。

2）横断的研究**

　横断的研究は，観察集団のその時点における疾病の有無とある要因との関係を記載して，その関連を検討するものである。つまり，その時点で疾病を有する有病率を用いて調べる研究方法である。たとえば，β－カロテンの慢性胃炎予防効果を調査するとき，相互の内容を同時に調べて両者の関係を調べる研究がある。具体的には相関係数を求める。相関係数は2変数の相互の関連の強さを定量的に示す指標で，1から−1の値をとる。両変数の変化の方向が同一であれば正の相関が，逆であれば負の相関があり，1または−1に近づくほど関係が強くなる。

**2）横断的研究以下，3）生態学的研究，4）コホート研究，5）症例対照研究を「分析疫学研究」という。これらは記述疫学で設定した仮説を，集団において検証する。

3）生態学的研究

　生態学的研究は，個人ではなく集団（国や地域など）を対象にして，疾病とその要因の因果関係を検討する調査である。たとえば，世界各国の人口1人当り脂肪摂取量と乳がん死亡率との関係を調べる研究がある。生態学的研究では地域集団を解析の単位として疾病・要因の因果関係を記述するために，種々の交絡因子（真の要因でない別の要因の影響によって誤った情報を提供する因子）の影響が入ることが多いのでその解釈には十分に注意を払う必要がある。また，生態学的研究において仮説要因と疾病との関係が認められたからといっても，それが個人で成立するとは限らないことも考慮する必要がある。

4）コホート研究

　コホート研究は分析疫学研究の一つである。まず，調査疾病の非罹患者を対象とし，要因の曝露群と非曝露群とからなる研究対象集団（コホート）を選定する。両コホートを一定期間追跡して，両群における調査疾病の罹患率を比較する。
　長期間を経てその疾病発生率をみるため，研究開始時には多くの人数を必要とする。コホート研究の四分位表と評価のための尺度および指標（相対危険度・寄

第4章　健康状態・疾病の測定と評価

表4‐2　コホート研究の四分位表と尺度・指標

1．四分位表（2×2分割表）

		罹患あり	罹患なし	計
要因	曝露群	A	B	A＋B
	非曝露群	C	D	C＋D

2．尺度
　・要因曝露群における累積罹患率：$CIe＝A/（A＋B）$
　・要因非曝露群における累積罹患率：$CIu＝C/（C＋D）$
3．指標
　・相対危険度：$RR＝CIe/CIu$
　・寄与危険度：$RD＝CIe－CIu$

与危険度）を**表4‐2**に示す。

　先述のように相対危険度とは，有危険因子（曝露）群は，非危険因子（非曝露）群に比べ何倍多く疾病にかかったか，ということを表す。相対危険度が1.0の場合，曝露による罹患率は同じであり，2.0では2倍，3.0では3倍と多くなる。このとき，2.0以上になると疾病と危険因子曝露が関係すると判断される。なお，相対危険度が1より小さくなると，マイナス危険因子が疾病発生を少なくしていると言える。曝露群からの累積罹患率と非曝露群からの累積罹患率の比，つまり発生率比で示され，疾病と要因曝露の関連の強さを表す。因果関係を追究する際の重要な指標となる。

　表4‐3に肥満遺伝子Xと肥満との因果関係の仮説を証明するコホート研究の例題を示す。一般に肥満には遺伝子Xが関係していると疑われている。無作為に選んだ3～5歳の幼児1,000人について遺伝子Xの存在を調べ，300人には遺伝子Xが存在し，700人は遺伝子Xが存在しなかった。20年間にわたる追跡調査を行った後，再び調査して肥満かどうかを調べた。その結果，遺伝子Xがある300人の内150人が肥満で，遺伝子Xのない700人の内140人が肥満であった。この結果から作成された四分位表が**表4‐3**である。

表4‐3　肥満遺伝子Xと肥満との四分位表

	肥満	肥満でない	計
遺伝子X・有	150	150	300
遺伝子X・無	140	560	700

　相対危険度は（150÷300）/（140÷700）＝2.5であり，遺伝子Xがある者は「2.5倍肥満になりやすい」と言える。つまり，遺伝子Xは肥満に関係すると言える。しかし，強い関係ではない。（2倍以上を「関係あり」，3倍以上を「強く関係」とみる。）

　寄与危険度は，先に示したとおり，曝露群からの累積罹患率と非曝露群からの累積罹患率の差，つまりその因子で生じた発生率の差で示される。要因が集団に

61

与える影響の大きさを知ることができ，介入を行った場合，どの程度疾病を予防できるかが予測できるので，予防政策上重要な指標である。**表4－3**の値から算出される寄与危険度は0.3となる*。

さらにその要因によって罹患した人数（寄与人数）が算出される。寄与人数の有因子群に占める割合が寄与危険率（%）**である。コホート研究の目的は，ある要因の関与度にあるが，最終的には寄与危険率をみるものである。

一般にコホート調査はまず，要因の曝露有無の2群をつくり，未来に向かった研究のため，「前向き研究」と言われる。コホート研究は，多人数と長期間が必要だという不利な点があるが，信頼性は高い。

> *表4－3の寄与危険度：
> 150／300－140／700＝0.3
> （関係は弱い）
> 寄与人数：300×0.3＝90（人）

> **表4－3の寄与危険率：
> 90／150×100＝60（%）
> 肥満のうちの60%に肥満遺伝子Xが関与している。（関与度は強い。）

5）症例対照研究

症例対照研究は分析疫学研究の一つである。最初に，対象者を既に疾病に罹患している群（症例群）を集め症例群と性別・年齢などの要因が似た群（対照群）をつくり，症例群における要因に曝露された者の割合と，対照群における要因に曝露された者の割合とを比較する手法である。このとき交絡バイアス（調べようとする危険因子以外で疾病の出現頻度に影響を与える偏り）に注意し，交絡因子の影響をあらかじめ小さくすること（「マッチング」という）が必要である。バイアスとは「偏り」のことであり，詳しくは後述を参照すること。**表4‐4**に症例対照研究の四分位表と関連評価のための尺度および指標（オッズ比***）を示す。オッズ比はその要因による「疾病の発生が非常に少ないと思われる場合にのみ成立」する。つまり，疾病の発生の頻度が低く，症例群・対照群が共にそれぞれの母集団を代表しているとき，オッズ比は相対危険度の近似値として計算できる。また症例対照研究は原則的に寄与危険度を求めることはできない。たとえば，喫煙者

> ***オッズとはもともと「奇妙な」という意味の語から来ている。非常に希な病気であると仮定すると，
> $a+c≒c，b+d≒d$
> と近似できるため，前述の相対危険度などの計算が簡便になる。

表4‐4　症例対照研究の四分位表と尺度・指標

1．四分位表（2×2分割表）

要因		症例群	対照群
	曝露群	a	b
	非曝露群	c	d
計		a＋c	b＋d

2．尺　度
・症例における要因曝露の割合：$P^+＝a/（a＋c）$
・対照における要因曝露の割合：$P^-＝b/（b＋d）$

3．指　標
・オッズ比：$OR＝（a/c）/（b/d）＝ad/cb$

表4‐5　奇形児と母親のサリドマイド服用者との四分位表

	奇形・有	奇形・無
服用・有	90	2
服用・無	22	186
計	112	188

第4章　健康状態・疾病の測定と評価

表4-6　コホート研究と症例対照研究の特徴

項　　目	コホート研究 （前向き調査）	症例対照研究 （後向き調査）
対照集団に必要な情報	曝露情報	罹患情報
低頻度疾病への適用	不可能	可能
調査対象者数	多い	少ない
調査期間	長い	短い
調査費用	多い	少ない
バイアスの危険性	少ない	多い
罹患率などの情報	得られる	得られない
仮説の妥当性の証明	容易	困難

の非喫煙者に対する肺がん罹患のオッズ比が4であれば，喫煙者は非喫煙者と比べて4倍肺がんに罹りやすいことを意味する。通常この調査は現在の症例が過去にどのような要因に曝露されていたかを調べるものなので，後向き調査の場合が多い。選択バイアスやリコールバイアスが入りやすいので注意しなければならない。**表4-5**は1960年代ドイツのレンツ博士が最終的にまとめた母親の催眠薬サリドマイド服用有・無と奇形児出産有・無の研究結果を四分位表に示したものである。奇形児を出産した112人の母親の内，サリドマイドを服用しているのが明確な者が90例。これに対して奇形でない児を出産した188例の母親の内，服用していたのは2例。オッズ比は（90×186）／（2×22）≒380であり，サリドマイドを服用した者はしなかった者より380倍高い確率で奇形児を出産するといえるので，サリドマイド服用と奇形児出産との強い因果関係の仮説を証明できる。

　症例対照研究は，両群に過去の状況について尋ねるので「後ろ向き研究」と言われる。人数と期間を多く必要とされないので有用であるが，一般に尋ね方などによるバイアスがかかりやすいため信頼性がやや低い。

　コホート研究と症例対照研究の特徴を比較した（**表4-6**）。

6）ランダム化比較試験

　ランダム化比較試験（Randomized Controlled Trial：RCT）は介入疫学研究[*]の一つである。RCTは，ある人口集団の対象者について介入を受ける集団（介入群）と受けない集団（対照群）を無作為に配分して行う実験をいう。

　比較試験を行う場合は人体実験的要素が入るので，1964年の世界医師会（WMA）によるヘルシンキ宣言[**]に準じて，参加患者の全ての説明を受けての承認（インフォームド・コンセント[***]）が必要である。

　主に新薬開発の第三段階（PhaseⅢ）でその効果を見るために行われるが，新薬と偽薬（プラセボ）が実施者にもわからないように配分されるので，「二重盲検法」といわれる。この方法はバイアスを完全に除去する目的で行われる。

[*]記述疫学，分析疫学研究で得られた関与因子の仮説が，真に正しいかどうかを実証する。対象者に介入（人体実験）することになるため，介入疫学研究と呼ぶ（第6節参照）。

[**]ヘルシンキ宣言：➡p.70のcolumn参照。

[***]インフォームド・コンセント：➡p.69参照。

3. バイアス，交絡の制御と因果関係

1）バイアス

　バイアスとは，標本抽出時における標本の偏り，測定，集計，分析者などの主観で結果がある方向に引っ張られてずれていくことをいう。疫学研究では常に，客観的に研究がなされることが重要である。

　調査を実施し，結果を分析するには統計学の知識と技術が要求される。統計的手法で得られた成績（観測値）は，真値とズレ（誤差）があることを常に考慮しておく必要がある。誤差には「偶然誤差」と「系統誤差」がある。偶然誤差とは，たとえば無作為標本抽出を行う場合，対象に選定されるか否かというような偶然性をいう。系統誤差は「バイアス（偏り）」ともいい，真値とある一定方向に偏って生じる誤差である。バイアスには選択バイアス，情報バイアスがあるが，他に非協力バイアス，リコールバイアスや交絡バイアスなどがある。

①選択バイアス

　観察集団が母集団の正しい代表ではなく，特定の方向性を持った集団であるときに起こる偏り。

②情報バイアス

　観察を行う集団について，情報を得るときにその情報が正しくないために起こる偏り。

③非協力バイアス

　症例と対照いずれの選択においても，調査を拒否されることによる偏り。とくに曝露のある個人に拒否されやすい。

④リコールバイアス

　過去の曝露状況を質問するとき，思い出し方が個人によって異なっていたり，また質問法によって異なったりする偏り。

⑤交絡バイアス

　疾病とある仮説要因の因果関係を見出すとき，仮説要因がそれ以外の要因の影響によってゆがめられてしまう偏り。

2）交絡と標準化

　疾病と仮説要因の因果関係を導き出すときに，真の要因ではない別の要因の影響によって誤った情報を提供することを交絡という。またその要因を交絡因子という。例えば，喫煙と肺がんの因果関係の研究を行う場合，一般のアンケート調査では広く生活習慣や嗜好を尋ねる。この時，飲酒と肺がんに関係があると判定されることがある。しかし，両者に統計上の関係を認めたとしても，実は飲酒者の多くが同時に喫煙者であることを判定の際に考慮すべきである。つまり，飲酒は肺がんの直接のリスク要因ではないにもかかわらず，交絡因子として作用したと考える。疫学研究において，交絡には十分に注意して回避しなければならない。

交絡バイアスを持ち込まないように交絡の調整，いわゆる標準化を行う必要がある。一般に以下の方法で調整を行う。

①マッチング：個々の症例に対して，交絡因子の等しい対照を選ぶ。研究開始時点で交絡因子の曝露の有無・程度をあらかじめ決定しておく。

②層化：症例と対照間の交絡因子をそろえて比較する統計的解析法であり，交絡因子のレベルに応じて層別化し，各層毎に曝露因子と結果を検討する。

③制限：あらかじめ交絡因子を持たない人（あるいは持つ人）だけを対象とする。

④統計学的補正：条件つきロジステック回帰分析を用いた多変量解析により，複数の交絡因子を同時に補正する。

標準化の手法として，これらの，1つ，あるいは複数を組み合わせて実施するが，交絡の調整には限界があることを認識しておくべきである。

3）疫学研究の評価と因果関係のとらえ方

疫学的因果とは，原因と結果の関係について，疫学的手法で研究を進めるときに，第1段階「記述疫学研究；仮説設定」，第2段階「分析疫学研究；仮説検証」においてその仮説が原因だと判断するかどうかについて思慮することである。たとえば，車の普及率と糖尿病との関係が統計学的に認められた場合，その意義を考える。

病気の発症の成立には，内因（持って生まれた病気のかかり易さ）と外因（生後の生活習慣などで獲得された病気のかかり易さ）が関連する。病気はこれらの因子が起因となり発症するが，特定の1つの重大な因子により発症する「特異的病因論」と，重要ないくつかの因子が絡み合って発症する「多要因病因論」がある。疫学研究はこれらの因子を探し出す一連の研究といえる。

疾病の発生に関連する要因は，大きく環境要因と宿主要因とに分けることができ（表4‐7），種々の要因が起因して健康障害をきたすことになる。人間の生命現象は，人間（宿主）が外部の環境に適応し，その恒常性（ホメオスタシス）を維持することで成立しており，恒常性が破綻すると疾病が発生する。

また，疫病発生は，単にある危険因子と一対一の関係にあるといえないことから，これらの要因との関係を考慮することが重要である。

表4‐7 疾病の発生と関連する要因

環境要因	物理的因子	温度，湿度，気流，紫外線，赤外線，放射線，騒音，振動，高圧
	化学的因子	栄養素，金属，有機溶剤，一酸化炭素，石綿
	生物的因子	ウイルス，細菌，リケッチア，原虫，媒介動物，昆虫
	社会経済的因子	宗教，風俗，習慣，衣類，住居，医療・福祉機関，教育，職業，収入
	その他	気候，地形，地質，大気，水，土壌
宿主要因	生物的特性	遺伝子，性，年齢，人種
	身体的特性	老化，栄養状態，体格
	精神的特性	性質，性格
	自然抵抗性	体質，栄養状態，常在菌叢
	免疫	液性免疫，細胞性免疫

4. スクリーニング

1）スクリーニングの目的と適用条件

　スクリーニング検査はふるい分け検査とも呼ばれ，無自覚の疾病や障害の有無を暫定的に判断する検査である。つまり，疾病の最終的な診断を意図するものではなく，次の精密検査による確定診断につなげていくものである。また2次予防の早期発見・早期治療を目的とするものであって，この結果を解釈するときには限界があることを認識しておくべきである。さらに，集団検診として特定の集団を対象とするため，調査集団の特性を把握することができる。この場合，データの機密性がおびやかされるおそれがあるので，担当者はデータの取り扱いに十分配慮しなければならない。

　スクリーニング検査が備えるべき条件は以下のとおりである。

　①対象疾病の有病率および死亡率が高く，重要な健康問題であること。

　②早期発見することにより適切な治療法が確立されていること。

　③スクリーニング後に確定診断をする方法があること。

　④簡便でどこの施設でも行えること。

　⑤診断の精度（敏感度, 特異度, 的中度）が高く，費用対効果が優れていること。

　⑥検査法が安全でかつ受診者に肉体的・精神的負担を与えないこと。

2）スクリーニングの精度

　スクリーニング検査方法は，簡便，迅速，安全，経済的，高精度であり，身体への負担が少ないことが必要である。また，敏感度，特異度，陽性反応的中度，陰性反応的中度，有病率，偽陽性率，偽陰性率などを用いて検査の精度を判定し，効果的に後の精密検査につなげていくようにすることが大切である。**表4-8**にスクリーニング検査成績と疾病有無の関係を示す。敏感度は疾病のある人をスクリーニングにより陽性と判定する割合，特異度は健常である人をスクリーニングにより陰性と判定する割合，陽性（陰性）反応的中度はスクリーニングにより陽

表4-8　スクリーニング検査成績と疾病有無の関係

		スクリーニング検査		計
		陽　性	陰　性	
疾　病	あ　り	真　陽　性（ＴＰ）	偽　陰　性（ＦＮ）	疾病異常者（ＴＰ＋ＦＮ）
	な　し	偽　陽　性（ＦＰ）	真　陰　性（ＴＮ）	健　康　者（ＦＰ＋ＴＮ）
計		検査陽性（ＴＰ＋ＦＰ）	検査陰性（ＦＮ＋ＴＮ）	検査対象総数（Ｔ）

注）①敏感度（sensitivity）＝ＴＰ／（ＴＰ＋ＦＮ）
　　②特異度（specificity）＝ＴＮ／（ＦＰ＋ＴＮ）
　　③陽性反応的中度（positive predictive value）＝ＴＰ／（ＴＰ＋ＦＰ）
　　　陰性反応的中度（negative predictive value）＝ＴＮ／（ＦＮ＋ＴＮ）
　　④有病率（prevalence）＝（ＴＰ＋ＦＮ）／Ｔ

性（陰性）と判定された人が有病者（健常者）であったと判定される割合，有病率は全検査対象者のうち疾病を有する人の割合，偽陽性率は健常である人をスクリーニングにより誤って陽性と判定する割合，偽陰性率は疾病のある人をスクリーニングにより誤って陰性と判定する割合である。

　一般に，ある疾病のスクリーニング検査にはいくつかの検査方法がある。同様の特性を持った検査方法の有効性を比較するとき，受診者動作特性曲線（Receiver Operating Characteristic Curve）を作図して評価する。この「ROC曲線」は，縦軸に敏感度，横軸に偽陽性率（1-特異度）をプロットして描く（**図4-2**）。費用などの諸条件が満たされれば，一般に曲線が左上に位置する検査がスクリーニングの検査として，より有効性（効能）の高いテストということになる。

　また敏感度や特異度は有病率の影響を受けないが，的中度は有病率の影響を受ける。すなわち，敏感度・特異度がともに高いスクリーニングであっても，有病率の低い疾病の検査では陽性反応的中度は低くなる。スクリーニング検査では，検査の陽性者が実際にどの程度の割合で病気にかかっているかいうことに関心がある場合が多いことから，敏感度・特異度・有病率の3者によって決定される陽性反応的中度はスクリーニング検査の有用性を評価するときの重要な指標となる。

　尤度比とは，疾病を有する人がその検査結果になる確率と疾病を有さない人がその検査結果になる確率の比である。陽性尤度比（敏感度/偽陽性率）が大きければ，確定診断に有用である。また，陰性尤度比（偽陰性率/特異度）が小さければ，除外診断に有用である。

　スクリーニング検査の陽性・陰性反応的中度が100％であることは現実にはまずあり得ない。ある疾病のスクリーニング検査の成績は連続して得られるが，陽性あるいは陰性判定のふるい分け水準（スクリーニング・レベル；カットオフ値）をどこに設定するかが重要となる。ふるい分け水準をゆるやかに（異常値を高く）設定したときは疾病予備軍が検査において陰性であると判定され，罹患者を見逃してしまうことになり検査の有効性が問題となる。一般には有病率が高い場合に

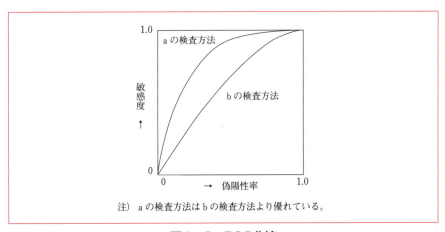

図4-2　ROC曲線

はふるい分け水準を低く設定して敏感度を高く，また有病率が低い場合にはふるい分け水準を高く設定して特異度を高くした方がよい。いずれにせよスクリーニングはふるい分けで疾病の可能性を判定しているのであり，可能性が高いと判定された人を次の精密検査につなげていくことが重要である。

5. 根拠に基づいた医療と保健対策

臨床医療の現場ではかつて「経験と勘に基づく医療」が中心であったが，疫学を臨床医療に応用し，医療技術評価を適切に行い正しい技術で医療を実践する動きが起こった。根拠に基づく医療（EBM：Evidence-Based Medicine）とは，「診ている患者の臨床上の疑問点に関して，医師が関連文献などを検索し，それらを批判的に吟味した上で患者への適用の妥当性を評価し，さらに患者の価値観や意向を考慮した上で臨床判断を下し，専門技能を活用して医療を行うこと」（医療技術評価推進検討会報告書，平成11年）である。また，それぞれの医療・保健対策（EBPH：Evidence-Based Public Health）の目的により，正しくかつ合理的な保健医療の実践を目指して，疾病管理ガイドライン，機序疫学・政策疫学，ハイリスク戦略・ポピュレーション戦略および医療の安全性・有効性・効果・効率性評価などの導入が図られている。

1）エビデンスの質のレベル

臨床医療を実践する場合，研究から生み出される成績がどの程度有効なエビデンス（科学的根拠）があるのかは研究の質による。Ⅰ〜Ⅵに示す疫学的な研究デザインの分類によりエビデンスの強さは次のようになる。Ⅰ＞Ⅱ＞Ⅲ＞Ⅳ＞Ⅴ＞Ⅵ。

　Ⅰ：系統的レビュー／メタアナリシス
　Ⅱ：1つのランダム化比較試験
　Ⅲ：非ランダム化比較試験
　Ⅳ：分析疫学（コホート研究や症例対照研究）
　Ⅴ：記述疫学（症例報告）
　Ⅵ：専門家個人の意見

加えて，EBMには出版バイアスや言語バイアスがあることも考慮し，メタアナリシスを行うときにはこのようなバイアスを防ぐよう努力をしなければならない。出版バイアスは有効な結果は公表され，無効なものは公表されないことによる偏りであり，言語バイアスは汎用のMEDLINEやコクランライブラリーに見られるように文献の多くは英語であり他言語はあまり収録されていないことによる偏りをいう。

2）系統的レビューとメタアナリシス

系統的レビュー（systematic review）とは臨床試験データなどの文献を網羅的

に収集し，同質の研究をまとめて，出版バイアスのようなデータの偏りを除き，分析・総括を行うことをいう。

　メタアナリシス(meta-analysis)とは複数の研究成績を統合して，より質の高い結論を導きだす手法のことである。ランダム化比較試験（RCT）のメタアナリシスは根拠に基づく医療（EBM）において，もっとも質の高い根拠である。

3）診療ガイドライン，保健政策におけるエビデンス

　医療の現場において，患者と医療従事者の間には十分な理解・了解の下に医療が行われなければならない。最近，診療上の重要度の高い医療行為について，診療ガイドラインが利用されている。このガイドラインは，エビデンスの系統的レビューと治療選択肢の利益と害の評価の両者に基づいて患者の治療を最適化するための推奨を含む文書である。乳がん診療ガイドラインや腰痛診療ガイドラインなどがある。

　EBMの考えに基づき，医療の選択をより客観的に行うことは保健政策にも活用されるべきである。医療の技術革新により，利用者（患者）自身がエビデンスに基づく適切な情報を活用することが重要である。保健政策の場面では，エビデンスに基づく保健医療とともに，限られた資源の下で最大の成果を可能にする健康の経営管理の視点が求められる。地域住民の健康と福祉の改善を実現するには，これらを連合する取り組みと，組織改革が求められる。

6．疫学研究と倫理

1）人を対象とした研究調査における倫理

　実験型疫学研究である介入研究はいわば人体実験を行うわけであり，実施するときはヘルシンキ宣言の勧告に従い医学研究倫理を踏まえた上で行う必要がある。このため，文部科学省・厚生労働省は2002（平成14）年に「疫学研究に関する倫理指針」を施行し，その後2007（平成19）年に追加改正を行っている。指針にはインフォームド・コンセント（「説明と同意」を意味する）など，倫理に関する具体的方法が規定されている。

　介入研究を実施する場合，研究者は研究申請書を研究機関の長に提出し，人を対象とする医学的研究に関する倫理審査を行う委員会（倫理審査委員会）の審査による許可を得なければならない。一般に倫理審査委員会の委員は研究機関の内部・外部，さらに男女の複数の有識者から構成されている。

2）インフォームド・コンセント

　インフォームド・コンセント(informed consent)とは，研究内容についてすべてのことを知らされた上での合意をいう。一般には治療や手術を行う際，患者に

すべてのことを話して同意してもらうことを指すが，疫学では疫学研究実施前に研究計画や方法等をすべて話して被検者となってもらうための合意を指している。すべての疫学研究に説明と合意は必要ではないが，人体実験である介入研究には必須である。同意は書面で取り付け，研究対象者はいつの段階にも研究から離脱できることとしていなければならない。児童を対象とする場合は保護者へのインフォームド・コンセントが必要である。

3）利益相反

利益相反（COI:conflict of interest）とは，ある行為が一方の利益になるとともに，他方の不利益になることをいう。疫学の研究成果の発表やその普及については中立性・公明性を保った状態で推進し，社会に貢献する必要がある。そのためには，利益相反行為があってはならない。つまり，研究成果の公表は，純粋に科学的な根拠と判断，あるいは公共の利益に基づいて行われるべきである。

利益相反行為を防ぐために，疫学研究や臨床研究を行う場合，研究に携わる研究者全員が研究実施計画書と同時に利益相反自己申告書を研究機関の長へ提出し，研究の許可の申請をしなければならない。研究機関の長は利益相反委員会および倫理審査委員会へ諮問し，審議の結果の答申を受けた後に申請者へ研究実施の承認の判断を行うことになっている。

4）臨床研究法

疫学研究とならんで，臨床研究も医薬品等を人に対して用いることから，その医薬品等の有効性・安全性を明らかにするため，臨床研究は法律の対象となった。臨床研究実施の手続や，資金等に関する情報公開の制度などを定めた「臨床研究法」は，臨床研究に対する信頼の確保を図り，国民の保健衛生を向上させることを目的としたものであり，2018（平成30）年4月1日より施行されている。

---

column　ヘルシンキ宣言

1964年第18回世界医師会（WMA）*総会で採択。ヒトを対象とする医学研究に関わる医師，その他の関係者の倫理を規定する宣言。被験者の人権尊重を主旨としている。

---

*世界医師会（WMA；World Medical Association）：1947年，27カ国の医師がフランスのパリに集結して開いた会議を機に設立。「医学教育・医学・医術および医の倫理における国際的水準をできるだけ高め，また世界のすべての人々を対象にしたヘルスケアの実現に努めながら人類に奉仕すること」を目的とする。2020年9月現在，加盟国は113カ国であり，日本医師会は1951年より加盟している。

第 5 章

生活習慣と健康

1．健康に関連する行動と社会

1）健康の生物心理社会モデル

　生物心理社会モデル（Biopsychosocial model）とは，ジョージ・エンゲル*が1977（昭和52）年に雑誌「サイエンス」で提唱した，病気への新たなアプローチの方法である。一般に病気は特定のひとつの大きな因子が病気を生じる（特異的病因論）よりも，いくつかの因子が重なって発病する（多要因病因論）ことが多い。

　生活習慣病は直接治療するよりも，その発症原因を分析することが重要である。生活習慣病は生活する中での問題行動によって生じる疾患であり，問題行動を絶つ，または修正する必要がある。

　たとえば糖尿病患者が身体を動かさず，好物の霜降り肉を毎日食べていたとしても，糖尿病薬で，ある程度進行を抑えることは可能である。このように，食事内容をまったく改めず高血糖状態を是正する薬を飲んで正常化している患者はごく普通に見られる。しかし薬は最後の手段であり，生活改善が最上の効果を生むのである。そのためにも，生物心理社会モデルから分析し，その行動起源を探り，その問題行動を改めるよう指導していくべきである。

* エンゲル，ジョージ：
George Engel（1913-1999）。
アメリカの精神科医。

2）生活習慣病の概念

　生活習慣病は，不規則な食生活や運動不足，喫煙，飲酒などが，その発症や進展に関与する疾病の総称である。とくに，食べ過ぎや運動不足による内臓脂肪型肥満は生活習慣病の発症や悪化に大きく関与し，高血圧，糖尿病，脂質異常症，肥満は死の四重奏ともいわれる。さらに，喫煙による肺がん，アルコールの多飲によるアルコール性肝臓障害などが代表的な疾病である。

　疫学で学んだように疾病は，複数の因子が絡み合って生じるものである。

　因子は，大きく分けて「先天的因子」と「後天的因子」に分けることができる。先天的とは，生まれつきある疾病へのかかりやすさであり，後天的とは，生後獲

得された，かかりやすさである。

　因子には，環境と本人の暮らし方（ライフスタイル；Life Style）がある。したがって，生活習慣病とは，その人の生活態度が大きく関与して発症した疾患といえる。

　図5-1に示したように，不健康な生活習慣が継続されると，予備軍（境界領域期）となり，生活習慣病となる。さらに重症化・合併症となると生活機能やADL*が低下し，要支援から要介護状態へと段階的に進行していくが，とくに予備軍（境界領域期）での生活習慣の改善は進行を抑制することもできる。

*ADL（Activities of Daily Living）：「日常動作がどの程度自分の力で遂行できるか」を計るための個人の能力障害の指標で，障害者や老人の生活の自立度の判定に用いられる。

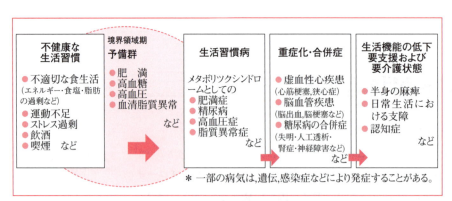

図5-1　生活習慣病の進行

　生活習慣病の予防には，健康づくりのための正しい知識を普及させることが重要であり，自らの悪い生活習慣を見直すことが必要である。
1. 国民が，メタボリックシンドローム（内臓脂肪症候群）の考え方を理解し，運動習慣の徹底や食生活の改善により内臓脂肪を減少することの重要性や，高血糖，脂質異常，高血圧の重複を改善することで虚血性心疾患や脳血管疾患等の発症リスクが低減するという認識の普及を図る。
2. 「健康づくりのための身体活動基準2013**」および「健康づくりのための身体活動指針（アクティブガイド**）」を通じた運動習慣の徹底や「食事バランスガイド***」の活用などによる食生活の改善を広く啓発し，健康的な生活習慣の確立が予防の第一であるという認識の普及を図る。
3. 喫煙者に対する禁煙支援や公共の場・職場における受動喫煙対策を通じ，喫煙の危険性および禁煙の重要性等についての認識の普及を図る。
4. 健康診査を定期的に受診し，自己の健康状態を常時把握するとともに生活習慣を見直す機会として活用し，個々人に応じた健康づくりに取り組むことが大切であるという認識の普及を図る。
5. 国民一人ひとりが健康づくりに進んで取り組むことの必要性と，そのためには，家庭や職場など周囲の理解や協力が重要であるという認識の普及を図る。

**2013（平成25）年厚生労働省。➡78ページ参照。

***2002（平成14）年厚生労働省・農林水産省。https://www.mhlw.go.jp/bunya/kenkou/eiyou-syokuji.html

第5章　生活習慣と健康

6. 「21世紀における国民健康づくり運動（健康日本21〈第二次〉）」に掲げられている事項に留意し，より一層の生活習慣の改善を図る。

3）健康日本21（第二次）

　21世紀のわが国において，急速な人口の少子高齢化や生活習慣の変化により疾病構造の変化が進む中で，生活習慣および社会環境の改善を通じて，子どもから高齢者まで全ての国民がともに支え合いながら希望や生きがいを持ち，ライフステージ*に応じて，健やかで心豊かに生活が送れる活力ある社会を実現し，その結果，社会保障制度が持続可能なものとなるよう，国民の健康の増進の総合的な推進を図るための基本的な事項を示し，2013（平成25）年度から2022（令和4）年度までの「第4次国民健康づくり対策（運動）：健康日本21（第二次）」を推進するものである（➡p.5参照）。

> *ライフステージ：乳幼児期，青壮年期，高齢期等の人の生涯における各段階をいう。

（1）基本的な方向と背景

　近年の社会経済の変化とともに急速な少子高齢化が進む中で，10年後の人口動態を見据え，「目指す姿」の前に，次のようなわが国の背景が挙げられる。
・平均寿命，健康寿命ともに，世界のトップクラスを維持。
・総人口は減少し，急速に高齢化が進行。
・出生数は減少。生涯未婚率の増加，離婚件数の増加など，家族形態は変化。
・経済状況は停滞し，完全失業率は5％まで上昇。非正規雇用が増加し，若年者の雇用情勢も依然として厳しい状況。
・単身世帯が増加し，高齢者の単身世帯も増加。
・相対的貧困率は16.0％。生活保護受給者数は過去最高の209万人。
・進学率は向上し，2人に1人が大学進学する状況。一方，小中学校での不登校児童数は10万人を超える状況。
・がんなどの生活習慣病が増加。医療費は30兆円を超える状況。
・自殺者数は3万人程度で推移。過労死など働く世代にみられる深刻な課題。
・児童虐待相談対応件数は増加の一途をたどり，5万件を超える状況。
・国民の7割が日常生活に悩みや不安を感じ，老後の生活設計や自分の健康についての悩みや不安が多い。

（2）10年後に目指す姿

　すべての国民がともに支え合い，健康で幸せに暮らせる社会として，次のような社会が挙げられる。
・子どもも大人も希望のもてる社会
・高齢者が生きがいをもてる社会
・希望や生きがいをもてる基盤となる健康を大切にする社会
・疾患や介護を有する人も，それぞれに満足できる人生を送ることのできる社会
・地域の相互扶助や世代間の相互扶助が機能する社会
・誰もが社会参加でき，健康づくりの資源にアクセスできる社会

・今後，健康格差*が広まる中で，社会環境の改善を図り，健康格差の縮小を実現する社会

*健康格差：➡p.11参照。

（3）健康日本21（第二次）の目標設定の考え方

個人の生活習慣の改善および個人を取り巻く社会環境の改善を通じて，生活習慣病の発症予防・重症化予防や，社会生活機能低下の低減による生活の質の向上を図っている。また，健康のための資源へのアクセスの改善と公平性の確保を図るとともに，社会参加の機会の増加による社会環境の質の向上を図り，結果として健康寿命の延伸・健康格差の縮小を実現することを目標とする。

（4）具体的な目標

【栄養・食生活】

・適正体重を維持している者の増加（肥満，やせの減少）

・適切な量と質の食事をとる者の増加

　ア　主食・主菜・副菜を組み合わせた食事が１日２回以上の日がほぼ毎日の者の割合の増加

　イ　食塩摂取量の減少

　ウ　野菜と果物の摂取量の増加

・共食の増加（食事を１人で食べる子どもの割合の減少）

・食品中の食塩や脂肪の低減に取り組む食品企業および飲食店の登録数の増加

・利用者に応じた食事の計画，調理および栄養の評価，改善を実施している特定給食施設の割合の増加

【身体活動・運動】

・日常生活における歩数の増加

・運動習慣者の割合の増加

・住民が運動しやすいまちづくり

・環境整備に取り組む自治体数の増加

【休養】

・睡眠による休養を十分とれていない者の割合の減少

・週労働時間60時間以上の雇用者の割合の減少

【飲酒】

・生活習慣病のリスクを高める量を飲酒している者（１日当たりの純アルコールの摂取量が男性40g以上，女性20g以上の者）の割合の減少

・未成年者の飲酒をなくす

・妊娠中の飲酒をなくす

【喫煙】

・成人の喫煙率の減少（喫煙をやめたい人がやめる）

・未成年者の喫煙をなくす

・妊娠中の喫煙をなくす

・受動喫煙（家庭・職場・飲食店・行政機関・医療機関）の機会を有する者の割合の減少

【歯・口腔の健康】

・口腔機能の維持・向上（60歳代における咀嚼良好者の割合の増加）

・歯の喪失防止

・歯周病を有する者の割合の減少

・乳幼児・学齢期のう蝕のない者の増加

・過去1年間に歯科検診を受診した者の割合の増加

2. 身体活動・運動

1）身体活動・運動の現状

「健康日本21（第二次）」の身体活動・運動分野では，"日常生活における歩数の増加"と，"運動習慣者の割合の増加"などを目標に設定している。「令和元年国民健康・栄養調査」（厚生労働省）によると，1日の平均歩数は20歳以上の男性が6,793歩，女性は5,832歩である。また，"1回に30分以上の運動を週2日以上実施し，1年以上継続している者を運動習慣がある者"と定義した場合，20歳以上の男性は33.4%，女性が25.1%に運動習慣がみられる。

「健康日本21（第二次）」では，2022（令和4）年度までの目標を"1日当たりの平均歩数を男性9,000歩以上，女性8,500歩以上"，また，"運動習慣者の割合を男性は36%以上，女性は33%以上"としている*。疫学的に身体活動量と死亡率の関連性をみると，歩数について，1日に1万歩の運動が理想といわれている。身体活動のエネルギー消費に相当する，週当たりに2,000kcal（1日に約300kcal）以上が奨励されている。歩行時のエネルギー消費量は，アメリカスポーツ医学協会が提示する式を用いると体重60kgの人が時速4km，歩幅70cmで10分歩くと700mを1,000歩で歩いたことになり，消費エネルギーが30kcalとなる。したがって1万歩を歩くと1日当たりに300kcalのエネルギーを消費することができる。

> ＊歩数／運動習慣者の割合はともに20歳～64歳の値。
> 65歳以上は，
> 男性：7,000歩／58%
> 女性：6,000歩／48%
> とされている。

身体活動の中で歩行量を増加させると，生活習慣病の発症の減少が期待できる。運動習慣者の割合を年齢別にみると，**図5-2**のように育児や家事や仕事などに従事する20～59歳の男女ともに運動習慣者が少なく，とくに男性は40歳代が18.5%，女性は30歳代が9.4%ともっとも低いため，運動不足による生活習慣病の予防の対策が必要である。また，60～70歳代は男女ともに運動習慣者が高い傾向にある。

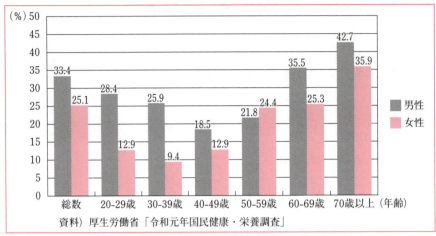

図5-2 運動習慣のある者の割合（％）（20歳以上）

2）体力の現状・運動の健康影響

　文部科学省では，1964（昭和39）年以来，「体力・運動能力調査」を実施して，国民の体力・運動能力の現状を明らかにし，体育・スポーツ活動の指導と，行政上の基礎資料として広く活用している。

　1999（平成11）年度の体力・運動能力調査から導入した「新体力テスト」は，国民の体位の変化，スポーツ医・科学の進歩，高齢化の進展等を踏まえ，これまでのテスト内容を全面的に見直して，国民の体力を経年的に追跡するために各年齢層共通のテスト項目を設定するなど，現状に合ったものとしている。

　文部科学省では，「新体力テスト」の理解が深まり，テストが有意義に活用さ

表5-1　新体力テストの年齢対象別種目内容

テスト項目	対象年齢			
	6～11歳	12～19歳	20～64歳	65～79歳
握力	○	○	○	○※
上体起こし	○	○	○	○※
長座体前屈	○	○	○	○※
反復横とび	○	○	○	
持久走		○選択		
20mシャトルラン	○		○選択	
急歩				
50m走	○	○		
立ち幅とび	○	○	○	
ソフトボール投げ	○			
ハンドボール投げ		○		
ADL※				○
開眼片足立ち				○※
10m障害物歩行				○※
6分間歩行				○※

※ ADL：➡p.72参照。

※ 筆記テストの結果により実施の可否を検討。

れ、ひいては21世紀の社会を生きる人々が心身ともに健康で活力ある社会を営んでいくことを期待するとしている。

「新体力テスト」の目的は、国民の体力の状況を把握するとともに、日常生活における運動習慣および基本的な生活習慣などの状況を把握し、その改善を通して、体力・運動能力を向上させることとされる。テストは6～11歳／12～19歳／20～64歳／65～79歳の4つの年齢区分で行われ、調査種目は表5-1の通りである[*]。

＊2018（平成30）年度の新体力テスト主要種目の結果（性・年齢別）はp.234参照。

体力・運動能力の向上は、日常生活における運動習慣と生活習慣の改善をさらに促進させることが必要である。生活習慣の改善は、健康の三原則である「運動・食事・休養（睡眠）」を中心とした生活習慣を見直すことである。また、運動習慣の改善は、運動やスポーツを実践することを中心として「運動時間を増大すること」である。そして、家庭においても「スポーツをすること」「スポーツを見る（観る）こと」や「スポーツについて話すこと」を生活の中に取り込み、「日常化」を促進することである。

体力・運動能力水準の向上は、体力・運動能力低下問題を解決するだけに留まらず、生涯における体力・運動能力の維持増進や、自立した活動的な生活を可能にすることとなる。このことから運動習慣と生活習慣の改善を通した体力・運動能力向上のための取組は、極めて重要な役割を果たすと言える。

なお2008（平成20）年度より日本全国の小学5年生、中学2年生全員を対象とした全国体力・運動能力、運動習慣等調査が実施されており、その調査種目には「新体力テスト」が活用されている。子どもの体力・運動能力の向上を展開する実施計画では、図5-3に示す7つの要因から検討することが効果的である。

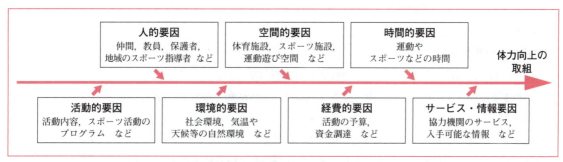

図5-3　子どもの体力・運動能力の向上に向けた7つの要因

3）身体活動[**]・運動[***]と健康増進

日常的に通勤や買い物で歩く、階段を上がるなど身体活動が多い人は、特別に運動をしていなくても、肥満、がん、虚血性心疾患、脳血管疾患、糖尿病、高血圧性疾患、脂質異常症、骨粗しょう症などの生活習慣病の罹患率、あるいは死亡率が低い傾向にある。

運動は、疾病を防止して健康的な生活を送る基礎となる体力を維持・増加させ

＊＊身体活動：安静にしている状態より多くのエネルギーを消費する全ての動きのことをいう。

＊＊＊運動：身体活動のうち、体力の維持・向上を目的として計画的・意図的に実施するものをいう。

るための身体活動である。また，楽しさや爽快感を伴うものでもあり積極的に行うべきである。

　身体活動や運動における国民の健康づくりのための取り組みとして，「健康づくりのための運動所要量」(1989〈平成元〉年)「健康づくりのための運動指針」(1993〈平成5〉年)の策定を経て，2006年（平成18）年に「健康づくりのための運動基準2006～身体活動・運動・体力～報告書」（以下「旧基準」という）および「健康づくりのための運動指針2006～生活習慣病予防のために～〈エクササイズガイド2006〉」（以下「旧指針」という）が策定された。そして2013（平成25）年，厚生労働省は旧基準を*「健康づくりのための身体活動基準2013」，旧指針を「健康づくりのための身体活動指針（アクティブガイド）」に改訂し，名称変更も行った。

4）身体活動基準

　旧基準から新指針への変革は，次の2点である。

　第1は，運動というものの考え方の変化である。新基準では，生活習慣病予防のための運動は，日常生活で身体を動かすようにすれば運動量を確保できるとした。第2に，年代に応じた運動のやり方の変化である。旧基準では，年齢に関係なく23エクササイズをノルマとしていたが，新指針では，①18歳未満，②18～64歳，③65歳以上の3区分に分けた。18歳未満については，目的が「生活習慣病予防」であるため，基準が設けられていない。

＜18～64歳の基準＞

　強度が3メッツ以上の身体活動（生活活動＋運動）を23メッツ・時／週行う。具体的には歩行またはそれと同等以上の強度の身体活動を毎日60分以上行う。

　強度が3メッツ以上の運動を4メッツ・時／週行う。具体的には，息が弾み汗をかく程度の運動を毎週60分行う。

＜65歳以上の基準＞

　強度を問わず，身体活動を10メッツ・時／週行う。具体的には，横になったままや座ったままにならなければどんな動きでもよいので，身体活動を毎日40分行う。

　表5-2に「生活活動**・運動のメッツ表」を示した。

　身体活動の強さの単位を「メッツ」とし，座って安静にしている状態を1メッツ，普通歩行が3メッツに相当する。身体活動の量は次式で計算する。

　身体活動の量（エクササイズ＜Ex＞）＝メッツ×時

　より強い身体活動ほど短い時間で1エクササイズとなる。

　1エクササイズの身体活動量に相当するエネルギー消費量は，個人の体重によって異なる。具体的には，以下の簡易換算式から算出することができる。この式から算出した体重別のエネルギー消費量を表(参考)に示した。

　エネルギー消費量（kcal）＝1.05×エクササイズ（メッツ・時）×体重（kg）

＊「健康づくりのための身体活動基準2013」では，日常における運動を「身体活動」と「運動」に二分し，65歳以上者は運動を必要とせず，「生活の中での身体活動を毎日40分以上」と定めている。

＊＊生活活動：身体活動のうち，運動以外のものをいい，職業活動上のものも含む。

第5章　生活習慣と健康

表5‐2　生活活動・運動のメッツ表　※一部抜粋

メッツ	生活活動の例	メッツ	運動の例
1.8	立ち話，立って電話をする，皿洗い	2.3	ストレッチ
2	ゆっくりした歩行（家の中），料理や食材の準備，洗濯	2.5	ヨガ，ビリヤード
2.3	ガーデニング，動物の世話，ピアノの演奏	3	ボウリング，バレーボール，社交ダンス（ワルツ，サンバ，タンゴ）
2.5	植物への水やり，子どもの世話	3.5	軽い筋力トレーニング，家での軽い体操
3	普通歩行（平地，67m/分，犬を連れて），電動アシスト付き自転車に乗る，子どもの世話（立位）	4	卓球，ラジオ体操第1
3.3	掃除機かけ，身体の動きを伴うスポーツ観戦	4.3	やや速歩（平地，やや速めに＝93m/分）
3.5	歩行（平地，75〜85m/分），モップがけ，床磨き，風呂掃除，庭の草むしり，車椅子を押す	4.5	水中歩行（中等度），ラジオ体操 第2
4	自転車に乗る（≒16km/時未満，通勤），階段をゆっくり上る	5	かなり速歩（平地，速く＝107m/分）
5	かなり速歩（平地，速く＝107m/分），動物と活発に遊ぶ（歩く/走る）	6	ゆっくりとしたジョギング，のんびり泳ぐ
5.8	子どもと活発に遊ぶ（歩く/走る）	6.5	山を登る（0〜4.1kgの荷物を持って）
8.3	荷物を上の階へ運ぶ	7	ジョギング，サッカー
8.8	階段を速く上る	8	サイクリング（約20km/時）
		8.3	ランニング（134m/分），水泳（クロール，ふつうの速さ，46m/分未満）

資料）厚生労働省「健康づくりのための身体活動基準2013（概要）」

参考　1エクササイズ の身体活動量に相当するエネルギー消費量

体重	40kg	50kg	60kg	70kg	80kg	90kg
エネルギー消費量	42kcal	53kcal	63kcal	74kcal	84kcal	95kcal

資料）厚生労働省「運動所要量・運動指針の対策検討会」2006

3. 喫煙行動と健康

1）喫煙の現状

　喫煙は，がんや循環器疾患などの危険因子であるだけでなく，喫煙者以外の人がたばこの煙を吸入する「受動喫煙」により，周囲の人々にも健康への悪影響が生じることが指摘されている。「健康日本21（第二次）」では"禁煙希望者に対する禁煙支援について設定すること，未成年者の喫煙防止（防煙），妊娠中の喫煙をなくす，受動喫煙の害を排除し，減少させるための環境づくり（分煙）"を目標にしている。

　「令和元年国民健康・栄養調査」（厚生労働省）によると，現在習慣的に喫煙している者（たばこを「毎日吸っている」または「時々吸う日がある」と回答した者）の割合（総数）は16.7％であり，男女別にみると男性27.1％，女性7.6％である（図5‐4）。この10年間でみると，いずれも有意に減少している。年齢階級別にみると，男性は30〜60歳代で，女性は40〜60歳代でその割合が高い。

　また，「健康日本21（第二次）」は"青少年の喫煙率が0％"を目標にしている。わが国には，未成年者喫煙禁止法*があるが，2014（平成26）年の高校3年生

* **未成年者喫煙禁止法** ：➡ p.132参照。

の喫煙経験者の割合は男性が13.2%（図5‐5），女性が6.1%（図5‐6）であり，男子・女子ともに中学生から高校生と学年があがるにつれ喫煙経験率も上昇傾向にある。このため，2010（平成22）年，業界の取り組みとして，成人識別機能つき自動販売機が導入された。

なお，未成年者の喫煙および飲酒行動に関する全国調査によると，この30日間に1日でもたばこを吸ったことがある者と毎日喫煙している者を加えた割合は，中学1年男子1.0%，女子0.3%，高校3年生男子4.6%，女子1.5%（2014〈平成26〉年度）であり，1996（平成8）年の調査以降，男子・女子ともに喫煙率の低下傾向がみられた。

欧米先進国で，喫煙規制対策の推進に伴って，喫煙による死亡者数が減少しているが，日本では，喫煙による死亡者数は，未だに減少の兆しが見えておらず，

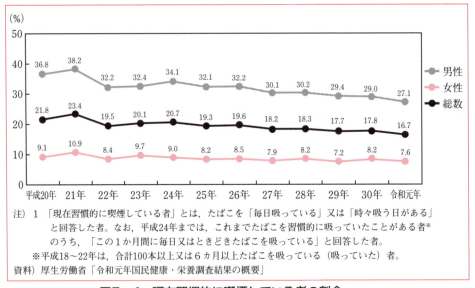

図5‐4　現在習慣的に喫煙している者の割合

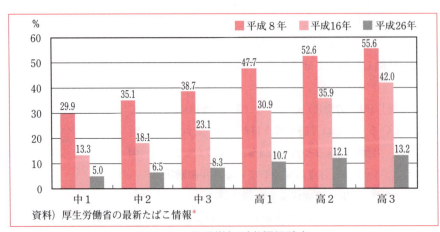

図5‐5　男子学年別喫煙経験率

* http://www.health-net.or.jp/tobacco/product/pd110000.html

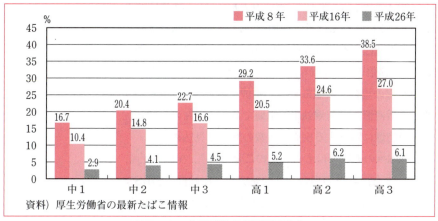

図5-6 女子学年別喫煙経験率

　すべてのがんのうち，喫煙によるものと割り当てられる部分は男性で38.6%（喫煙者29.3%，以前の喫煙者〈禁煙した人〉9.3%），女性で5.2%（喫煙者3.8%，以前の喫煙者〈禁煙した人〉1.4%），と推計された（2012〈平成24〉年現在）。

2）喫煙の健康影響および社会的問題

　たばこの煙には，4,000種以上の化学物質が含まれ，人体に有害な物質が200種類以上も含まれている。たとえば，ニコチンは，中枢神経系の興奮を生じ，心拍数の増加，血圧上昇，末梢血管の収縮による心臓や血管系への急性影響を及ぼす。また，一酸化炭素は，赤血球のヘモグロビンと結びつき，血液の酸素運搬能を阻害し，タールは，発がん物質を含む。

　喫煙による疾患を一般に「タバコ病」と呼んでいる。がん（Cancer），冠状動脈血栓症（Coronary artery disease），脳血管疾患（Cerebrovascular disease），慢性閉塞性肺疾患（COPD；Chronic Obstructive Pulmonary Disease*）の「4C」は，典型的なタバコ病である。

＊慢性閉塞性肺疾患（COPD）：
➡p.113参照。

　現在の研究では次の5疾患が喫煙との関係が強いとされている。

①**がん**：平山らのコホート研究によると，1966（昭和41）年から1982（昭和57）年までの17年間，26万人余の分析で，相対危険率が3倍以上であった。がんとしては喉頭がん（33倍），肺がん（4.5倍），咽頭がん（3.3倍），口腔がん（2.9倍），食道がん（2.2倍）であり，他は2倍以下である。

②**循環器疾患**：高血圧，虚血性心疾患，脳血管疾患，慢性閉塞性肺疾患（COPD）など

③**消化器疾患**：胃・十二指腸潰瘍など

④**代謝性疾患**：糖尿病，骨粗しょう症など

⑤**歯科疾患**：歯周病，口内炎など

　「平成30年（2018）人口動態統計」によると，2018（平成30）年の喫煙と関連のある疾患による死亡者数は，気管，気管支および肺の悪性新生物7万4,328人，

心疾患（高血圧性を除く）20万8,221人，脳血管疾患10万8,186人，慢性閉塞性肺疾患1万8,577人である。とくに肺がんは近年増加傾向にあり，喫煙者は非喫煙者と比べると，肺がんによる死亡率が4〜5倍の高値を示し，他のがんについても死亡率は，非喫煙者の約1.7倍の危険性が高まるといわれている。毎年1万人以上が死亡している食道がんの場合，大量飲酒者が喫煙すると，150倍ものリスクが高まるとされ，他の生活習慣との相乗効果も重要である。現在の喫煙状況を改善しない限り，これらの喫煙に関連する疾患患者数の減少は見込めない。

　また，妊婦が喫煙すると母体への悪影響はもちろんのこと，流産，早産，死産，低出生体重児，先天性奇形，また，乳児の場合も乳幼児突然死症候群（SIDS；Sudden Infant Death Syndrome），肺炎，喘息様気管支炎などの危険性が高まる。

3）禁煙サポートと喫煙防止

　喫煙による疾病や死亡の低減を目標として厚生労働省の「健康日本21（第二次）」では，次の4つの対策が推進されている。

①成人の喫煙率の減少（喫煙をやめたい者がやめる）

②未成年者の喫煙をなくす

③妊娠中の喫煙をなくす

④受動喫煙（家庭・職場・飲食店・行政機関・医療機関）の機会を有する者の割合の減少

　ニコチン*は，精神的にも身体的にも強い依存性があるため，容易に禁煙できない。たばこ渇望，焦燥感，不安，集中力低下などの禁断症状のピークといわれる禁煙後の3日目を乗り切るには，強い忍耐力が必要であるため，1年後に禁煙が成功する割合は5〜10％と低い。

　喫煙による健康被害を低減させるため，禁煙や節煙志望者に対して禁煙支援プログラムを多くの市町村の行政サービスだけでなく，保健事業の場やかかりつけ医，歯科医，薬局など，医療サービスの場を活用し，禁煙の取り組みが増えている。内科や循環器科，心療内科，婦人科など，さまざまな診療科でも禁煙治療を禁煙外来として受診することができる。禁煙を始めて2，3日はニコチン切れのイライラやストレスなどの離脱症状が現れるが，医療用医薬品の禁煙補助薬（飲み薬や貼り薬）を使うことにより，離脱症状を和らげることができる。

　禁煙の方法のひとつに「ニコチン置換療法」がある。喫煙により摂取していたニコチンをたばこ以外から摂取し，血中のニコチン濃度を維持させながら，喫煙習慣をガムや経皮吸収型のニコチン製剤に置き換える方法である。

　ニコチンガム**は普通のガムのように噛むのではなく，味を感じるまでゆっくりと噛み，ほほと歯ぐきの間にしばらく置く。これを30〜60分間隔繰り返す。

　経皮吸収型ニコチン製剤はニコチンを経皮的に吸収させる方法で，貼る面積によりニコチン量を調整することができるので，自己管理が苦手な患者や，仕事上ガムを噛めない患者に有効である。

*現在流通が広がっている電子たばこは，紙巻きたばこと比べて比較的安全であるとする意見もあるが，電子たばこから発生する煙の原材料にはニコチンを含むものもある。

**ニコチンガムの用量には2mgと4mgがある。1日10個使用する場合，喫煙者は2mgのガムなら1日に約20mg，4mgのガムなら1日に約40mgのニコチンをそれぞれ摂取することになる。

禁煙は1回で成功することは少なく，何度も挑戦することが必要であり，喫煙欲により1本吸ってしまったとしても，喫煙習慣を持たないという強い意志が大切である。1年間禁煙を続けられれば，禁煙は成功したといえる。

CHECK! こんな症状があったら、ニコチン依存症？

- □ 自分が吸うつもりの本数より、ずっと多い本数のたばこを吸ってしまう
- □ たばこが吸えないような仕事やつき合いを避けたことがある
- □ 禁煙や本数を減らした時、たばこが欲しくてたまらなくなることがあった
- □ 吸う本数を減らした時、イライラする、怒りっぽくなる、憂うつになる、頭痛がするなどの症状がでたことがある
- □ 病気で身体がつらいにもかかわらず、たばこを吸ってしまったことがある

（日本医師会ホームページより）

4）受動喫煙防止

　健康増進法の一部を改正する法律が，2018（平成30）年7月に成立し，2020（令和2）年4月1日より全面施行された。本改定は，望まない受動喫煙の防止を図るため，多数の者が利用する施設等の区分に応じ，当該施設等の一定の場所を除き喫煙を禁止するとともに，当該施設等の管理について権限を有する者が講ずべき措置等について定めたものである。特に健康影響が大きい子ども，患者に配慮し，多くの方が利用する施設の区分に応じ，施設の一定の場所を除き喫煙を禁止するとともに，管理者の方が講ずべき措置等について定めたものであり，マナーからルールへと変わる。

基本的考え方

1　「望まない受動喫煙」をなくす

　受動喫煙が他人に与える健康影響と，喫煙者が一定程度いる現状を踏まえ，屋内において，受動喫煙にさらされることを望まない者がそのような状況に置かれる

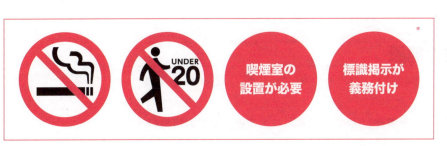

＊厚生労働省「なくそう！望まない受動喫煙。」左から，
　多くの施設において屋内が原則禁煙に
　20歳未満の方は喫煙エリアへ立入禁止に
　屋内での喫煙には喫煙室の設置が必要に
　喫煙室には標識掲示が義務付けに

ことのないようにすることを基本に，「望まない受動喫煙」をなくす。
2 受動喫煙による健康影響が大きい子ども，患者等に特に配慮
子どもなど20歳未満の者，患者等は受動喫煙による健康影響が大きいことを考慮し，こうした方々が主たる利用者となる施設や，屋外について受動喫煙対策を一層徹底する。
3 施設の類型・場所ごとに対策を実施
「望まない受動喫煙」をなくすという観点から，施設の類型・場所ごとに，主たる利用者の違いや，受動喫煙が他人に与える健康影響の程度に応じ，禁煙措置や喫煙場所の特定を行うとともに，掲示の義務付けなどの対策を講ずる。その際，既存の飲食店のうち経営規模が小さい事業者が運営するものについては，事業継続に配慮し必要な措置を講ずる。

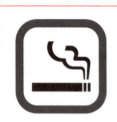 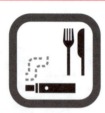 

＊厚生労働省「なくそう！望まない受動喫煙。」左から，喫煙専用室　加熱式たばこ専用喫煙室　喫煙可能室

5）その他のたばこ対策

喫煙は個人の嗜好のひとつであるが，本人のみならず，周囲の人々の健康にも与える影響が強い。そこで，喫煙者や非喫煙者に対して，危険性に関する情報の提供や認識，未成年者の喫煙防止，非喫煙者を保護するために，共有空間（公共の場所や歩行中）や職場を原則的に禁煙，家庭内での受動喫煙の危険性の認識，禁煙希望者への禁煙支援などを国，都道府県，地域保健，学校教育機関の各レベルにおいて推進することが望まれる。受動喫煙が健康に悪影響を及ぼすことは，科学的に明らかであり，心筋梗塞や脳卒中，肺がんに加え，子どもの喘息や乳幼児突然死症候群等のリスクを高める。これを踏まえ，受動喫煙防止対策の必要性という共有認識を拡大し，受動喫煙のない社会を目指すことに多くの人が賛同でき，社会的気運が向上するために，「受動喫煙のない社会を目指して」ロゴマークを発表した。

4．飲酒行動と健康

1）飲酒の現状

「令和元年国民健康・栄養調査」（厚生労働省）によると，生活習慣病のリス

クを高める量（1日当たりの純アルコール摂取量が男性で40g以上，女性20g以上の者）を飲酒している者の割合は，男性14.9％，女性9.1％である（図5-7）。2010（平成22）年からの推移でみると，男性では有意な増減はなく，女性では有意に増加している。年齢階級別にみると，その割合は男女とも50歳代がもっとも高く，男性22.4％，女性15.6％である（図5-8）。

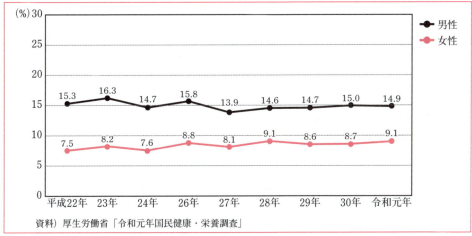

図5-7　生活習慣病のリスクを高める量を飲酒している者の割合の年次比較（20歳以上，男女別）（平成22，23，24，26，27，28，29，30，令和元年）

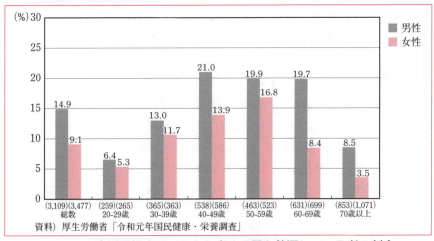

図5-8　生活習慣病のリスクを高める量を飲酒している者の割合（20歳以上，性・年齢階級別）

2）飲酒の健康影響および社会的問題

　酒は「百薬の長」（酒は適量を守って飲めば，どんな薬よりもすぐれた薬だということ）ともいわれ，古来より祝祭日や会食などで飲まれるなど，わが国の生活や文化の一部である。飲酒により精神的な緊張から身体や心をほぐし，コミュニケーションの促進，食欲の増進，血管拡張作用，催眠作用など，健康上有益な点も多い。しかし，「酒が酒を飲む」，「酒に飲まれる」，「酒に別腸あり」ともいわれるように，酒がなかなかやめられない，大酒飲みを描写した言葉もあり，飲

酒量は次第に増えていくのが酒のもつ魔力であり，国民の健康の保持という観点からは考慮が必要である。酒は嗜好品であるが主成分のエチルアルコールが中枢神経を抑制して，"飲むと酔う"という点が他の食品とは違う。飲酒による健康への影響は，"急性効果"と"慢性効果"に分けることができる。短時間に多量の飲酒を行うと，肝臓でアルコールの解毒が遅れ"急性アルコール中毒"を起こし，泥酔や昏睡など，生命の危機にさらされることがある。

表5‐3　飲酒量による血中アルコール濃度と酩酊症状

酔　　い	血中アルコール濃度(mg/mL)	症　　状	飲酒量	
			日本酒(1合：180mL)	ビール(大瓶：633mL)
ほろ酔い	0.1～0.5	爽やかな気分	1合	1本
軽度酩酊	0.5～1.0	陽気，緊張や不安の減少	2合	2本
中程度酩酊	1.0～2.0	多弁，大胆，人格正常	3～4合	3～4本
強度酩酊	2.0～3.0	千鳥足，言語不明瞭，吐き気	5～6合	5～7本
泥酔	3.0～4.0	歩行不能，意識混濁	7～8合	8～9本
昏睡	4.0以上	昏睡，呼吸麻痺，死	1升	1ダース

資料) 厚生労働省「e－ヘルスネット［情報提供］」より作成

　一方，飲酒の慢性的な健康障害として，肝臓やすい臓の臓器障害，脳卒中，がん，高血圧，脂質異常症，うつ病などの病態が報告されている。

　妊娠中の飲酒による問題として胎児性アルコール症候群（FAS；Fetal Alcohol Syndrome）が知られており，出生後に発育障害，行動障害，知能障害をおこす危険因子である。

　未成年者の飲酒は，身体的影響（急性アルコール中毒，肝臓障害，すい臓障害など），精神的影響（学習意欲の低下，未来志向・未来展望の喪失，精神的成長や心理的発達の停止,性格の変化,若年のアルコール依存症発症),社会的影響（交通事故，学校問題：怠学・成績不振・中退，職業問題：作業能率の低下・無断欠勤），金銭問題（浪費，借金），非行問題（暴力行為，性的非行）などさまざまな影響を及ぼす。一般に酒をたくさん飲める人，たくさん飲んでも顔に出ない人ほど"酒に強い"と言われるが，実際には酒に酔いにくく，アルコールによる感受性が低い人ほどアルコール依存症になりやすい。

　アルコールは，たばこや薬物と同じように依存性があり，"精神的依存"と"肉体的依存"がある。"精神的依存"とは，辛いことや苦しいことがあると，酒に頼らざるを得ないことであり，"肉体的依存"とは血液中のアルコールが切れるとイライラし，手が震えることである。飲酒を続けていると,次第に飲酒量が増え，やがて自分でアルコールを抑制できなくなり，強迫的に飲酒する以外では，酒を手に入れるための行動が大半を占めるようになる。その結果，たとえ医療とつながったとしても，再飲酒により容易に症状が再出現し，再発に至る。アルコール依存症は「成人の飲酒実態と関連問題の予防に関する研究」（厚生労働省，2004年）によると,450万人を超え1984(昭和59)年より110万人も増加している。アルコー

ルを原因とする疾病に対して年間約2兆円の医療費を要し，さらに飲酒に起因する交通事故，暴力事件，職場における欠勤や事故，仕事の作業効率の低下，家庭でも夫婦間の不和，別離，経済的破綻，親の飲酒問題による子供の人格発達への影響など，人間関係や社会的生活の破綻による損失は，年間6兆6,000万円を超えると推定される。

3）適正飲酒

「平成25年国民健康・栄養調査結果の概要」によると，生活習慣病のリスクを高める男性の飲酒量*（清酒換算で2合以上）を正しく知っている者の割合は，男性29.3%，女性24.9%であり，生活習慣病のリスクを高める女性の飲酒量（清酒換算で1合以上）を正しく知っている者の割合は，男性24.5%，女性27.4%である。適正な飲酒は，善玉コレステロール（HDL：high density lipoprotein）を増加させて動脈硬化の予防をし，血管を拡張する作用で，心筋梗塞や脳梗塞による死亡率を低下させるといった報告もある。成人を対象にした飲酒量と死亡率の研究では，男性が1日0.5～1合（純アルコールで10～19g），女性では0.5合の飲酒量がもっとも死亡率が低いが，男女ともに1日平均1.5合を超えると，急激に死亡率が高くなることが判明している。したがって，通常のアルコール代謝能力を持つ男性の場合，適正飲酒は1日に純アルコールが約20gである。しかし，女性はその半分とされている。これは，女性の方が男性よりも一般に体重が少なく，同じであったとしてもアルコールの解毒が遅いためである。また，多量の飲酒は乳がんのリスクを高めることも知られている。さらに定期的に飲酒していると，アルコール依存症になるまでの期間が，男性よりも短いなどの理由からである。酒の種類によりアルコールの度数（%）が異なるので**表5‐4**の主な酒類の換算の目安を参考に，健康的な飲酒を楽しむべきである。

*厚生労働省は，1日平均の純アルコール量（男性）により，飲酒量について3段階の指標を設定している。
①適正飲酒量：20g以内。健康上問題ない量である。
②生活習慣病のリスクを高める飲酒量：40g以上。長期飲酒で次第に臓器不全を生じてくる。
③多量飲酒量：60g以上。短期間で種々の臓器不全とアルコール依存症を生じる。

表5‐4　主な酒類の換算の目安

お酒の種類	ビール （中瓶500mL）	日本酒 （1合180mL）	ウイスキー・ブランデー （ダブル60mL）	焼酎（35度） （1合180mL）	ワイン 1杯（120mL）
アルコール（%）	5%	15%	43%	35%	12%
純アルコール（g）	20g	22g	20g	50g	12g

資料）厚生労働省ホームページ

4）アルコール対策

「健康日本21」では"1日に平均，純アルコール約60gを超えて摂取する人を多量飲酒者"とした。健康日本21の最終評価において，この多量飲酒者の割合には変化がないと結論付けられた。

アルコールはたばこと同様に強い精神的，身体的な依存性がある薬物という認識が重要である。飲酒は適量であればストレス解消や，健康の増進にもかかわる有益な点も多いが，多飲は前述したように，数々の問題点も多いことを留意すべきである（**表5‐5**）。また，依存症の家族相談は都道府県の精神保健福祉セン

ターや地域保健所で行われており，断酒をするための患者の会や家族会など自助グループなども各地にある。また，未成年者の飲酒のきっかけは，好奇心や爽快感を求めてなど様々であるが，小中学生は家にある酒を飲酒することが多いのに対し，高校生の場合は自動販売機，コンビニなどで購入する傾向にあり，社会環境を考えることもアルコール依存問題を考えると重要である。

表5-5　新久里浜式アルコール症スクリーニング・テスト（新KAST）

新久里浜式アルコール症スクリーニングテスト：男性版（KAST-M）

最近6カ月の間に，以下のようなことがありましたか。

	項目	はい	いいえ
1	食事は1日3回，ほぼ規則的にとっている	0点	1点
2	糖尿病，肝臓病，または心臓病と診断され，その治療を受けたことがある	1点	0点
3	酒を飲まないと寝つけないことが多い	1点	0点
4	二日酔いで仕事を休んだり，大事な約束を守らなかったりしたことがある	1点	0点
5	酒をやめる必要性を感じたことがある	1点	0点
6	酒を飲まなければいい人だとよくいわれる	1点	0点
7	家族に隠すようにして酒を飲むことがある	1点	0点
8	酒が切れた時に，汗が出たり，手が震えたり，イライラや不眠など苦しいことがある	1点	0点
9	朝酒や昼酒の経験が何度かある	1点	0点
10	飲まないほうがよい生活が送れそうだと思う	1点	0点
	合　計		点

判定
合計点が4点以上：アルコール依存症の疑い群
合計点が1～3点：要注意群。ただし，質問項目1番による
　　　　　　　　1点のみの場合は正常群
合計点が0点：正常群

新久里浜式アルコール症スクリーニングテスト：女性版（KAST-F）

最近6カ月の間に，以下のようなことがありましたか。

	項目	はい	いいえ
1	酒を飲まないと寝つけないことが多い	1点	0点
2	医師からアルコールを控えるようにいわれたことがある	1点	0点
3	せめて今日だけは酒を飲むまいと思っていても，つい飲んでしまうことが多い	1点	0点
4	酒の量を減らそうとしたり，酒を止めようと試みたことがある	1点	0点
5	飲酒しながら，仕事，家事，育児をすることがある	1点	0点
6	私のしていた仕事を周りの人がするようになった	1点	0点
7	酒を飲まなければいい人だとよくいわれる	1点	0点
8	自分の飲酒についてうしろめたさを感じたことがある	1点	0点
	合　計		点

判定
合計点が3点以上：アルコール依存症の疑い群
合計点が1～2点：要注意群：ただし，質問項目6番による1点のみの場合は正常群
合計点が0点：正常群

資料）厚生労働省「e-ヘルスネット（生活習慣病予防のための健康情報サイト）」

5. 睡眠・休養・ストレスと健康

1）睡眠習慣と生活リズム

　睡眠は生活習慣の一部であり，私たちは，人生の3分の1を眠って過ごしている。睡眠は脳や体の疲労を回復し，神経系，免疫系，内分泌系などの機能と深く関わり，健康の保持や増進などQOL*にとって欠かせないものである。

----
*QOL（Quality Of Life）：
生活の質。個人が自分自身について，身体的，情緒的および社会的に機能することができると感じる生活の程度を指す。

人間は"日中に行動して夜に眠る"ことが本来の姿ではあるが，社会が豊かになるにつれて，生産性やサービスの向上を追求した結果，24時間社会となり，朝と夜が逆転した生活により，人間本来の生活リズムとは反する仕事の従事者が増加し，日常生活に支障がでるようなっている。加えて，生活スタイルの夜型化などにより，日本人の平均睡眠時間は年々減少している。睡眠不足や睡眠障害などは，疲労感，情緒不安定，適切な判断を鈍らせるなど，生活の質を低下させる。生活の質を下げないためにも快適な睡眠には眠りの質が重要である*。

睡眠には，「レム睡眠」と「ノンレム睡眠」がある。レム睡眠（REM；Rapid Eye Movement）は，"体の睡眠"ともいわれ，からだは休んでいても，脳は起きているときに近い活動状態で，閉じたまぶた裏で眼球が動いたり，夢を見るのもこのレム睡眠のときが多い。一方，ノンレム睡眠（NREM；Non Rapid Eye Movement）は，"脳の睡眠"ともいわれ，脳は休んでいても，筋肉の緊張はある程度保たれる。また，ノンレム睡眠には浅いまどろみ状態から，深い熟睡まで4段階がある。ぐっすり眠るとわれわれが感じるのは，ノンレム睡眠の3，4段階を指している（図5-9）。

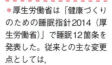

*厚生労働省は「健康づくりのための睡眠指針2014（厚生労働省）」で睡眠12箇条を発表した。従来との主な変更点としては，
・眠くなってから寝床に入り，起きる時間は遅らせない
・年齢や季節に応じて，ひるまの眠気で困らない程度の睡眠をなどがある。

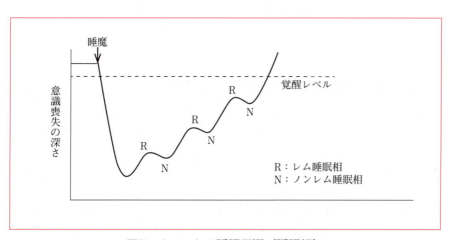

図5-9　ヒトの睡眠周期（睡眠相）

健康なヒトの場合，床に入るとノンレム睡眠が現れ，第1段階から第4段階へ達し，その後，徐々に浅くなり，レム睡眠が現れる。このようにノンレム睡眠とレム睡眠が交互に，約90〜120分の周期で一晩に4〜5回現れる。ただし"ぐっすり眠る"状態の深いノンレム睡眠は，一晩中続くわけではなく，寝入りの3時間ほどの間にまとまって現れる。その後は，浅いノンレム睡眠とレム睡眠となるので，"ぐっすりよく眠った"という熟眠感を得るためには，寝入りの深いノンレム睡眠が大切である。また，良い睡眠とは，熟睡感だけではなく，気持ちよく目覚めることも含まれており，寝ついてから4時間半後，6時間後，7時間半後の，脳が目覚める準備をしているレム睡眠のときに起きることが好ましい。睡眠時間は季節により異なり，冬は夏と比べ睡眠時間が長い人が多いが，これは夜の

長さに応じて睡眠時間が決まることと関係がある。

　睡眠は免疫と関係があり，風邪をひき熱が出ると眠くなるのは，からだが睡眠によって免疫機能を高めて，ウイルスを排除するためである。生活が不規則で睡眠不足の多い人は，免疫力が低くなる傾向があり，感染症やがんなどで死亡する人が多い。

２）睡眠不足・不眠の現状

　「健康日本21（第二次）」では，2022（令和４）年度までに睡眠による休養を十分にとれていない人の割合を15％減少という目標をかかげている。睡眠に悩む人の大部分は不眠症（入眠障害，中間覚醒，早朝覚醒，熟眠障害）であり，次に多いのは睡眠中に呼吸が止まる障害の，睡眠時無呼吸症候群（SAS；Sleep Apnea Syndrome）で，中年の睡眠障害の20％，高齢者では30％以上を占めている。３番目に多いのは睡眠・覚醒リズム障害であり，体内時計が大きくずれて，極端な夜型や，昼と夜の生活が逆転してしまう障害である。

　なお2014（平成26）年には，「健康づくりのための睡眠指針2014」が公表された。「健康日本21」（第一次）の睡眠に関する目標達成に向けて策定された「健康づくりのための睡眠指針」（2003〈平成15〉年）を基に，最新の科学的知見を加えた改定版となる。

表５-６　睡眠の質の状況（20歳以上，性・年齢階級別）

		\multicolumn{2}{c}{総数}		\multicolumn{2}{c}{20～29歳}		30～39歳		40～49歳		50～59歳		60～69歳		70歳以上	
		人数	%	人数	%	人数	%	人数	%	人数	%	人数	%	人数	%
総数	総　数	6,548	100	522	100	770	100	1,062	100	1,033	100	1,314	100	1,847	100
	充分とれている	1,561	23.8	105	20.1	125	16.2	173	16.3	164	15.9	325	24.7	669	36.2
	まあまあとれている	3,569	54.5	290	55.6	388	50.4	556	52.4	584	56.5	774	58.9	977	52.9
	あまりとれていない	1,278	19.5	108	20.7	225	29.2	296	27.9	252	24.4	205	15.6	192	10.4
	まったくとれていない	140	2.1	19	3.6	32	4.2	37	3.5	33	3.2	10	0.8	9	0.5
男性	総　数	3,052	100	254	100	374	100	516	100	482	100	620	100	806	100
	充分とれている	782	25.6	53	20.9	63	16.8	86	16.7	82	17	177	28.5	321	39.8
	まあまあとれている	1,602	52.5	139	54.7	175	46.8	275	53.3	268	55.6	344	55.5	401	49.8
	あまりとれていない	589	19.3	51	20.1	118	31.6	137	26.6	111	23	92	14.8	80	9.9
	まったくとれていない	79	2.6	11	4.3	18	4.8	18	3.5	21	4.4	7	1.1	4	0.5
女性	総　数	3,496	100	268	100	396	100	546	100	551	100	694	100	1,041	100
	充分とれている	779	22.3	52	19.4	62	15.7	87	15.9	82	14.9	148	21.3	348	33.4
	まあまあとれている	1,967	56.3	151	56.3	213	53.8	281	51.5	316	57.4	430	62	576	55.3
	あまりとれていない	689	19.7	57	21.3	107	27	159	29.1	141	25.6	113	16.3	112	10.8
	まったくとれていない	61	1.7	8	3	14	3.5	19	3.5	12	2.2	3	0.4	5	0.5

※年齢調整した，睡眠で休養が十分にとれていない者の割合（20歳以上）は，総数 23.4％。
　年齢調整値は，平成22年国勢調査による基準人口（20～29歳，30～39歳，40～49歳，50～59歳，60～69歳，70歳以上の6区分）を用いて算出した。
　「睡眠で休養が十分にとれていない者」とは，睡眠で休養が「あまりとれていない」または「まったくとれていない」と回答した者。
資料）厚生労働省「平成30年国民健康・栄養調査」

> **＜健康づくりのための睡眠指針 2014　～睡眠 12 箇条～＞**
> 1.　良い睡眠で，からだもこころも健康に。
> 2.　適度な運動，しっかり朝食，ねむりとめざめのメリハリを。
> 3.　良い睡眠は，生活習慣病予防につながります。
> 4.　睡眠による休養感は，こころの健康に重要です。
> 5.　年齢や季節に応じて，ひるまの眠気で困らない程度の睡眠を。
> 6.　良い睡眠のためには，環境づくりも重要です。
> 7.　若年世代は夜更かし避けて，体内時計のリズムを保つ。
> 8.　勤労世代の疲労回復・能率アップに，毎日十分な睡眠を。
> 9.　熟年世代は朝晩メリハリ，ひるまに適度な運動で良い睡眠。
> 10.　眠くなってから寝床に入り，起きる時刻は遅らせない。
> 11.　いつもと違う睡眠には，要注意。
> 12.　眠れない，その苦しみをかかえずに，専門家に相談を。
>
> 資料）厚生労働省ホームページ

3）休養の概念

　「休養」は疲労やストレスと関連があり，「休む」と「養う」という言葉からできている。「休む」ことは，日々の仕事や活動から生じる心や体の疲労を回復し，元の活力ある状態に戻すという意味がある。また，睡眠と同じように安静にするという意味もあり，これらは静的な休養，あるいは消極的休養であるが，寝て過ごしたり，テレビをぼーっと見ているだけでは本来の「休養」とはいえない。

　また，「養う」とは，明日に向かっての鋭気を養い，身体的，精神的，社会的な健康能力を高めることをいう。これらは，運動，旅行，読書，音楽演奏や鑑賞，家族や知人との会話などを通じて，精神的なゆとりを持つことで，人間性の育成や，自己表現の発展を図る意味があり，活動性の高い休養，あるいは積極的休養である。消極的休養や積極的休養により，自分自身さらには家族の明日への健康を考え将来への準備をすることが，真の「休養」であるといえる。

　一方，休養の反対の概念としてストレスがあり，休養はストレスを軽減することが目的といえよう。

4）ストレスの概念

　個人を取り巻く環境が変化すると，それまでとは異なった方法で新たに対応する必要があり，このような環境の変化をストレスと呼ぶ。

　ストレスという言葉を生理学の分野に持ち込んだのは，カナダのハンス・セリエ*で，「ストレスとは，生体の中に起きる生理的，心理的な歪みであり，このストレスを生み出すものがストレッサーである」と述べている。つまり，ストレスとはストレッサーにより生じたいろいろな歪みのことで，ゴムまりに例えると"ゴムまりを指で押すと凹むが，指を離すと元に戻る"，この指で外部から与えられ

***セリエ，ハンス**：Hans Selye (1907-1982)。ウィーン出身，カナダ人の生理学者。

た力がストレッサーで，元に戻ろうとするゴムマリの反発力がストレスである。

さまざまな面で変化の多い現代は，ストレスの多い時代であるといえる。ストレスの種類には，物理的（暑さ，寒さ，騒音など），化学的（環境ホルモン，たばこ），生物的（細菌，ウイルス），生理的（疲労），心理社会的（職場や学校などの人間関係の怒りや悲しみ）など多数あり，これら環境の変化に適応しようとして，内部にストレス反応という緊張状態が誘起される。ストレスの影響を強く受けるか，あるいは弱く受けるかは個人差があるものの，過度のストレスが続くと，精神的な健康や身体的な健康に影響を及ぼす。

現在ではとくに，精神的，心理的なストレスの要素が，抑うつや自殺など精神的問題を引き起こし，生活習慣病発症の原因ともなり，大きな問題となっている。しかし，セリエによると“ストレスは人生のスパイスであり，ストレスのない人生などありえない”としている。ストレスは昔から存在し，今後もなくなることはありえない。そこで，自分のストレスを見極め分析し，解決できるものなら解決し，自分の力では解決できないものであれば，いったん受けとめてからうまく発散させる方法を見つけなくてはならない。

5）休養指針

厚生労働省が1994（平成6）年に発表した「健康づくりのための休養指針」では，①生活リズムからみた休養，②時間的要素からみた休養，③空間的要素からみた休養，④社会的要素からみた休養の4つが挙げられている。これらの中から，自分に生かせそうなものを取り入れて実践していくべきである。

＜健康づくりのための休養指針の内容＞

①生活にリズムを

・早めに気付こう，自分のストレスに

・睡眠は気持ちよい目覚めがバロメーター

・入浴で，からだもこころもリフレッシュ

・旅に出かけて，こころの切り換えを

・休養と仕事のバランスで能率アップと過労防止

②ゆとりの時間でみのりある休養を

・1日30分，自分の時間をみつけよう

・活かそう休暇を，真の休養に

・ゆとりの中に，楽しみや生きがいを

③生活の中にオアシスを

・身近な中にもいこいの大切さ

・食事空間にもバラエティを

・自然とのふれあいで感じよう，健康の息ぶきを

第5章　生活習慣と健康

④出会いときずなで豊かな人生を
・見出そう，楽しく無理のない社会参加
・きずなの中ではぐくむ，クリエイティブ・ライフ

6）ストレスマネジメント

「2019（令和元）年国民生活基礎調査」（厚生労働省）における"日常生活での悩みやストレスの有無"をみると「ある」が47.9％，「ない」が50.6％となっている。悩みやストレスがある者の割合を性別でみると，男性43.0％，女性52.4％で女性の方が高くなっている。「健康日本21（第二次）」では，気分障害・不安障害に相当する心理的苦痛を感じている者の割合を，10.4％（2010〈平成22〉年）から2022（令和4）年度には9.4％にすることを目標にしている。

ストレスマネジメントとして，個人の能力を高める方法があり，ストレスに関する知識を深め，自分自身のストレスの状態を正確に把握し，食事，運動，休養など，健全な日常生活により心身の健康を維持する。

また，「病は気から」といわれるように，①くよくよ考えずにリラックスする，②物事を柔軟に考える，③自分の感情や考えを上手に表現する，④趣味などで気分転換するなど対処が好ましい。

個人の受ける有害なストレスは職場や地域社会，家庭などのサポートにより軽減される。個人が協力を求め，その求めに応じられる社会を作ることも重要である。また，ストレス解消や発散のために過度な飲酒や，食事をする人がみられる。適度な量や程度であればリラックスできるが，行き過ぎは病気につながる。

6. 歯科保健行動

1）歯の健康と食生活

食生活は，生涯にわたって健康な心と体を保ち，豊かな人間性を育むために大きな影響を与える。楽しい食生活から，食に関する知識や生活習慣，家族や友人との団らんを広げることが重要であり，だらだと食べずに，規則正しく3度の食事を中心とした食生活を送ることも重要である。

第3次食育推進基本計画では，食は命の源であり，私たち人間が生きていくために食は欠かせない。また，健全な食生活を日々実践し，おいしく楽しく食べることは，人に生きる喜びや楽しみを与え，健康で心豊かな暮らしの実現に大きく寄与するものであるとされている。健康寿命の延伸には，健全な食生活が大切であり，よく噛んでおいしく食べるためには口腔機能が十分に発達し維持されることが重要である。このため，歯科口腔保健の推進に関する法律（平成23年法律第95号）に基づき，摂食・嚥下等の口腔機能について，乳幼児期における機能獲得から高齢期における機能の維持・向上等，生涯を通じてそれぞれの時期に応

じた歯と口の健康づくりを通じた食育を推進する。 具体的には，80歳になって
も自分の歯を20本以上保つことを目的とした「8020（ハチマル・ニイマル）運動」
（後述）や，ひとくち 30回以上噛むことを目標とした「噛ミング30（カミング
サンマル）」の推進を通じて，各ライフステージに応じた食べ方の支援や食品の
物性に応じた窒息や誤嚥防止を含めた食べ方の支援等，歯科保健分野からの食育
を推進する。

　口腔三大疾患として①う歯，②歯周病，③不正咬合があげられるが，これらを
予防し口腔機能を十分に発揮させるための運動を歯科保健活動と呼ぶ。

２）歯と全身の健康

　口腔は食物と同時に細菌を始めとする微生物の入口となっている。ここに定着
している口腔細菌の一部は，口腔内のみならず全身に対しても影響を与えている
ことが明らかである。

　口腔内疾患である歯周病は，歯肉の腫脹や疼痛，歯を支える歯槽骨の破壊が起
こる慢性の炎症性疾患であるが，歯周病が糖尿病や循環器疾患，呼吸器疾患など
の病状に悪影響を与えることから，単に口腔内だけではなく，全身の健康を脅か
す病気である。気道や血管を介して肺や心臓に入り込んだ歯周病原細菌が肺炎や
心疾患の原因なり，歯周病によって誘導されたTNF-α*などの炎症性サイトカイ
ンが，糖尿病を誘発するといわれている。

＊ TNF-α：Tumor Necrosis
Factor-α サイトカイン（細胞
から分泌される生理活性タ
ンパク質）の一種。

（1）歯周病と動脈硬化

　歯周病の原因となる歯周病原細菌の刺激により，動脈硬化を誘導する物質が
出て，血管内に粥状の脂肪性沈着物であるプラークができ血管が細くなる。ま
た，プラークが剥がれて血の塊ができると，血管が詰まる事がある。

（2）歯周病と脳梗塞

　脳梗塞は脳の血管のプラークが詰まったり，頸動脈や心臓から血の塊やプ
ラークが飛んで来て脳血管が詰まったりする病気であり，歯周病の罹患者は脳
梗塞を発症しやすいといわれている。

（3）歯周病と糖尿病

　糖尿病患者は同年代の非糖尿病者に比べ歯周炎がより重度であるとされてい
る。糖尿病患者の口腔内の特徴として，易感染性や唾液の減少により歯周病や
う蝕が発生進行しやすい。歯周炎症はインスリン抵抗性を引き起こし，ヘモグ
ロビンA1c**の悪化に関与するといわれている。

（4）歯周病と誤嚥性肺炎

　誤嚥性肺炎とは，食物や水分が嚥下時に口腔から咽頭に送られ，食道に至る
過程が嚥下障害により気管へ送られ，気管支などで発症する肺炎であり，高齢
者や認知症，脳外傷，脳血管疾患障害の後遺症などが発症要因としてあげられ，
高齢者の肺炎による死亡率第1位を占めている。

　誤嚥性肺炎を防止するには，口腔内を清潔に保ち，歯周病や他の菌の増殖を

＊＊ヘモグロビンA1c（HbA1c）：
糖化ヘモグロビンともよば
れ，血液中のブドウ糖が赤
血球のヘモグロビンと結合し
たものである。赤血球の寿
命は約120日で，HbA1cを
測定すると1〜2ヶ月間の平
均的な血糖値の状態から糖
尿病のリスクを知ることがで
きる。

防止することなどがあげられ，本人の自己管理の意志さえあれば発症を抑制することができる。しかし，高齢者や認知症，脳血管障害がある場合は，麻痺や障害のため口腔ケアが不十分である点がある。

口腔ケアの目的は，障がい者に限らず高齢者や介護療養者は日常生活動作（ADL）や自立度の低下から口腔衛生状態が悪化している。状況を改善する方法として口腔機能の維持・改善が求められている。

3）歯科保健行動

歯科保健活動は，三大疾患である①う歯，②歯周疾患，③不正咬合を予防し，口腔機能を十分に発揮させるための運動であり，生活の質の向上に寄与するものである。とくに，う歯や歯周疾患は有病率が高く，毎日きちんと口腔を清潔にしていれば，予防できることを自覚していながら，「忙しいから，面倒くさいから」といって歯を磨かないで痛み始めてからう歯を自覚する場合がほとんどである。このように，日常的に口腔に関する意識は低い。う歯によって穴が空いてしまった歯は，体の治癒力では元の状態には戻すことができないため，予防と早期治療が何よりも重要である。

高齢化社会を迎え，最後まで自分の歯で噛みしめるということは，食事を楽しむと同時に，咀嚼が多機能な生命維持機能に関係しているので，ヒトとしての生活の質を確保し，健康寿命を延伸するために重要な問題として認識するべきである。

また，健康増進法の基本方針で「歯の健康の保持」が定められ，市町村は保健・医療・福祉の連携から歯科保健を積極的に推進する義務がある。歯科疾患はもはや個人だけの問題として扱われるものではなく，社会全体として対応すべき時代になっている。

4）歯科保健対策

「食べること」は命の源であり，「食事」は，人間の生命の維持とともに，生活に楽しみや潤いをもたらすものである。その「食事」の入り口となっている器官が口である。

食を通して健康寿命を延伸するためには，小児期から高齢期に至るまで，食べる器官である口腔の健康と関連づけることが重要である。つまり，健康で衛生的な歯・口を保つことだといえる。

近年，歯科保健を取り巻く状況を踏まえると，う蝕や歯周病などの防止や改善を主眼に置いた対策にとどまらず，「食べ方」の支援など「食育」への関わりや，高齢者に対する歯科保健対策から，誤嚥や窒息，誤嚥性肺炎の防止に重点を置いた幅広い対応を図っていくことが必要であるといえる。

歯科保健の領域で推進される食育は，口から摂取する食品に応じた咀嚼と嚥下を行う「食べ方」にある。十分に歯・口を使う「食べ方」を通した食育への拡が

りは，身体へ栄養を送るだけではなく，食べ物の味わいや心のくつろぎ，顔の表情など多面的である。つまり，「自分の口と歯で味わいながら食べる」ことは，身体と心の健康に深く関与していると言える。

　こうしたことから，「食べ方」の支援を中心に据えた食育を推進する取り組みが課題である。

　歯科保健の食育推進では，ライフステージ*毎の食べ方を中心に据えた食育をわかりやすく伝える必要がある。そのためにも，管理栄養士や栄養教諭，食生活改善推進員，歯科医師及び科衛生士との積極的な多職種連携と共通認識が不可欠である。

　各ライフステージにおける食べ方の支援として，①小児期：歯・口の機能の発達状況に応じ支援，②成人期：食べ方による生活習慣病対策に関わる支援，③高齢期：口腔機能の維持の支援や機能減退による誤嚥・窒息の防止を始めとする安全性に配慮した支援など，である。

*ここでは，ヒトの一生を①小児期，②成人期，③高齢期の3つの段階に分けている。

①小児期（乳幼児・学齢期）：「食べ方」を育てるステージの食育

　「食べ方」は，小児期に歯・口腔領域の成長とともに発達する。この時期は，食べる器官である歯・口の健康づくりを基にした「飲み方，噛み方，味わい方」などの「食べ方」の機能発達面から子育て支援などを通じて，授乳・離乳期から継続して保護者などに知識の普及を積極的に支援していくことが必要である。

　また，小児期全般を通して「食べ方」によって得られる味わいなどを実感する体験や，歯・口の機能の発達状況に応じた食べ物や水分の摂取に関する知識を普及していくことも重要である。

　子どもと保護者を対象にした五感（視覚・触覚・味覚・嗅覚・聴覚）を育てる咀嚼習慣の育成期間となるこの時期は，家庭環境や日々の生活環境のみならず，母子保健活動，学校保健活動なども土台にして，歯・口の健康の保持も目的とした食育活動を展開していくことが望まれる。

　なお，この時期は，食生活や食習慣の基礎を形成し，日々の生活習慣の大切さが実感できること，また，その後の成人期以降の食生活や生活習慣病の予防にも大きな影響を与え，ひいては幸せな家庭環境を築くための基礎となりうるため，大変重要な時期である。

②成人期：「食べ方」で健康を維持するステージの食育

　仕事や育児などで，生活のリズムとしての規則正しい食事や栄養面でのバランスのとれた食事が摂りにくく，食習慣や生活習慣が乱れやすいこの時期は，小児期に身につけた良好な習慣を維持・増進または改善していくことが必要となる。また，成人期の中でも，欠食や誤った知識に基づく食生活の乱れなどが主な問題となる若年層と生活習慣病の予防や対策などが主な課題となる中高年層とで分けて検討し，さらに，個々人においても食習慣や生活習慣に大きな違いがあるため，

96

それぞれの食習慣や生活習慣の課題に応じた継続的な支援が必要である。小児期から行われてきた歯・口腔疾患や肥満などの原因となる間食・飲料の摂取指導などの継続した指導に加えて，生活習慣病の予防を目指した，よく噛んで食べる「食べ方」の支援や生活に根ざした食の選択力*をつける支援が必要となる。よく噛んで味わって食べる食習慣づくりの支援により，やせ・肥満や生活習慣病の予防のための食育や「食べ方」の支援を通した働く人の心とからだの健康の保持増進などが，職場や地域の保健指導を基盤にして展開されることが望まれる。

この時期の「食べ方」を中心とした食育の推進は，生活習慣に関わる内容が多くなることから，歯科の分野を含めて，医療・保健関連職種など多くの分野が連携しながら展開していくことが求められる。

③高齢期：「食べ方」で活力を維持するステージの食育

う蝕や歯周病，歯の欠損の他に，口腔機能や栄養状態，食習慣を含む食環境の悪化から始まる，身体機能の低下とサルコペニア**，さらには最終的に生活機能障害と虚弱の発生から要介護状態にいたる構造的な流れがある。

口腔機能の低下時に現れる虚弱を意味した「オーラルフレイル***」の症状は，滑舌低下やわずかなむせ，食べこぼし，噛めない食品の増加とし，その前段階として口腔リテラシー****の低下の結果，生じた歯周病やう蝕による歯の喪失が挙げられている。したがって，オーラルフレイルを脱するためには口腔リテラシーを高め口腔清掃を励行し歯の欠損を防止するとともに，欠損が生じた場合には，歯科医院を受診し適切な補綴装置を装着し，口腔機能の回復維持が，要介護を遅らせ健康寿命の延伸に向けた予防・健康管理が必要である。

高齢期におけるオーラルヘルスプロモーションの一つに「8020（ハチマル・ニイマル）運動*****」がある。

その主旨としては，生涯にわたり自分の歯でおいしく食べることを目指している。しかしながら，高齢期では，年齢とともに口腔機能が低下し，さまざまな変化が歯・口に現れ摂食嚥下機能に問題が生じ誤嚥や，それに伴う誤嚥性肺炎のリスクが高まってくる。生涯自分の歯で食べことは，QOLを高めるためにも非常に重要であり，減退する食べる機能に対して口腔機能の維持・向上を目指した「食べ方」の支援が必要となる。さらに，加齢による機能低下が原因となる誤嚥・窒息の予防に考慮した「安全な食べ方」を推進することによって，「食」に関わる事故を防止し，バランスのとれた栄養状態を保ち，安全で活力を維持することができる高齢期の食育が推進される。

なお，高齢者に対して，介護予防事業における口腔機能向上サービスが実施され，また，在宅歯科医療を進めるため，講習会や在宅歯科診療に用いる機器の整備などの事業が行われる取り組みが推進されている。これらの事業を活用しながら，高齢期の食育を推進していくことが望まれる。

「8020（ハチマル・ニイマル）運動」の取り組みから，乳幼児や児童のう蝕罹

---

*自らの歯・口の状態にあった食の選択，栄養のバランスを考えた食の選択，家庭の団らんにつながる食の選択など。

**サルコペニア：全身の筋肉量が減少して，筋力ならびに運動・身体機能の低下が進行すること。加齢を原因とする一次性サルコペニアと，加齢以外を原因とする二次性サルコペニアに分類される。

***オーラルフレイル：「oral」と「frailty（フレイル，虚弱）」を組み合わせた造語で，「口腔機能のフレイル」という意味である。

****口腔への関心度をいう。

*****8020（ハチマル・ニイマル）運動：1989（平成元）年より，厚生省（当時）と日本歯科医師会が推進している残存歯数が約20本あれば，食品の咀嚼が容易であるとされており，日本人の平均寿命である80歳になっても自分の歯を20本以上残すことを目標とした運動である。

患状況の改善や，80歳になっても残存歯数20本の達成者の割合の増加など，国民の歯・口の健康状態は上昇している。

　食育は国民運動でもあり，種々の運動が多くの領域で推進されている。歯科保健の領域では，今後，歯・口の健康に根ざした「食べ方」からの食育推進を広く展開するために，一口30回以上噛むことを目標とした「噛ミング30（カミングサンマル）運動」が2009（平成21）年7月に公表された。

　あらゆる領域から食育を通して健康で衛生的な歯・口を保つために，こうした運動や前述した「8020（ハチマル・ニイマル）運動」などの運動が，一層推進されることが望まれる。

　噛んで食べるときの状態と歯の保有状況について，「何でもかんで食べることができる」者の割合と20歯以上歯を有する者の割合は，60歳代から大きく減少する（図5‐10）。また，65歳以上の高齢者のうち，「何でもかんで食べることができる」者における低栄養傾向の者（BMI*≦20kg/m²）の割合は，男性10.2％，女性18.0％であり，「何でもかんで食べることができる」者と「何でもかんで食べることができる」以外の者における低栄養傾向の者の割合の差は，女性より男性の方が大きい。

＊BMI（Body Mass Index）：ボディマス指数や体格指数とも呼ばれ，成人の肥満度を表す国際的な体格指数。BMI＝体重〈kg〉÷（身長〈m〉)²の式で算出。

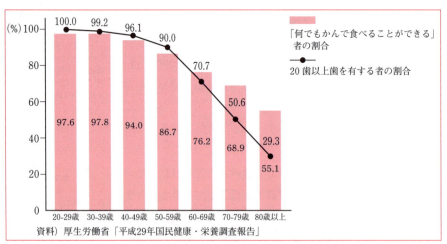

資料）厚生労働省「平成29年国民健康・栄養調査報告」

**図5‐10　「何でもかんで食べることができる」者と歯の保有状況
（20歳以上，男女計・年齢階級別）**

第 6 章

主要疾患

1. がん

1) がん死亡率

　がん（cancer）は悪性腫瘍，または悪性新生物ともいう。がんは現在日本人の死因の第1位となっており，国立がん研究センターがん対策情報センターの推計値によれば，日本人の2人に1人（男性62％，女性47％）が生涯でがんに罹患する。がんの統計は人口動態統計による死亡率と，国立がん研究センターの「全国がん登録」による死亡率に関するものがある。過去のデータからの年次推移をみるには人口動態調査のデータによらねばならないが，種々の因子による死亡率比較は全国がん登録制度からのデータによるものとなる。

　がんの死亡統計は男女差が大きい。死亡率は「粗死亡率」と「年齢調整死亡率」とがあり，粗死亡率は人口10万人当りの死亡人数を指し，現在のがん死亡者数を反映するが，がんは免疫反応が弱まる高齢者に発生しやすい典型的な年齢依存性疾患であるので，高齢社会の進展とともに粗死亡率は年々上昇していく。そのため，真にがんが発生しやすくなったかについては，年齢調整して年次比較，国

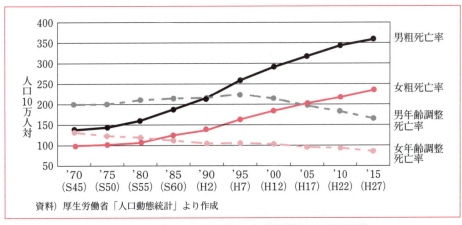

資料）厚生労働省「人口動態統計」より作成

図6-1　がんの男女別粗・年齢調整死亡率の推移

表6‐1 部位別がん粗死亡率・年齢調整死亡率年次推移（人口10万人当り）

男性粗死亡率	1980(昭和55)年	1985(60)年	1990(平成2)年	1995(7)年	2000(12)年	2005(17)年	2010(22)年	2015(27)年	2018(30)年	
全体	163.5	187.4	216.4	262.0	291.3	319.1	343.3	359.7	**361.6**	
食道	7.8	8.5	10.0	11.9	14.2	15.4	**16.2**	16.0	15.5	②
胃	**53.9**	51.1	49.6	52.6	53.3	53.0	53.5	50.5	47.7	
結腸	6.7	9.4	12.9	17.1	19.7	21.8	24.3	28.0	**28.9**	
S状結腸移行部及び直腸	6.8	7.8	9.1	11.3	12.6	14.1	14.6	**16.0**	15.9	
肝及び肝内胆管	17.0	23.3	29.5	37.4	**38.4**	37.7	34.9	31.1	28.2	
胆のう及びその他の胆道	4.9	6.7	8.4	10.2	11.2	12.7	13.7	14.9	**15.5**	
膵	7.8	10.1	12.1	14.7	16.9	19.9	23.7	26.5	**29.7**	
気管，気管支及び肺	27.0	35.3	44.6	54.8	63.5	73.3	81.8	**87.2**	86.7	①
前立腺	3.0	4.5	5.7	8.9	12.2	15.0	17.4	18.6	**20.3**	
白血病	4.6	5.1	5.4	6.0	6.5	7.0	7.9	8.4	**8.7**	
大腸（再掲）	13.5	17.1	22.1	28.4	32.3	35.9	38.9	43.9	**44.8**	③

女性粗死亡率	1980(昭和55)年	1985(60)年	1990(平成2)年	1995(7)年	2000(12)年	2005(17)年	2010(22)年	2015(27)年	2018(30)年	
全体	115.5	125.9	139.3	163.1	181.4	200.3	219.2	234.6	**243.0**	
食道	2.1	1.9	2.0	2.2	2.4	2.7	2.9	**3.3**	3.1	
胃	**33.2**	30.6	28.1	28.5	27.8	27.4	26.5	24.7	24.1	
結腸	6.9	9.3	12.4	15.6	17.9	21.2	23.3	26.9	**28.1**	
S状結腸移行部及び直腸	4.9	5.3	5.8	6.5	7.1	7.7	8.1	8.7	**8.8**	
肝及び肝内胆管	7.1	8.5	10.3	14.1	16.2	17.1	**17.4**	15.4	13.9	
胆のう及びその他の胆道	6.4	9.0	10.9	11.9	12.8	13.5	**14.1**	**14.1**	13.9	
膵	5.7	7.3	9.6	11.1	13.6	16.5	20.7	24.4	**27.4**	③
気管，気管支及び肺	9.9	12.7	15.4	19.5	22.9	26.1	30.0	32.9	**34.4**	②
乳房	7.0	8.0	9.4	12.2	14.3	16.6	19.2	21.1	**23.0**	
子宮	9.2	8.0	7.4	7.7	8.1	8.2	9.1	10.0	**10.7**	
卵巣	3.5	4.4	5.2	6.1	6.2	6.9	7.2	7.3	**7.5**	
白血病	3.3	3.6	3.9	3.9	4.4	4.6	5.0	5.5	**5.6**	
大腸（再掲）	11.9	14.6	18.2	22.0	25.1	28.9	31.3	35.6	**36.9**	①

男性年齢調整死亡率	1980(昭和55)年	1985(60)年	1990(平成2)年	1995(7)年	2000(12)年	2005(17)年	2010(22)年	2015(27)年	2018(30)年	
全体	210.9	214.8	215.6	**226.1**	214.0	197.7	182.4	165.3	152.1	
食道	10.3	9.8	9.8	10.1	**10.4**	9.7	9.1	7.9	7.0	
胃	**69.9**	58.7	49.5	45.4	39.1	32.7	28.2	22.9	19.7	③
結腸	8.7	10.8	12.9	**14.8**	14.4	13.4	12.8	12.9	12.3	
S状結腸移行部及び直腸	8.8	8.9	9.0	**9.7**	9.3	9.0	8.2	8.1	7.6	
肝及び肝内胆管	21.3	25.7	28.4	**31.6**	28.2	23.7	19.0	14.5	11.8	
胆のう及びその他の胆道	6.5	7.9	8.5	**8.8**	8.2	7.6	6.9	6.3	5.9	
膵	10.0	11.5	12.1	12.7	12.4	12.6	13.0	12.8	**13.4**	
気管，気管支及び肺	35.5	41.2	45.0	**47.5**	46.3	44.6	42.4	39.2	35.5	①
前立腺	4.4	5.5	6.0	7.7	**8.6**	8.5	8.0	7.0	6.8	
白血病	5.1	5.4	5.3	**5.4**	5.2	4.8	4.7	4.3	4.2	
大腸（再掲）	17.6	19.6	21.9	**24.4**	23.7	22.4	21.0	21.0	20.5	②

女性年齢調整死亡率	1980(昭和55)年	1985(60)年	1990(平成2)年	1995(7)年	2000(12)年	2005(17)年	2010(22)年	2015(27)年	2018(30)年	
全体	**118.8**	113.1	107.7	108.3	103.5	97.3	92.2	87.7	84.5	
食道	**2.2**	1.6	1.5	1.3	1.3	1.3	1.2	1.2	1.2	
胃	**34.1**	27.4	21.6	18.5	15.3	12.5	10.2	8.3	7.4	
結腸	7.1	8.3	9.3	**9.9**	9.5	9.3	8.6	8.8	8.5	
S状結腸移行部及び直腸	**5.1**	4.7	4.5	4.3	4.1	3.8	3.5	3.4	3.3	
肝及び肝内胆管	7.4	7.5	7.8	**9.1**	8.8	7.7	6.4	4.6	3.8	
胆のう及びその他の胆道	6.6	7.9	**8.0**	7.2	6.3	5.4	4.7	3.9	3.5	
膵	5.8	6.5	7.1	7.0	7.2	7.5	8.2	8.4	**8.9**	
気管，気管支及び肺	10.2	11.2	11.6	**12.5**	12.3	11.7	11.5	11.1	10.6	③
乳房	7.2	7.6	8.2	9.9	10.7	11.4	11.9	12.0	**12.2**	①
子宮	**9.5**	7.3	5.8	5.4	5.3	5.1	5.3	5.6	5.7	
卵巣	3.7	4.1	4.4	**4.6**	4.4	4.4	4.3	4.0	3.9	
白血病	3.3	**3.4**	**3.4**	3.0	3.0	2.6	2.5	2.4	2.3	
大腸（再掲）	12.2	13.0	13.8	**14.1**	13.6	13.2	12.1	12.1	11.7	②

注1）太文字は表中最高値
注2）前立腺は男性10万人対，子宮，卵巣は女性10万人対の死亡率である。
注3）大腸がんは結腸と直腸S状結腸移行部及び直腸のがん合計である。
資料）厚生労働省「人口動態調査」より作成

際または地域比較をしなければならない。

　まず，がん全体についての粗死亡率・年齢調整死亡率の推移を図示した（**図6-1**）。粗死亡率は男女ともに，高齢化の進展のため上昇傾向にあるが，男性が著しい。年齢調整死亡率は男女共に減少傾向が見られる。そのため粗死亡率の男女差は拡大しつつあり，男性が女性より2倍近く高くなっている。この男女差の原因は喫煙，飲酒，ストレスなどの生活習慣の差が反映しているものと思われる。がんが死因第1位になったのは1981（昭和56）年であり，以後がんは死亡原因の首位を占めている。

　次にがんの部位別がん死亡率（**表6-1**）を表示した。2018（平成30）年の粗死亡率は，男性では肺がん，胃がん，大腸がんの順で，女性では大腸がん，肺がん，膵がんの順となっている。粗死亡率の推移では男女とも一貫した増加傾向にある。男女とも肺がん，膵臓がん，大腸がんの割合が増加し，男性では前立腺がん，女性では乳がんの割合も増加した。

　年齢調整死亡率は，男性では肺がん，大腸がん，胃がん，女性では乳がん，大腸がん，肺がんの順位である。年齢調整死亡率の推移をみると，男女とも減少傾向にある。年齢調整死亡率が男女とも年々上昇しているのは，膵がんのみである。

2）がん罹患率

　がん患者の増加を背景に，がん患者を登録して，がん蔓延・治療状況，がん治療法の差異による治癒率・生存率・死亡率などを比較してみる「全国がん登録制度」が2016（平成28）年1月からスタートした。この制度は，がん対策基本法の個別法である「がん登録等の推進に関する法律」に基づく国家政策であり，がん検診や診察して原発がんが発見された場合，発見施設の所在地の知事に報告する義務が課せられている。がんの患者数や罹患率，生存率，治療効果の把握など，がん対策の基礎となるデータを把握する目的で，がんの罹患や転帰という状況を登録・把握し，分析する仕組みである。

　これまで，がんと診断された人のデータを都道府県が収集する「地域がん登録」制度があったが，隣の県の病院に受診や入院する人たちの情報が集められないなど，全国一貫した正確な情報として活用ができなかった。全国がん登録制度は，日本でがんと診断されたすべての人のデータを，国で1つにまとめて集計・分析・管理する新しい仕組みであり，その統計は国立がん研究センターの全国がん登録データベースで一元管理されている[*]。

　国立がん研究センターの全国がん登録における，がんの罹患率をみると**表6-2**のようになる。

＊2017（平成29）年の統計では，1年間に新たに登録された患者数は97.7万人。

表6-2　がん登録による罹患率状況 （2017〈平成29〉年）

	1位	2位	3位	4位	5位
男性	前立腺	胃	大腸	肺	肝臓
女性	乳房	大腸	肺	胃	子宮
全体	大腸	胃	肺	乳房	前立腺

罹患率と死亡率の関係をみると，男性では前立腺がんの罹患率が最多であるが，死亡率はランク外である。女性では罹患率・死亡率ともに乳房，大腸がんが高い。注意すべきは，膵臓がんは罹患率はランク外であるが，死亡率では男性で第4位，女性では第3位であり，死亡率の高いがんである。表6-1の年齢調整死亡率でみると，男性では膵がんのみが年々上昇しており，女性では膵がんと乳がんのみが年々上昇している。将来は，この2つのがんが上位に達すると推察できる。

3）がん対策基本法と就労支援

がん対策基本法は，全国どこでも同レベルの医療が受けられる環境整備や，「がん対策推進基本計画」を策定することなどを目的に2006（平成18）年に制定された。2016（平成28）年には，がん患者が尊厳を保持しながら安心して暮らすことのできる社会への環境整備を盛り込んだ改正法が成立した。改正法には，働く人ががんになっても雇用を継続できるよう事業主が配慮すること，小児がん患者の学業と治療の両立に必要な環境整備，希少がんや難治性がんの研究促進，がん検診の実態把握，がんに関する教育の推進などが含まれた。国内では毎年約100万人が新たにがんと診断され，その約3分の1が就労世代である。最近は女性や高齢の労働者が増加していることにともない，がん治療と就労の両立が社会的にも課題となり，「事業場における治療と仕事の両立支援のためのガイドライン*」が公表された。

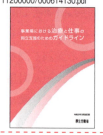

＊厚生労働省「事業場における治療と仕事の両立支援のためのガイドライン」
https://www.mhlw.go.jp/content/11200000/000614130.pdf

4）がん検診

がんの予防は，がんにかからないような生活習慣を個人的に実行する一次予防を基本とし，次いで早期発見・早期治療（二次予防）が行政主導でなされる。なかでもがん検診は有力な方法である。疾病の早期発見のためには健診と検診の2つがある。健診は健康診断（または健康診査）の略であり，一般には生活習慣病の早期発見で年1回の定期健康診断でなされる。母子保健法，学校保健安全法，労働安全衛生法，健康増進法，高齢者医療確保法などで規定されている。一方，検診は，ある病気の有無を定期的に検査することをいい，法的には健康増進法で

表6-3　指針で定めるがん検診の内容

種類	検査項目	対象者	受診間隔
胃がん検診	問診に加え，胃部エックス線検査又は胃内視鏡検査のいずれか	50歳以上 ※当分の間，胃部エックス線検査については，40歳以上に対し実施可	2年に1回 ※当分の間，胃部エックス線検査については，年1回実施可
子宮頸がん検診	問診，視診，子宮頸部の細胞診及び内診	20歳以上	2年に1回
肺がん検診	質問（問診），胸部エックス線検査及び喀痰細胞診	40歳以上	年1回
乳がん検診	問診及び乳房エックス線検査（マンモグラフィ） ※視診，触診は推奨しない	40歳以上	2年に1回
大腸がん検診	問診及び便潜血検査	40歳以上	年1回

資料）厚生労働省「市町村のがん検診の項目について」

歯周疾患，骨粗しょう症，肝炎ウイルス，がんの4疾患のみが規定されている。このがん検診については，健康増進法（平成14年法律第103号）第19条の2に基づく健康増進事業として市町村が実施している。厚生労働省では，「がん予防重点健康教育及びがん検診実施のための指針」（平成20年4月1日付け健発第0331058号厚生労働省健康局長通知）を定め，市町村による科学的根拠に基づくがん検診を推進しており，内容は**表6-3**の通りである。ほとんどの市町村では，がん検診の費用の多くを公費で負担しており，一部の自己負担でがん検診を受けることが出来る。また職場や，健康保険組合等でもがん検診を実施している場合がある。

また，日本のがん検診受診率は，2016（平成28）年に実施された「国民生活基礎調査」によると，男性では，胃がん，肺がん，大腸がん検診の受診率は4～5割程度であり，女性では，乳がん，子宮頸がん検診を含めた5つのがん検診の受診率は3～4割台であった（**図6-2**）。がん検診の受診率を向上させるため，毎年10月に「がん検診受診率50％達成に向けた集中キャンペーン」を実施し，がん検診の重要性の理解を広めている。

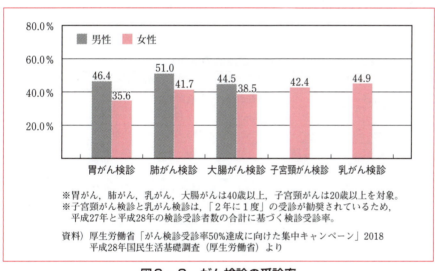

図6-2 がん検診の受診率

2. 循環器疾患

循環器疾患とは，心臓病と血管（動脈と静脈）疾患の総称である。WHOの国際疾病分類第10改訂版（ICD-10)*によると，循環器疾患はⅠ00-Ⅰ99として基本分類コードとなっており，大分類では高血圧性疾患，虚血性心疾患，脳血管疾患，その他の心疾患となっている。2017（平成29）年の患者調査によれば，外来受療率（人口10万人対）では，循環器系疾患は消化器系疾患に次いで第2位であり，入院では精神・行動の障害に次いで第2位である。傷病名でみると，

＊2018年6月に世界保健機関（WHO）が，国際疾病分類の第11回改訂版（ICD-11）を公表し，2019年5月にWHO世界保健総会（WHA）にて採択された。現在日本では国内適用に向けた作業が進められており，2022年に発効予定である。➡p.46-47参照。

外来受療率では循環器系の高血圧性疾患が第1位であり，入院受療率では精神及び行動の障害の統合失調症に次いで循環器疾患系の脳血管疾患が第2位となっている。人口動態統計の死因順位をみると，2018（平成30）年は1位悪性新生物，2位心疾患，3位老衰，4位脳血管疾患，5位肺炎[*]であった。

＊2017（平成29）年より，誤嚥性肺炎が死因順位に用いる分類項目に追加された。

1）高血圧

　高血圧とはWHO/ISH（国際高血圧学会）1999の基準によると収縮期血圧140mmHg，拡張期90mmHg（140/90）のいずれかを超えた血圧としている。わが国の血圧値の分類は日本高血圧学会により示されている（表6‐4）。2019年に高血圧治療ガイドラインが改訂され，高血圧の基準に変更はないが，正常高値血圧(120～129/80mmHg未満)以上のすべての者は，生活習慣の改善が必要であるとした。また，脳血管疾患の合併症を低下させるために，成人と高齢者の降圧目標が引き下げられた。

　高血圧の統計をみると，死亡率でかつて高血圧性疾患は死因の上位を占めていたが，最近では死因10位外にある。受療率では，入院受療率は低いものの外来受療率はICD－10の中分類（病名）では第1位である。受療率の年次推移をみると1960～1980年代にかけて受療率が大幅に増加した。近年では増減を繰り返

表6‐4　成人における血圧値の分類

分　類	診察室血圧（mmHg）			家庭血圧（mmHg）		
	収縮期血圧		拡張期血圧	収縮期血圧		拡張期血圧
正常血圧	<120	かつ	<80	<115	かつ	<75
正常高値血圧	120－129	かつ	<80	115－124	かつ	<75
高値血圧	130－139	かつ/または	80－89	125－134	かつ/または	75－84
Ⅰ度高血圧	140－159	かつ/または	90－99	135－144	かつ/または	85－89
Ⅱ度高血圧	160－179	かつ/または	100－109	145－159	かつ/または	90－99
Ⅲ度高血圧	≧180	かつ/または	≧110	≧160	かつ/または	≧100
(孤立性)収縮期高血圧	≧140	かつ	<90	≧135	かつ	<85

資料）日本高血圧学会「高血圧治療ガイドライン2019」

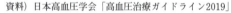

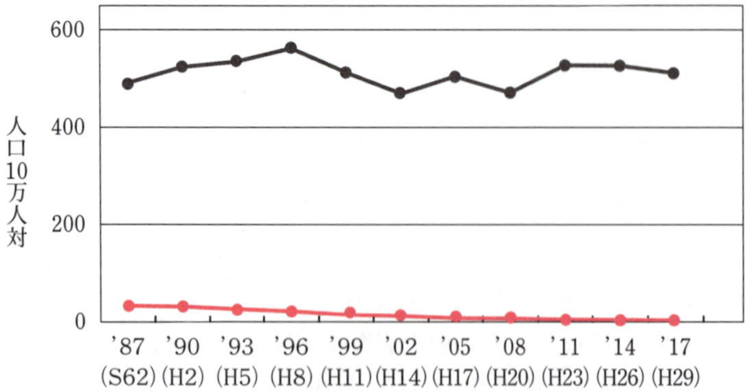

資料）厚生労働省「平成29年患者調査」より作成　患者調査は3年に1回実施

図6‐3　高血圧の受療率の推移

している（**図6-3**）。入院・外来別では入院の減少が著明である。

2）脳血管疾患

脳血管疾患は脳の血管による循環障害であり，脳内出血，脳梗塞，くも膜下出血の3種がある。

脳血管疾患の統計をみると変動があった。まず，粗死亡率でみると1994（平成6）年は第3位にあったが，2011（平成23）年では悪性新生物，心疾患，肺炎に次いで第4位となった。2017（平成29）年には再度第3位となったが，2018（平成30）年に再び第4位となっている。

次に3年ごとに実施される患者調査での受療率をみると，入院では2005（平成17）年，外来では，1996（平成8）年をピークに大きく低下している。2006（平成18）年より入院リハビリの保険請求期間が入院6カ月までと限定された[*]ので入院受療率低下の主因といえるが，外来受療率も漸減傾向にある（**図6-4**）。

脳血管疾患の死亡率の内訳をみると，2018（平成30）年では脳梗塞が48.6%であり，次いで脳内出血で26.6%，くも膜下出血9.7%，その他2.2%となっている。年齢内訳を見ると，3疾患ともに年齢依存性が明確に見られる。

[*] 前回の退院から180日以内に同じ病気で再入院する場合，前回と合わせて1入院とみなされる。これを通称「180日ルール」という。

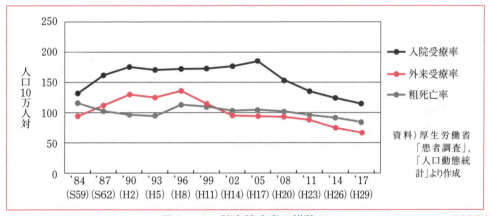

図6-4 脳血管疾患の推移[**]

[**] 脳血管疾患の入院受療率の激減
医療費の支払いは健康保険制度でなされるが，脳血管疾患の急性期リハビリは2006（平成18）年4月から180日までとなった。その年を境に入院受療率は減少している。

3）心疾患

疾病統計において「心疾患」は心臓病を指している。近年，生活習慣病の冠動脈性心疾患（CAD；Coronary Artery Diseases）が心疾患の主要疾患となっている。

心疾患の死亡率は1997（平成9）年以来，死因の第2位を占めている。年次推移をみると1993（平成5）年までは年々上昇傾向があり，以後，漸減傾向にあったが，2002（平成14）年より再び増加に転じ，以後，漸増傾向にある。2018（平成30）年の粗死亡率（人口10万人対）は167.6となり，過去最大値となった。心疾患を虚血性心疾患とその他の心疾患に分け，両者の比率をみると，生活習慣病である虚血性心疾患の死亡者数は現状維持にあり，虚血性心疾患の占める割合

は，2017（平成29）年では34％であり，漸減傾向にある（図6‐5）。

　次に患者調査での受療率でみると，外来と入院を合わせた受療率は1996（平成8）年が最多であった。3年ごとに増減を繰り返すが全体的には減少傾向があり，虚血性心疾患は調査ごとに低下している（図6‐6）。外来受療率で虚血性心疾患をみると1996（平成8）年では人口10万対85であったが，調査ごとに低下傾向を示し，2017（平成29）年では44であった。

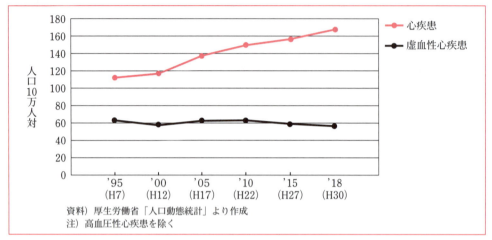

図6‐5　心疾患の死亡率の推移

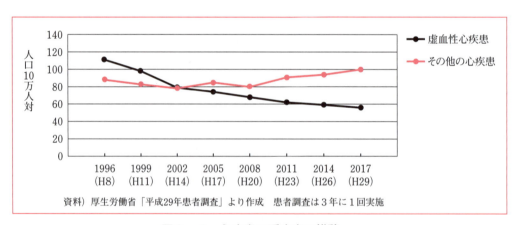

図6‐6　心疾患の受療率の推移

3．代謝疾患

1）肥満・メタボリックシンドローム

　肥満（fatness, obese）とは体内に脂肪が過剰に蓄積した状態をいう。肥満は格好が悪いという美容問題とされていたが，メタボリックシンドロームの概念が出されてから，その弊害が劇的に変化してきた。脂肪細胞は単なる脂肪蓄積機能だけでなく，糖や脂肪代謝をつかさどるアディポサイトカイン（adipocytokin）を放出している。腹

腔内脂肪蓄積はこのアディポサイトカインの放出を妨げるようになり，糖代謝異常，脂質異常症，高血圧などを引き起こす。このため，内臓肥満の存在と高血圧，高血糖症，脂質異常症があればメタボリックシンドロームであり，虚血性心疾患による死亡率を高めるというものである。メタボリックシンドロームの診断基準は，**表6-5**に示した。

肥満の統計は，健康増進法でなされる「国民健康・栄養調査」で出される。肥満率の推移を年代別にみた（**図6-7**）。男性は20年前と比較すると全年代約20％の増加がみられる。年齢別では40～50代の男性が高く，3分の1強である。一方，女性の肥満率は年齢依存性がある（**図6-8**）。50歳代までは20年前に比較して減少している。

メタボリックシンドロームの統計を年齢別に示した（**図6-9**）。男性で割合が高く，男女とも年齢が上がるほどメタボリックシンドロームが疑われる者*の割合が高くなっている。

*メタボリックシンドローム（内臓脂肪症候群）が強く疑われる者とは，「腹囲が男性85cm，女性90cm以上で，3つの項目（血中脂質，血圧，血糖）のうち2つ以上の項目に該当する者」をいう。

表6-5 メタボリックシンドローム診断基準

（日本内科学会，日本動脈硬化学会など8学会による合同基準）

必須項目	（内臓脂肪蓄積）ウエスト周囲径		男性 ≧ 85cm 女性 ≧ 90cm
選択項目 3項目のうち 2項目以上	1.	高トリグリセリド血症 かつ／または 低HDLコレステロール血症	≧ 150mg/dL < 40mg/dL
	2.	収縮期（最大）血圧 かつ／または 拡張期（最小）血圧	≧ 130mmHg ≧ 85mmHg
	3.	空腹時高血糖**	≧ 110mg/dL

*内臓脂肪面積　男女ともに≧100cm²に相当
*CTスキャンなどで内臓脂肪量測定を行うことが望ましい。
*ウエスト径は立位・軽呼気時・臍レベルで測定する。脂肪蓄積が著明で臍が下方に偏位している場合は肋骨下縁と前上腸骨棘の中点の高さで測定する。
*メタボリックシンドロームと診断された場合，糖負荷試験が薦められるが診断には必須ではない。
*高TG血症・低HDL-C血症・高血圧・糖尿病に対する薬剤治療をうけている場合は，それぞれの項目に含める。
*糖尿病，高コレステロール血症の存在はメタボリックシンドロームの診断から除外されない。
資料）厚生労働省「e-ヘルスネット」サイトより

**空腹時血糖の基準値は110mg/dlとしているが，特定保健指導における保健指導対象者の選定では国際基準を採用し，100mg/dlを基準としている。

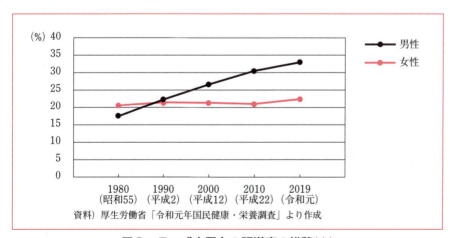

図6-7　成人男女の肥満率の推移***

***BMI25以上を肥満と判定。

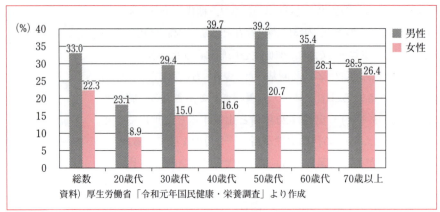

図6-8 成人の年齢別肥満率

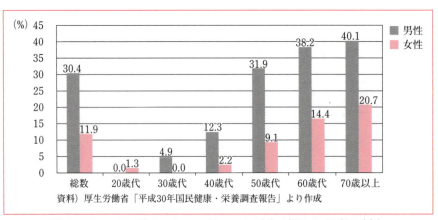

図6-9 メタボリックシンドロームが強く疑われる者の割合

2）糖尿病

　糖尿病とは，すい臓からのインスリン分泌異常による糖代謝異常性疾患をいう。
　糖尿病の統計を患者調査の受療率でみると，戦後経済成長とともに上昇傾向だ

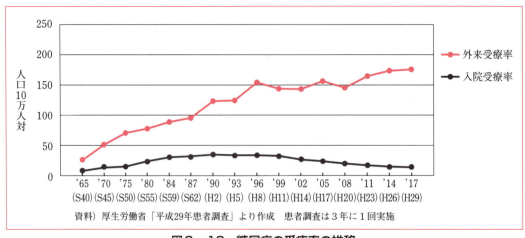

図6-10 糖尿病の受療率の推移

が，1996（平成8）年をピークに横ばい状態を呈している（図6-10）。1997（平成9）年以降，初めて減少に転じた。また，糖尿病が強く疑われる者*の割合を年齢層別にみると，70歳代までは完全に年齢依存性がある（図6-11）。男女差が若干あり，男性の罹患率がやや高く，程度も高い。男性では50歳代から，女性では60歳代から急増する。

＊糖尿病が強く疑われる者とは，「ヘモグロビンA1cの測定値があり，身体状況調査票（7）(c)及び（8）に回答した者のうち，ヘモグロビンA1c（NGSP）の値が6.5％以上，または，身体状況調査票の（8-1）『現在，糖尿病治療の有無』に『1 有』と回答した者」をいう。

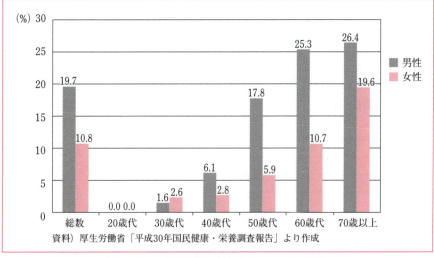

図6-11　糖尿病が強く疑われる者の割合

3）脂質異常症

　脂質異常症とは，脂質（lipids）が血中に過剰に存在している状態をいう。

　脂質異常症の統計を示した（図6-12）。脂質異常症が疑われる者**は，全体の23.4％に達していた。これを年代別で見ると，男女とも70歳代以上が最多となっていた。

＊＊脂質異常症が疑われる者とは，「HDLコレステロールが40mg／dL未満，もしくはコレステロールを下げる薬または中性脂肪（トリグリセライド）を下げる薬を服用している者」をいう。

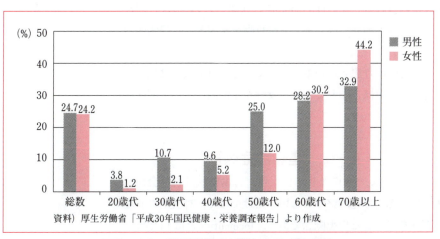

図6-12　脂質異常症が疑われる者の割合

4. 骨・関節疾患

1) 骨粗しょう症，骨折

　骨粗しょう症 (osteoporosis) とは，骨量 (骨密度) が減じ，骨が脆弱になった状態をいう。骨の成分に異常はなく，骨組織が減少するものである。

　骨粗しょう症の統計として，最大の特徴は女性の患者が多いことで，第二の特徴は高齢者に多いことである。女性の骨密度は20歳で最高に達し，以後維持し，閉経後にやや減少し（閉経後骨粗しょう症），高齢期に急減する（老人性骨粗しょう症）。年齢分布を国民生活基礎調査による通院者率で見ると，女性では50歳代より増加し，急増は60歳代である（図6‐13）。

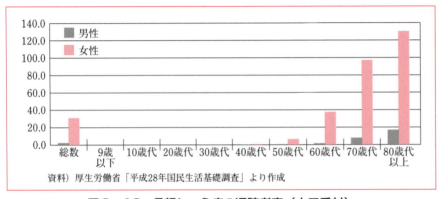

図6‐13　骨粗しょう症の通院者率（人口千対）

2) 変形性関節症

　変形性関節症は関節軟骨が加齢により磨耗，変性したもので，診断はX線で行う。症状としては，関節裂隙の狭小化，骨棘形成（関節外に骨が棘のように新生される），関節面骨硬化がみられる。変形性関節症は全関節にみられるが，下肢，とくに膝関節が多い。変形性膝関節症では日本人ではO脚を基因とし，膝関節の内側部が多い。

　また，変形性股関節症も比較的り患者数の多い疾患である。日本人では先天性股関節脱臼による二次性のものがほとんどであり，女性が圧倒的に多い。関節症の統計を図6‐14に示した。

3) ロコモティブシンドローム（運動器症候群）

　ロコモティブシンドロームとは，2007（平成19）年，日本整形外科学会が打ち出したもので，従来の局所部だけを診察するというだけでなく，社会的な立場までを含めた筋肉，骨，関節を総合した疾患概念である。locomotiveとは「移動の」という意味であり，運動器症候群と訳されるが，簡便に「ロコモ」と呼ばれている。ロコモ度を見る簡便な方法として日本整形外科学会が 2013（平成25）年に

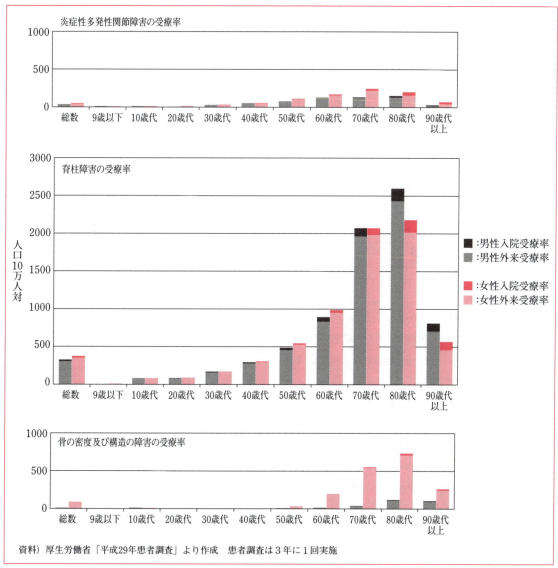

図6-14 関節症の受療率

発表した「ロコモ度テスト」がある。

「ロコモ度テスト」とは，①下肢筋力を調べる「立ち上がりテスト」（村永），②歩幅を調べる「2ステップテスト」（村永，他），③体状態・生活状況を調べる「ロコモ25」（Seichi, et al.)」の3つのテストから成り立っている。

ロコモ度を判定する臨床判断値として，ロコモ度1とロコモ度2がある。ロコモ度1は，移動機能低下が始まっている段階，ロコモ度2は，生活は自立しているが，移動機能の低下が進行している段階である。

判定方法の下肢筋力を調べる「立ち上がりテスト」では，40cmの高さの台に腰かけ，手の支えなしに，また反動をつけずに立ち上がれるかをみる。両脚で立ち上がることができたら，次は片脚ずつテストをする。どちらかの片脚で立ち上

がれない場合,「ロコモ度1」と判定する。

　また,歩幅を調べる「2ステップテスト」の判定方法は,まず両足を揃え,できるだけ大股で2歩歩く。歩幅を測り,「2歩幅(cm)÷身長(cm)」で「2ステップ数値」を算出する。2ステップ数値が1.3未満の場合,「ロコモ度1」と判定する。

　この概念は「まず,関節をみるには運動器全体を診察すること,原因は加齢による運動器の弱体化であり,ねたきりや要介護になりやすい」というものである。いつまでも元気で暮らせるようにという健康寿命の延長を目指すもので,高齢者の外出促進,日常生活での運動推進(運動指針との連携)を提唱している。ロコモティブシンドロームの有病率は,予備軍も含めて4,700万人といわれている。

5. その他の疾患

1) 慢性腎臓病

　慢性腎臓病(CKD;Chronic Kidney Diseases)は,原因を問わず慢性に経過する腎臓病のことで,腎機能の衰えた状態をいう。従来,腎機能低下は腎不全という概念だけであったが,腎機能がある程度低下しているが,腎不全までは至っていないという概念である。腎不全と診断されると,やがては人工透析に頼らざるを得なくなるので注意が必要である。

　人工透析の導入原因疾患は糖尿病が最多であり,次いで慢性糸球体腎炎,腎硬化症である。腎硬化症は高血圧や動脈硬化などで腎血流が低下し腎機能低下をきたす状態である。糖尿病とともに生活習慣病が原因の大半を占めている。生活習慣病の増加により慢性腎臓病は年々増加している。したがって人工透析患者も年々増加し,日本透析医学会の調査によると2018(平成30)年で33万9,841人となっている。

　CKDの定義は以下の①,②のいずれか,または両方が3か月以上持続することで診断する。

①尿異常,画像診断,血液,病理で腎障害の存在が明らかで,特に0.15 g/gCr以上の蛋白尿(30 mg/gCr以上のアルブミン尿)の存在が重要。

②糸球体の濾過能力(GFR)<60 mL/分/1.73 m²

　日本人のGFR推算式1を用いて算出する。

　eGFRcreat(mL/分/1.73 m²)=194×血清Cr(mg/dL)−1.094×年齢(歳)−0.287

　女性の場合には×0.739

　慢性腎臓病は将来の人工透析問題の他に,心血管疾患を引き起こす危険性をはらんでいることである。腎臓が悪化すると心臓病を悪化させやすく(心腎相関),心疾患による死亡を高めることになる。

　慢性腎臓病の対策としては,健康診断による蛋白尿の早期発見である。健康診断で蛋白尿を発見される率は高く,2018(平成30)年の労働安全衛生法の定

期健康診断での蛋白尿出現率は4.3%である。蛋白尿がでたら近日中に再検査し，再度陽性である場合は精密検査が必要である。蛋白尿は危険との認識が低く，再検査がされないことが多い。

なお，蛋白尿検査での陽性率は年々上昇しており，慢性腎臓病の増加を反映しているといえる。

２）慢性閉塞性肺疾患（COPD）

慢性閉塞性肺疾患（COPD；Chronic Obstructive Pulmonary Disease または COLD；Chronic Obstructive Lung Disease）は，気道の閉塞が生じ，気道抵抗が高まり，肺への酸素吸入と二酸化炭素排気の不都合が生じている状態である。通常は肺気腫と慢性気管支炎を併発している状態を指している。肺気腫は肺胞が破壊され拡張されている状態で，空気吸入により肺胞で酸素と二酸化炭素交換ができなくなる。したがって，血中酸素量の低下が生じる。慢性気管支炎は気管支の炎症で，炎症性物質の蓄積により気道が狭窄していく。

症状は肺の炎症のための咳や痰であるが，進行するに従い血中の酸素量が減じていき，呼吸困難を生じていく。初期のころは階段や運動時に息切れが起こっていくが，次第に平地歩行でも息切れするようになる。さらに進行すると，安静時でも息苦しくなり，酸素療法が必要となる。

COPDの原因は喫煙と加齢である。喫煙がCOPDの最大の原因であるが，他にも関係している因子がある。COPDは喫煙率が減じているにも関わらず，患者は増加傾向にある。米国ではCOPDは死因の上位にある。わが国では徐々に増加しており，2013（平成25）年より死因第9位となっている。2017（平成29）年の患者調査では，総患者数は30万8,000人であった。

生活での注意として，喫煙者は咳，痰の症状が続く場合COPDの疑いがあり，階段での息切れがある場合はCOPDの進行した状態といえるので，即禁煙が必要である。毎日の軽い運動は有効であるとされている。

３）認知症

認知症とは，生後いったん正常に発達した種々の精神機能が慢性的に減退・消失することで，日常生活・社会生活を営めない状態をいう。認知症の診断にもっとも用いられる診断基準のひとつは，アメリカ精神医学会によるDSM-V*で，以下のとおりである。

◎ DSM-Vによる認知症の診断基準（2013年）

A. 1つ以上の認知領域（複雑性注意，遂行機能，学習および記憶，言語，知覚－運動，社会的認知）において，以前の行為水準から有意な認知の低下があるという証拠が以下に基づいている：

（1）本人，本人をよく知る情報提供者，または臨床家による，有意な認知機能の低下があったという概念，および

* **DSM-V (Diagnostic and Statistical Manual of Mental Disorders)**：アメリカ精神医学会が精神疾患の診断基準・分類を定義した書籍。第5版のDSM-Vは2013年に公表された。

（2）標準化された神経心理学的検査によって，それがなければ他の定量化された臨床的評価によって記録された，実質的な認知行為の障害
B. 毎日の活動において，認知欠損が自立を阻害する（すなわち，最低限，請求書を支払う，内服薬を管理するなどの，複雑な手段的日常生活動作に援助を必要とする）

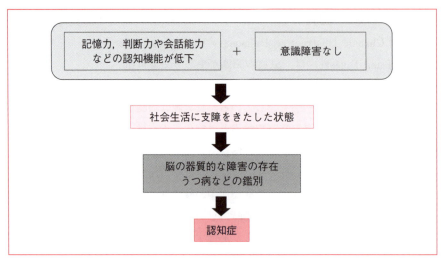

図6・15　認知症診断の考え方

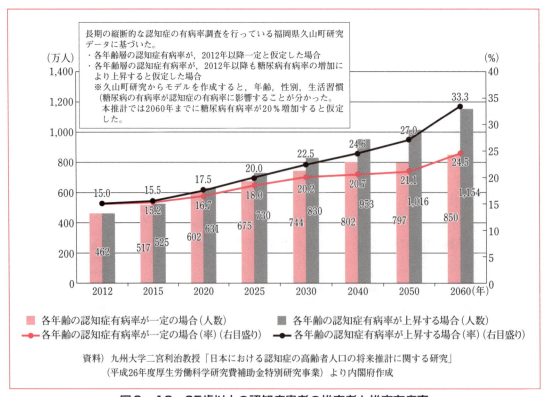

図6・16　65歳以上の認知症患者の推定者と推定有病率

C. その認知欠損は，せん妄の状況でのみ起こるものではない

D. その認知欠損は，他の精神疾患によってうまく説明されない（例：うつ病，統合失調症）

近年では，認知症早期診断の進歩により，診断基準を満たす状態は，かなり進行した認知症であり，早期診断を可能にする新たな診断基準も作成されている。認知症の原因としてはアルツハイマー病がもっとも多いとされるが，様々な疾患が認知症の原因となる。とくに，中枢神経系に病巣をもつ疾患が代表的である。

認知症の最大の危険因子は加齢で，65〜69歳での有病率は1.5%，以後5歳ごとに倍に増加し，85歳では27%に達する。2010年時点で，我が国の65歳以上の高齢者における有病率は8〜10%程度と推定されている。

65歳以上の認知症高齢者数と有病率の将来推計についてみると，2012（平成24）年は認知症高齢者数が462万人と，65歳以上の高齢者の約7人に1人（有病率15.0%）であったが，2025年には約5人に1人になるとの推計もある（図6‐16）。

４）難病法と難病対策

難病とは，発症の機構が明らかでなく，治療方法が確立していない希少な疾病であって，長期の療養を必要とするものである。わが国の難病対策は昭和40年代のスモン病が契機となり，1972（昭和47）年に包括的な対策として難病対策要綱が策定されたことに始まる。難病対策の進め方は，調査研究の推進，医療施設の整備，医療費の自己負担の解消，の3つが挙げられ，難病の病因・病態の解明研究及び診療整備，難病に対する医療費の公費負担が目指された。その後，難病研究が進み，助成対象疾患や患者数が増えたことから，2015（平成27）年1月に難病の患者に対する医療等に関する法律（難病法）が施行された。難病のうち，「患者数が本邦において一定の人数（人口の約0.1%程度）に達しないこと」「客観的な診断基準（またはそれに準ずるもの）が確立していること」の要件をすべて満たすものを指定難病としている。指定難病は，患者の置かれている状況からみて，良質かつ適切な医療の確保を図る必要性が高いものとして，厚生科学審議会の意見を聞いたうえで，厚生労働大臣が指定する。指定難病は2019（令和元）年7月現在333疾患で，医療費助成の対象となっている。指定難病の新規診断は難病指定医のみが行う。難病研究は，難治性疾患政策研究事業と難治性疾患実用化研究事業の二つが行われている。また難病の普及・啓発活動を行っている組織には，難病情報センターや難病相談支援センターなどがある。難病法では，施行後5年以内を目途に施行状況を勘案して必要があれば見直しに向けた検討を行うことが規定されているため，見直しに向けた検討が進められている。

【参考文献】

・細胞検査士会ホームページ　http://www.ctjsc.com/ct/whatCT.htm

・公益社団法人 日本整形外科学会 ホームページ　https://www.joa.or.jp

・ロコモティブシンドローム予防啓発サイト「ロコモ ON LINE」
　https://locomo-joa.jp/check/test/stand-up.html

・厚生労働省「知ることからはじめようみんなのメンタルヘルス」
　https://www.mhlw.go.jp/kokoro/speciality/detail_recog.html

・難病情報センター ホームページ　https://www.nanbyou.or.jp/entry/4141

第 7 章

感染症とその予防

1. 感染症について

1）感染の成立

　感染（infection）とは宿主であるヒトや動物の体内に微生物が浸入し，増殖することをいい，その感染を受けたヒトや動物が，健康障害をおこした状態を発病という。しかし，感染を受けても発病するとは限らない。このように，感染しても発症しない例を不顕性感染（inapparent infection）という。一方，感染して発病する場合を顕性感染（apparent infection）という。そして，数種の感染を混合感染（mixed infection），患者からヒトへの感染を二次感染という。また，入院治療などで免疫力が劣ったときに感染する日和見感染（opportunistic infection）などがある。その他，家畜や家禽，野生動物などからヒトに感染の見られる人獣共通感染症（人畜共通感染症，zoonosis），エイズ，梅毒などのように性行為を介して感染する性感染症（STD；Sexually Transmitted Diseases）がある。

　感染は，病原体などの感染源，それを伝播する感染経路，そして，ヒトや動物など宿主の感受性の3要因が満たされて成立する。

　感染源とは感染を起こすもので，病原性細菌，ウイルスなどをいい，患者，保菌者（病原体保有者），野生動物・家畜・家禽などの病原体保有動物，蚊・ハエ・ゴキブリなどの昆虫類，また，病原体によって汚染された食器・医療器具・水などがある。対策としては，病原体を消毒・殺菌することである。

　感染経路としては，接触感染，飛沫感染，水系感染，飲食物による感染，媒介動物による感染，媒介物による感染などがある。その対策としては，上下水道の整備など感染経路遮断などがある。

　宿主の感受性としては，ヒトや動物の体内に病原体が入った場合，発病するか否かは宿主の感受性の強さに関係する。これは性，年齢，人種，遺伝的要因，栄養状況などの影響を受ける。ヒトは病原体に対して防御するための先天性抵抗力があり，また，出生後に獲得した後天性抵抗力があり，免疫という。この免疫は，

表7-1　免疫の分類

能動免疫	自然能動免疫	出生後に自然感染によりできた免疫
	人工能動免疫	予防接種により体内にできた免疫
受動免疫	自然受動免疫	胎児のときに胎盤を通して得た免疫，母乳によって得た免疫
	人工受動免疫	免疫血清，免疫グロブリン投与によるもの

表7-1のように分けられる。

感染症の対策としては，予防接種などにより，体の抵抗力を高めることである。

2）微生物の発見と病原微生物

カビ，酵母，細菌，リケッチア，クラミジア，ウイルスなど肉眼では目にすることのできない生物が微生物に分類されるが，目に見える一部の原虫や寄生虫も微生物学の範疇に入れている。これらの微生物が食品の腐敗や発酵に関与することや，感染症の原因になることが判明したのは今から約150年前のことであり，オランダのアントニー・フォン・レーベンフック*が微生物の世界を発見してから300年以上経過している。病原微生物の発見やワクチンに関する研究の進展はそれ以後であり，とくに，ドイツのコッホ**とフランスのパスツール***の業績は大きい。

コッホは，病気と微生物の関係を証明する手段として以下のことを挙げている。

【Koch's postulates：コッホの法則】

①病原菌は，病気に罹ったヒトまたは動物に存在し，健康なヒトまたは動物には存在しないこと。

②病気に罹ったヒトまたは動物からその菌を分離し，純培養しなければならない。

③純培養菌を感受性動物に接種し，その病気を再現せねばならない。

④病気を再現させた動物からその病原菌を回収しなければならない。

これによって，病原微生物の発見が進み，1900（明治33）年の初め頃までには感染症の原因菌の多くが発見された。

一方，パスツールは，病気を治療することに努力し，「動物を一度病気にかけると二度とその病気には罹らない」，という免疫の概念の下にワクチンの開発に努めた。とくに，炭そ菌の弱毒ワクチンを開発し，それを用いた羊に対する野外実験の成功と，続いて，1885（明治18）年に狂犬病の犬にかまれた子供に対するワクチン接種の成功などで大きな功績を挙げた。

なお，同時期の1879（明治12）年に，ドイツのミュンヘン大学に衛生学講座が設立され，ペッテンコッファー****が教授となった。感染症の予防に下水道や上水道，衛生的なごみ処理などの環境衛生が大事であることの衛生学を確立した。このように，微生物学，免疫学，衛生学などが確立され，感染症の発見と治療法などの確立が始まった。しかし，当時はまだ，ウイルスは発見されず，ウイルス性の感染症については不明であった。

*レーベンフック，アントニー・フォン：Antoni Von Leewenhoek（1632～1723）。オランダのアマチュア生物学者で，世界で初めて顕微鏡を用いて微生物の存在を発見した。微生物学の父と称される。

**コッホ，ロベルト：Heinrich Hermann Robert Koch（1843～1910）。ドイツの医師，細菌学者。炭疽菌，結核菌，コレラ菌を発見し，現在の細菌検査の礎を築く。

***パスツール，ルイ：Louis Pasteur（1822～1895）。フランスの化学者，細菌学者。低温殺菌法を開発したほか，感染症の原因が微生物であることをつきとめて狂犬病などのワクチンを発明した。

****ペッテンコッファー，マックス・ジョセフ・フォン：Max Josef von Pettenkofer（1818～1901）。ドイツの衛生学者。コレラ防止など衛生学の確立とともに，生化学でも業績を残す。

3）日本の感染症対策

　日本は1868（明治元）年，西洋医学の採用方針を打ち出し，1870（明治3）年には，ドイツ医学の採用を決定し，森林太郎*（1862〜1922年）らが既述のペッテンコッファーのもとに留学した。また，コッホの下には北里柴三郎（1853〜1931年）が留学し，破傷風菌の純粋培養を行い，その血清療法を確立した。志賀潔（1870〜1957年）は赤痢菌を発見し，その属名は志賀に由来して「Shigella」と命名された。そして，秦佐八郎（1873〜1938年）は梅毒の化学療法剤サルバルサン606号を発見し，また，野口英世（1876〜1928年）は梅毒スピロヘータの純粋培養に成功するなど，大きな業績をあげた。

　わが国は明治維新の開国早々に多くの感染症に襲われた。それは外国からのヒトの往来や，荷物の搬入により，さまざまな感染症が持ち込まれたことによる。とくに，コレラ，チフス，赤痢などの感染症が多発し，その予防対策に力が注がれた。また予防，感染防止，治療などを目的として1897（明治30）年に「伝染病予防法」が公布された。この法律は感染者を隔離し，徹底した消毒を行って感染の広がりを防ぐものであった。さらに，大正から昭和にかけては結核が蔓延し，1975（昭和50）年まではわが国の死亡原因の第1位であった。しかし，ストレプトマイシンなどの抗生物質の発見はその治療に絶大な効果をあげ，結核の死因順位は下がった。2018（平成30）年中での死亡者は2,204人で死因順位は30位であった。

> ＊作家・森鷗外の本名。1884（明治17）年から4年間，衛生学の調査・研究のために軍医としてドイツに留学した。

2．感染症の予防及び感染症の患者に対する医療に関する法律

1）感染症の分類と対策

　上述のごとく，1897（明治30）年に伝染病予防法が公布された。また，その後，寄生虫予防法，性病予防法，結核予防法，らい予防法，エイズ予防法が公布**され，個々の感染症に対する対策などが積極的にとられることとなった。しかし，隔離拘束主義を主とする対策が現実にそぐわなくなり，1999（平成11）年に「感染症の予防及び感染症の患者の医療に関する法律」（感染症法）が公布された。本法律には性病予防法，エイズ予防法そして伝染病予防法で対処されていた疾病を盛りこんだものである。なお，寄生虫予防法，らい予防法はそれぞれ，1994（平成6）年，1995（平成7）年に廃止されている。さらに，本法律は類型の見直し，生物テロや事故による感染症の発生・蔓延防止のため病原体等の管理体制の確立など，また，結核予防法の廃止に伴う結核の統合などにより，2008（平成20）年5月12日より，現在の感染症法が施行された。

　本法律では，感染症を感染症類型，新型インフルエンザ等感染症，指定感染症，新感染症に分けていて，それぞれ医師の患者発見時の届出と，患者対応が大きく

> ＊＊各施行年は以下の通り。
> 寄生虫予防法―1932（昭和7）年
> 性病予防法 ―1948（昭和23）年
> 結核予防法 ―1951（昭和26）年
> らい予防法 ―1953（昭和28）年
> エイズ予防法―1981（昭和56）年

表7‐2　感染症の種類（感染症法に基づく分類）

2020（令和2）年3月施行

	感染症名等	性　格
感染症類型	**［1類感染症］** ・エボラ出血熱　　　・クリミア・コンゴ出血熱 ・痘そう　　　　　　・南米出血熱 ・ペスト　　　　　　・マールブルグ病　　・ラッサ熱	感染力，罹患した場合の重篤性等に基づく総合的な観点からみた危険性が極めて高い感染症
	［2類感染症］ ・急性灰白髄炎　　　・結核 ・ジフテリア　　　　・重症急性呼吸器症候群（SARS） ・鳥インフルエンザ（H5N1, H7N9）・中東呼吸器症候群（MERS）	感染力，罹患した場合の重篤性等に基づく総合的な観点からみた危険性が高い感染症
	［3類感染症］ ・コレラ　　　・細菌性赤痢　　　・腸管出血性大腸菌感染症 ・腸チフス　　・パラチフス	感染力，罹患した場合の重篤性等に基づく総合的な観点からみた危険性は高くないが，特定の職業への就業によって感染症の集団発生を起こし得る感染症
	［4類感染症］ ・E型肝炎　　　　・A型肝炎　　　　・黄熱 ・Q熱　　　　　　・狂犬病　　　　　・炭疽 ・鳥インフルエンザ（鳥インフルエンザ（H5N1, H7N9）を除く） ・ボツリヌス症　・マラリア　　　　・野兎病 ・ジカウイルス感染症　　　・その他の感染症（政令で規定）	動物，飲食物等の物件を介して人に感染し，国民の健康に影響を与えるおそれのある感染症（人から人への伝染はない）
	［5類感染症］ ・インフルエンザ（鳥インフルエンザおよび新型インフルエンザ等感染症を除く） ・ウイルス性肝炎（E型肝炎およびA型肝炎を除く） ・クリプトスポリジウム症　　　　・後天性免疫不全症候群 ・性器クラミジア感染症　　　・梅毒　　　・麻しん ・メチシリン耐性黄色ブドウ球菌感染症 ・その他の感染症（省令で規定）	国が感染症発生動向調査を行い，その結果等に基づいて必要な情報を一般国民や医療関係者に提供・公開していくことによって，発生・拡大を防止すべき感染症
新型インフルエンザ等感染症	・新型インフルエンザ ・再興型インフルエンザ	新たに人から人に伝染する能力を有することとなったウイルスを病原体とするインフルエンザ 　かつて，世界的規模で流行したインフルエンザであって，その後流行することなく長期間が経過しているものが再興したもの 　両型ともに，全国的かつ急速なまん延により国民の生命・健康に重大な影響を与えるおそれがあると認められるもの
指定感染症	政令で1年間に限定して指定される感染症 ・新型コロナウイルス感染症	既知の感染症の中で上記1〜3類，新型インフルエンザ等感染症に分類されない感染症で1〜3類に準じた対応の必要が生じた感染症
新感染症	**［当初］** 　都道府県知事が厚生労働大臣の技術的指導・助言を得て個別に応急対応する感染症 **［要件指定後］** 　政令で症状等の要件指定をした後に1類感染症と同様の扱いをする感染症	人から人に伝染すると認められる疾病であって，既知の感染症と症状等が明らかに異なり，その伝染力，罹患した場合の重篤度から判断した危険性が極めて高い感染症

異なっている（**表7‐2**）。

2）感染症類型

（1）1類感染症

　感染力，罹患した場合の重篤性に基づく総合的な観点から見た危険性が極めて高い感染症である。エボラ出血熱，クリミア・コンゴ出血熱，痘そう，ペスト，マールブルグ病，ラッサ熱，南米出血熱の7種が分類されている。

（2）2類感染症

　感染力，罹患した場合の重篤性に基づく総合的な観点から見た危険性が高い感染症である。急性灰白髄炎，ジフテリア，重症急性呼吸器症候群（SARS），中東呼吸器症候群（MERS），結核，鳥インフルエンザ（H5N1），鳥インフルエンザ（H7N9）の7種が分類されている。

第7章　感染症とその予防

（3）3類感染症

　感染力，罹患した場合の重篤性に基づく総合的な観点から見た危険性が高くないが，特定の職業への就業によって感染症の集団発生を起こしうる感染症。腸管出血性大腸菌感染症，コレラ，細菌性赤痢，腸チフス，パラチフスの5種が分類されている。

（4）4類感染症

　動物，飲食物などの物件を介して人に感染し，国民の健康に影響を与える恐れのある感染症（ヒトからヒトへの伝染はない）。E型肝炎*，A型肝炎，黄熱，Q熱，狂犬病，鳥インフルエンザ（H5N1及びH7N9を除く），マラリアなど44の感染症が分類されている。なお，中南米で流行が広がりをみせているジカウイルス感染症について2016（平成28）年2月に厚生労働省は，4類感染症に指定した。

> ＊最近，加熱不十分なジビエを食べてE型肝炎を発症した報告がある。ジビエとは，イノシシやシカなどの野生鳥獣肉のこと。

（5）5類感染症

　国が感染症動向調査を行い，その結果に基づいて必要な情報を一般国民や医療関係者に提供・公開していくことによって，発生・拡大を防止すべき感染症。

　インフルエンザ（鳥インフルエンザ及び新型インフルエンザ等感染症を除く），アメーバー赤痢，ウイルス性肝炎（E型肝炎，A型肝炎を除く），クリプトスポリジウム症，後天性免疫不全症候群，カルバペネム耐性腸内細菌科細菌感染症，梅毒，麻しん，急性脳炎など22が分類されている。

（6）指定感染症

　既知の感染症で1～3類に分類されない感染症において1～3類に準じた対応の必要が生じた感染症。政令で一年間に限定して指定された感染症が該当する。2020（令和2）年2月1日，新型コロナウイルス感染症が指定された。

（7）新感染症

　ヒトからヒトに伝染すると認められる疾病であって，既に知られている感染性の疾病とその病状または治療の結果が明らかに異なるもので，当該疾病にかかった場合の病状の程度が重篤であり，かつ，当該疾病のまん延により国民の生命及び健康に重大な影響を与えるおそれがあると判断されたものである。

（8）新型インフルエンザ等感染症 （表7‐2参照）

3．主要感染症

　2019（令和元）年12月に中国湖北省武漢市において病原体不明の肺炎患者が発生した。これは後に，新型コロナウイルスによる感染症と判明した。この新型コロナウイルス感染症は，その後，世界各国で発生し，2020（令和2）年3月11日にWHOはパンデミック（世界的大流行）を宣言した。同年9月30日現在，世界の感染者数は約3,356万人，死亡者は100万人を超えた（表7‐6）。

　WHOは2020年8月25日，ナイジェリアで野生株のポリオウイルス感染が終息し，アフリカ大陸の根絶を宣言した。現在，感染が続くのはアフガニスタンと

パキスタンの2か国である。

　わが国における主な感染症の2019（令和元）年の概数は以下のとおりである。

　1類及び2類の感染症は，結核を除いて届出はない。3類の患者数は，腸管出血性大腸菌感染症3,741人，コレラ5人，細菌性赤痢140人，腸チフス37人，パラチフス21人であった。その他を見ると，つつが虫病404人，レジオネラ症2,314人，アメーバ赤痢851人，後天性免疫不全症候群1,233人，梅毒6,639人などとなっている。

　国際的にみると，ラッサ熱の流行地域は西アフリカ・中央アフリカ一帯である。わが国では1987（昭和62）年3月にシエラレオネから帰国した人に発症がみられたが，それ以降の発症はない。エボラ出血熱の流行地域はアフリカ中央地域*であるが，2014（平成26）年に，リベリア，シエラレオネ，ギニアでの流行が確認された。西アフリカでの流行はこれが初めてである。ペストの流行地域はベトナム，ケニアなどで毎年数百例との報告がある。主として中東地域では，中東呼吸器症候群（MERS）の患者が報告されている。

* 2018年8月～2019年4月現在，コンゴ民主共和国にて流行中である。2019年4月までの発症者数1,089人，死者679人。

1）結核

　日本では明治時代以降急速に蔓延し，かつては，死亡原因の第1位となり「国民病」と呼ばれた。1951（昭和26）年には「結核予防法」が制定された。しかし，ストレプトマイシンなどの特効薬の開発，BCG接種などにより，死亡者数が著しく減少し，2018（平成30）年の死亡数は2,204人で死因順位は30位である。また，既述の「結核予防法」は，2007（平成19）年に廃止され，結核は感染症法の2類感染症に分類された。2018（平成30）年の新登録患者数は，15,590人で，罹患率（人口10万人対の新登録結核患者数）は12.3である（**表7-3**）。

表7-3　日本の新登録結核患者数，同罹患率

区　　分	'11（H23）	'12（H24）	'13（H25）	'14（H26）	'16（H28）	'17（H29）	'18（H30）
新登録結核患者数	22,681人	21,283人	20,495人	19,615人	17,625人	16,789人	15,590人
罹患率（人口10万対）	17.7	16.7	16.1	15.4	13.9	13.3	12.3
菌喀痰塗抹陽性肺結核患者数	8,654人	8,237人	8,119人	7,651人	6,642人	6,359人	5,781人
新登録結核患者数に占める割合	38.2%	38.7%	39.6%	39.0%	37.7%	37.7%	37.1%

資料）厚生労働省「結核登録者情報調査」

　2018（平成30）年の傾向としては，患者の高齢化はさらに進行し，とくに新登録結核患者のうち80歳以上の結核患者は39.7%となっている。80歳以上については罹患率も高くなっており，70歳代と比較して約2.5倍となっている。また，罹患率を地域別にみると首都圏，中京，近畿地域等の大都市において高い傾向が続いている。新登録結核患者罹患率（人口10万対）は，大阪市（32.8），名古屋市（22.4），京都市（16.7），堺市（19.5），神戸市（18.6），東京都23区（18.9）であった。

　国際的にみると，2017（平成29）年の罹患率（人口10万対）は，アメリカ（2.7），

カナダ（4.9），スウェーデン（4.9），オーストラリア（5.9）であり，日本の12.3（2018〈平成30〉年）という罹患率は先進諸国の中では高い*。

*諸外国と日本の結核罹患率：➡ p.236 参照。

2018（平成30）年末現在の結核登録患者数は3万7,134人，活動性全結核患者数は1万448人である（**表7‐4**）。

表7‐4　日本の結核登録患者数

区　　分	'11（H23）	'12（H24）	'13（H25）	'14（H26）	'16（H28）	'17（H29）	'18（H30）
結核登録患者数	55,196人	52,173人	49,814人	47,845人	42,299人	39,670人	37,134人
活動性全結核患者数	17,264人	14,858人	13,957人	13,513人	11,717人	11,097人	10,448人
有病率（人口10万対）	13.5	11.7	11.0	10.6	9.2	8.8	8.3

資料）厚生労働省「結核登録者情報調査」

厚生労働省によると，2012（平成24）年には，世界で860万人が罹患し，130万人が結核で死亡している。また，その99％が開発途上国に集中している。このようなことから，WHOは1997年の世界保健総会においてドイツの細菌学者ロベルト・コッホが結核菌を発見した3月24日**を世界結核デーと定め，結核対策の重要性を呼びかけている。わが国では，感染症法に則って，医療機関で結核患者を発見した場合，最寄りの保健所に直ちに報告しなければならない。保健所は，感染症審査協議会に諮問して結核かどうかの判定をしてもらう。結核であるとの答申が出されたら，結核登録票を作成し，患者の管理を行う。なお，患者は公費負担申請を経て，結核医療公費を得ることができる。ツベルクリン反応検査は，2005（平成17）年度から廃止された。現在は予防接種法により，生後1歳までの間にBCGを直接接種することになっている。

**結核菌の発見は1882年。

2）インフルエンザ

インフルエンザウイルスが咳やくしゃみに含まれ，そのまま，あるいは空気中に浮遊しているうちに他の人の呼吸器に吸い込まれる。流行が短期間に世界的に拡大し，多数の人々が年齢を問わず感染する。インフルエンザウイルスは抗原性の違いにより，A型，B型，C型に分類されるが，パンデミックを起こすのはA型である。A型ウイルスはさらに，表面抗原の違いによりHA（H1〜H15），NA（N1〜N9）の亜型に分類され，パンデミックを起こすのはH1〜H3の3種，N1〜2の2種である。

パンデミックはウイルスの表面抗原，とくにHAが不連続変異を起こして新しい型になったため，この新型ウイルスに免疫を持たない多くのヒトに感染が拡大したと考えられている。「はやり風邪」と呼ばれ，「お駒風」「琉球風」などと流行によって世相を反映したさまざまな名がつけられた。また，感染症法による分類は**表7‐5**のようになる。なお，予防接種法ではB類疾病として指定され，原則65歳以上を対象としている。

表7‐5　感染症法によるインフルエンザの分類

2020（令和2）年3月現在

		感染症名
感染症類型	2類感染症	・鳥インフルエンザ（H5N1） ・鳥インフルエンザ（H7N9）
	4類感染症	・鳥インフルエンザ （鳥インフルエンザ（H5N1,H7N9）を除く）
	5類感染症	・インフルエンザ （鳥インフルエンザおよび新型インフルエンザ等感染症を除く）
新型インフルエンザ等感染症		・新型インフルエンザ ・再興型インフルエンザ

資料）　（財）厚生労働統計協会「国民衛生の動向2020/2021」をもとに作成

3）コロナウイルス

　人に感染を起こすコロナウイルスは，HCOV-229 E，HCOV-OC43，HCOV-NL63，HCOV-HKU1，SARS-COV，MERS-COV，および新型コロナウイルスCOVID-19の7種類が知られている。はじめの4種類は軽症の上気道疾患に関連するウイルスで風邪の症状を引き起こす。後の3種は動物に感染していたコロナウイルスが変異を起こして人に感染するようになったものである。

4）重症急性呼吸器症候群（SARS-COV：Severe Acute Respiratory Syndrome）

　2002年11月に中国広東省で最初の感染者が報告された。これはSARSコロナウイルスによる全身性の感染症である。WHOは2003年7月に終息を宣言した。世界32の国と地域から報告され，感染者は8,089人，死亡者は774人であった。なお，わが国では感染患者は確認されなかった。飛沫および接触感染が主体であり，感染動物はハクビシン，コウモリ等と言われるが確定的な結論は出ていない。

5）中東呼吸器症候群（MERS-COV：Midle East Respiratory Syndrome）

　2012年以降，サウジアラビア，アラブ首長国連邦等の中東地域で発生している重症呼吸器感染症である。基礎疾患のある人や高齢者が重症化しやすいとされる。感染動物はヒトコブラクダである。MERS発生地域でラクダに触れたり，ラクダの未加熱肉や未殺菌乳の摂取は感染のリスクを高める。感染は飛沫および接触感染とされる。診断確定患者数は，WHOによると，2012年9月〜2019年11月末までに感染者2,494名，死亡者858名とされる。

6）新型コロナウイルス感染症（COVID‐19）

　わが国では2020（令和2）年1月15日に初めて感染者を確認した。同年2月1日，感染症法の指定感染症に指定した。同時に，検疫法の検疫感染症に指定さ

第7章　感染症とその予防

れた。指定感染症は通常1年間有効で，その後必要があれば1類から5類のいずれかに指定される。今までに，指定感染症となった鳥インフルエンザH5N1，同H7N9，中東呼吸器症候群（MERS）および重症急性呼吸器症候群（SARS）は，1年後にいずれも2類感染症に指定されている。しかし，新型コロナ感染症は，感染しても無症状や軽症が多く見られること等から，2020（令和2）年8月24日に，厚生労働省の助言機関は感染症法の同感染症の位置付けについて議論を始めることで合意した。

　わが国の新型コロナウイルス感染確認者数が増加し，同年4月7日，7都府県に緊急事態宣言を発出した。同年9月30日現在のわが国の感染確認者数は空港検疫等を除いて約8万3千人，死亡者数は1,570人である（**表7-7**参照）。本感染症の予防対策として手指の消毒，マスクの着用が推奨され，3密*を避け，ソーシャルディスタンス**を保つことが重要である。

***3密**：密閉空間，密閉場所，密接場面という条件が同時に重なると感染するリスクが高いので避けること。

****ソーシャルディスタンス**：人が集まらないことが重要である。外出の際は人との距離を2mは取ること。

表7-6　世界各国・地域の新型コロナウイルス感染症感染者数と死亡者数
（2020年9月30日時点）

（単位　人）

国・地域	感染者数（累計）
総数	33,557,391
アメリカ	7,077,015
インド	6,225,763
ブラジル	4,745,464
ロシア	1,176,286
コロンビア	818,203
ペルー	808,714
スペイン	765,291
メキシコ	733,717
アルゼンチン	723,132
南アフリカ	672,572

（単位　人）

国・地域	死亡者数（累計）
総数	1,004,978
アメリカ	203,875
ブラジル	142,058
インド	97,497
メキシコ	76,603
イギリス	42,072
イタリア	35,875
ペルー	32,324
スペイン	31,762
フランス	31,691
イラン	25,986

資料）WHO Coronavirus Disease（COVID-19）Dashboardより作成

表7-7　国内の新型コロナウイルス感染症感染者数と死亡者数***
（2020〈令和2〉年9月30日時点）

***空港検疫，チャーター便帰国者事例を除く。

（単位　人）

都道府県	感染者数（累計）
総数	82,597
東京	25,738
大阪	10,593
神奈川	6,898
愛知	5,337
福岡	5,032
埼玉	4,652
千葉	3,896
兵庫	2,704
沖縄	2,486
北海道	2,091

（単位　人）

都道府県	死亡者数（累計）
総数	1,570
東京	408
大阪	206
神奈川	138
北海道	107
埼玉	102
福岡	97
愛知	84
千葉	71
兵庫	59
石川	47

資料）厚生労働省ホームページより作成

7）腸管出血性大腸菌感染症

　腸管出血性大腸菌（EHEC；Enterohemorrhagic E. coli）はベロ毒素（VT；

Verotoxin, またはStx；Shigatoxin）を産生する大腸菌を原因とし，ヒトからヒトへの二次感染が報告されている。本菌は酸抵抗性を有し，胃酸では死滅しない。わが国では，1996（平成8）年5月に岡山県での集団発生から始まり，その後拡大し全国に広まった集団発生事件があった。その原因は学校給食であった。以後毎年, 1,000人以上の患者発生がみられる。潜伏期は3～5日，腹痛と水様便の後に，血便となる。下痢などの後に，溶血性尿毒症症候群（HUS；Hemolytic Uremic Syndrome）。

また，脳症などを発症する場合がある。予防としては，食品を十分加熱することが必要である。高齢者および子供が罹患しやすい。家庭内での二次感染を防止するため，吐瀉物や便による汚染に注意が必要である。手洗いの徹底励行が重要である。

8）ノロウイルス感染症

ノロウイルスは，わが国の食中毒で事件数，患者数ともに増加している原因病原体であり，冬期が食中毒の流行期である。ノロウイルス感染症は，保有者から食品等に付着し患者を増やしていくので，予防には手洗いが必須である。病状としては嘔吐・発熱・下痢であるが，嘔吐内容物に多量のノロウイルスが含まれるので，その処理は慎重に行わなければならない。

9）HIV／エイズ

ヒト免疫不全ウイルス（HIV；Human Immunodeficiency Virus）の感染によるウイルス感染症で，発症していない（キャリアー）状態をHIV感染，免疫不全，日和見感染や悪性腫瘍などを発症した状態をエイズ（AIDS；Aquired Immunodeflciency Syndrome）という。HIVには，HIV-1型とHIV-2型があり，世界で蔓延しているのはHIV-1型である。HIV感染症は，HIV感染からAIDS発病まで平均13年といわれている慢性疾患であり，病期により急性期，無症候性キャ

表7-8　感染症患者報告数
2020（平成31）年1月～2020（令和元）年12月（概数）

感染症	総数（人）	感染症	総数（人）
コレラ	5	マラリア	57
細菌性赤痢	140	ライム病	17
腸チフス	37	レジオネラ症	2,314
パラチフス	21	レプトスピラ症	32
腸管出血性大腸菌感染症	3,741	アメーバ赤痢	851
E型肝炎	493	ウイルス性肝炎	330
A型肝炎	425	急性脳炎	959
エキノコックス症	24	クリプトスポリジウム症	19
オウム病	13	クロイツフェルト・ヤコブ病	193
Q熱	2	劇症型溶血性レンサ球菌感染症	926
コクシジオイデス症	2	後天性免疫不全症候群	1,233
つつが虫病	404	ジアルジア症	53
デング熱	461	梅毒	6,639
日本紅斑熱	318	破傷風	126
日本脳炎	9	バンコマイシン耐性腸球菌感染症	80
ブルセラ症	2		

資料）厚生労働省「感染症発生動向調査」

リアー，AIDSに分けられる。感染経路は，性行為，汚染された血液および血液製剤の注射，注射針の共用，母子感染などである。HIV感染者ははじめ，口腔カンジダ症が多く，不明熱，体重減少，寝汗，全身倦怠感などがあり，多くの場合，これらの前ぶれの症状の後にAIDSが発症する。わが国では，カリニ肺炎が多いため，発熱，咳，痰（たん），息切れなどの呼吸症状がもっとも多くみられる。

2018（平成30）年12月31日現在のわが国のHIV感染者数は20,836人，エイズ患者数は9,313人である（外国国籍を含む）。

4. 新興感染症と再興感染症

WHOやアメリカのCDC*は，1990（平成2）年に「この20年間に新しく人に感染を生じた感染症で局地的に，あるいは国際的に公衆衛生上の問題となる感染症」を新興感染症とし，また，「既知の感染症ですでに公衆衛生上の問題にならない程度までに患者数が減少していた感染症のうち，この20年間に再び流行し始め，患者数が増加したもの」を再興感染症と，それぞれ定義した。

新興感染症には新型コロナ感染症，新型インフルエンザ（H5N1），重症急性呼吸器症候群（SARS），中東呼吸器症候群（MERS），レジオネラ，大腸菌O157；H7等が，再興感染症にはペスト，マラリア，コレラなどがある。

> *CDC (Centers for Disease Control and Prevention)：保健社会福祉省の下部機関としてアメリカ合衆国アトランタにある研究所。日本語では疾病予防対策センター等と訳され，人々の健康と安全の保護を主導する立場にある連邦機関である。(https://www.cdc.gov/about/)。

5. 予防接種

予防接種とは，ある特定の感染症にかからないように，あらかじめその感染症の原因微生物，または一部を体内にいれ，免疫力をつけておくことをいう。体内に入れる病原微生物が生きている（生ワクチン）場合は弱毒化して注入する。生ワクチンは免疫力を獲得しやすいが，冷凍保存しなければならず，使用前に解凍を要する。まれに体内で活性化し，その感染症の症状を起こすことがある（「先祖返り」という）。生ワクチンに含まれるものは，BCG，麻疹，風疹，水痘などがある。

微生物の一部の組織を注入する場合を不活化ワクチンと呼ぶ。不活化ワクチンは常温での保存ができ副作用も少ないが，免疫力を獲得しにくく数回接種する必要がある。これに含まれるものに，ポリオ，ジフテリア，破傷風，百日咳，日本脳炎，インフルエンザ，肺炎球菌，Hib，ヒトパピローマ（HPV）がある。なお，ポリオ，ジフテリア，破傷風，百日咳の4種は混合して同時に接種される（4種混合）。予防接種法における予防接種の類型を表7-9に示した。

予防接種は個人防衛であるとともに社会蔓延させない社会防衛でもある。したがって接種することが望ましいが，ときに副作用を生じる。政府は「予防接種法」で接種すべき疾患を定め，接種によって生じた副作用に「予防接種健康被害救済制度」を設けている。

指定疾病の予防接種は厚生労働大臣が都道府県知事に実施するよう指示し，知

表7‐9 予防接種法における予防接種の類型

2020（令和2）年4月現在

	定期接種（5条1項）		臨時接種（6条1項又は2項）	新たな臨時接種（6条3項）
	A類疾病	B類疾病		
考え方	人から人に伝染することによるその発生及びまん延を予防するため，またはかかった場合の病状の程度が重篤になり，若しくは重篤になるおそれがあることからその発生及びまん延を予防するために，定期的に行う必要がある（社会防衛）	個人の発病またはその重症化を防止し，併せてこれによりそのまん延の予防に資することを目的として，定期的に行う必要がある（個人予防）	まん延防止上緊急の必要がある	まん延防止上緊急の必要がある〔臨時接種対象疾病より病原性が低いものを想定〕
実施主体	市町村	市町村	都道府県（国が指示又は自ら実施）市町村（都道府県が指示）〔厚労大臣が疾病を定めた場合に実施〕	市町村（国が都道府県を通じて指示）〔厚労大臣が疾病を定めた場合に実施〕
接種の努力義務	あり	なし	あり	なし
勧奨	あり	なし	あり	あり
接種費用の負担	市町村（約9割を交付税措置）	市町村（低所得者分は交付税措置）	○都道府県が実施した場合　国1/2　都道府県1/2○市町村が実施した場合　国1/3　都道府県1/3　市町村1/3	国1/2　都道府県1/4　市町村1/4（低所得者分のみ）
	低所得者以外から実費徴収可能	低所得者以外から実費徴収可能	実費徴収不可	低所得者以外から実費徴収可能
健康被害救済に係る給付金額（例）	障害年金（1級）506万円／年死亡一時金4,420万円	障害年金（1級）281万円／年遺族一時金737万円	障害年金（1級）506万円／年死亡一時金4,420万円	【B類定期とA類定期・臨時の間の水準】障害年金（1級）393万円／年死亡一時金3,440万円（※被害者が生計維持者の場合）
対象疾病	ジフテリア百日せき急性灰白髄炎（ポリオ）Hib 等	インフルエンザ（高齢者に限る）等	A類疾病およびB類疾病のうち厚生労働大臣が定めるもの	B類疾病（インフルエンザ等）のうち厚生労働大臣が定めるもの

注）金額は千の位を四捨五入して示した。
資料）（財）厚生労働統計協会「国民衛生の動向 2020/2021」

事は市町村長または保健所長に命令する。各市町村長は医師に委託して実施する。副作用で被害が生じた場合は市町村長より都道府県知事へ，知事から厚生労働大臣に伝達され給付が実行される。

【参考文献】

・厚生労働省「平成30年 結核登録者情報調査年報集計結果について」2019

第 8 章

精神疾患

1. 精神保健

1）主な精神疾患

（1）気分障害

　気分（mode）とはその人が持ち合わせる感情状態であり，その人なりの，長く続く基本的な精神状態である。したがって，人によってやや騒がしい高揚気分の人や，物静かな沈み込んだ気分の人もいる。これが，大きく上下にぶれた感情状態が気分障害である。

　その人なりの気分状態が大きくぶれて，周辺に迷惑をかけるようになった場合が精神異常状態であり，精神障害と呼ばれる状態となる。気分が激しく高揚した場合を「躁状態」と呼び，気分が激しく落ち込んだ場合を「うつ状態」という。人によっては季節によって躁とうつを繰り返す人がいるが，これを「躁うつ病」と呼ぶ。

　躁うつ病患者は春の芽吹きの季節になると気分が高揚し，じっとしていられなくなる。多動となり，時間を構わず他人の家を訪問したり，カードで物を買いあさったりすることもある。しばらくして，気分がどんと落ち，無口で無為の状態となる。このように両極端にぶれるので双極性障害ともいう。躁うつ病の躁の期間を「躁病相」，うつの期間を「うつ病相」という。

　この双極性障害を示す患者は多いわけでなく，ほとんどはいずれか一方になるだけのものが多い。この場合，一方にしかぶれないので「単極性障害」と呼ぶ。躁だけの患者は少なく，多くはうつ病患者である。

　うつ病は，やる気なく動かない状態に見えるが，やる気の喪失ではない。うつは漢字で「鬱」と書き，非常に生い茂った様，あり過ぎる様をいう。つまり，物事が頭に入り過ぎて動けない状態である。まったくやる気がなく頭が空虚な状態はうつとは形容しない。うつ病の病前性格は真面目で責任感の強い執着気質である場合が多い。

精神的にうつ状態であるので，動きたくても動けない焦燥感があり，動けない
自分が情けなく自責の感と自虐感が存在している。仕事が楽しくなくノルマに負
われている人や，学校などで人間関係に悩んだり宿題等に追われたりするとうつ
病になりやすくなる。

結局は治療としては，本人が能力を超えて仕事などを受けないようにすればい
いのであるが，その人が自分にあったペース，仕事などを見出すことができるか
にかかっている。

（2）統合失調症

統合失調症とは精神作用に多様性を生じ，刺激感知－認知－判断－行動という
一連の精神作用に統一性がなくなった状態の精神障害である。かつては精神作用
がばらばらであるという意味で「精神分裂症」の病名となっていたが，精神の統
合性が失われた状態という意味に改名された。

原因不明であり，若年発症が多い疾患である。経済的に恵まれない者にも多
く，両親や小児期の不利性などが関与しているともいわれる。妊娠時父親の高齢
も関係するとされる。患者数は多く，頻度は人口の0.8％程度とされているので，
100万人ほど患者がいることになる。ほとんどは15歳以上で40歳までに発症する。

症状は精神の陽性症状と陰性症状に分かれる。陽性症状とは，本来ない精神作
用が出現する症状である。統合失調症では幻覚，妄想，自我の障害などが出現する。
陰性症状は本来あるべき精神作用が欠落することで，感情鈍麻，意欲低下，思考
欠如などである。一般に陽性症状は薬剤で抑えやすいが，陰性症状は非常に治療
しにくい。陽性症状は発症当時に見られるが，慢性化すると次第に陰性症状優位
となっていく。

病型は思春期に発症しやすい破瓜型，急性症状で始まり，興奮など陽性症状型
である緊張型，妄想を主とする妄想型があるが，破瓜型の破瓜は女性の処女膜が
破れることをいい，思春期発症型の意味である。破瓜型は陰性症状で始まる場合
が多く，進行性で治療に難渋し，予後不良が多い。妄想型は発症年齢がやや遅く
一見正常で軽度にみえるが進行性である。もっとも予後良好なのは緊張型であり，
社会復帰しやすい。

患者は精神障害者と判定されれば，「精神障害者保健福祉手帳*」を有すること
になり，公費負担が受けられ，外来治療費が無料となる。精神障害者はなるべく
入院を避け，外来治療することになっているので，入院に対して公費負担は適用
とならない。

統合失調症の治療は薬物治療が主となるが，緊張型や妄想型は入院をしなけれ
ばならない場合がある。薬物は主にドーパミンD2受容体拮抗作用を持つ抗精神
病薬の投与が，陽性症状を中心とした症状の軽減に有効である。その他の薬剤も
有用であるが，多剤服薬となり，種々の精神作用や自律神経症状が出るので，注
意が必要である。

精神障害者の治療目的は早期に治療し，社会復帰させることにある（三次予防

＊精神障害者保健福祉手帳：
➡p.138, p.176参照。

130

〈➡p.8参照〉)。そして，一般人として自立生活に復帰させることである（ノーマライゼーション*）。なお，社会復帰は自立支援制度に則ってなされている。

（3）神経症性障害

神経症性障害（ノイローゼ：neurosis）は，外因性の強い精神障害である。内因性は持って生まれた病気へのかかりやすさであるが，外因性とはある程度大きな心理的衝撃が加わり起こる精神反応といえる。この場合，心理的外力を心因と呼んでいるので，心因性疾患とみてよい。心因により精神症状を主とする場合を神経症，身体症状が強く出る場合を身体表現性（心身症）疾患と分ける。

心因は種々の外力的衝撃(心的外傷)で，ストレスがもっとも多い。ストレスは，ある精神的負担から起こり，周辺からも理解可能な原因である。その原因が取り除かれると軽快する。

神経症の主症状は不安である。その他，恐怖，強迫，抑うつ，無気力などが生じ，身体的にも自律神経症状，つまり不定愁訴が出やすい。社会行動的にも変化が起こり，過食，拒食，浪費，性的逸脱，薬物乱用などが見られる。神経症は種々の病型に分かれる。不安が強い場合は不安神経症となり，心臓が脈打ち，止まるような不安（心臓神経症）が典型例である。特定の対象を恐れる不安を恐怖症（phobia）といい，昆虫などを極端に恐れる動物恐怖，先の尖ったナイフなどを極端に嫌う尖鋭恐怖，人前に出られない対人恐怖，広場恐怖などさまざまある。本人がばかばかしいと思っていても不安にかられてやらざるを得ない強迫神経症，突然に不安と恐怖にかられるパニック障害，過去の事件が生々しく浮かび上がってきて強い不安を与える外傷後ストレス障害（PTSD**）など幅広い疾患である。

治療は抗不安薬，抗うつ剤などの薬物療法や自律鍛練法など種々の方法がある。

（4）薬物依存

薬物依存(Drug Dependence)とはWHO（世界保健機関***）の定義によれば，「生体と薬物の相互作用の結果生じる特定の精神的，時にまた身体的状態を合わせていう。特定の状態とは，ある薬物の精神効果を体験するため，また時には退薬による苦痛から逃れるために，その薬物を継続的あるいは周期的に摂取したいという強迫的要求を常に伴う行動や，その他の反応によって特徴づけられる状態」である。

薬物依存とは，当初，薬物を本来の目的からそれて使用し（薬物乱用），何回か使用するうちに離脱困難となり（薬物依存），生活に影響を及ぼすようになった状態（薬物中毒）であり，薬物依存は薬物が身近になくなった場合に，薬を何としても手に入れたいという強迫的欲望があり，その行動（薬物探索行動）が生じた場合をいう。薬物依存性には，精神的依存性と肉体的依存性がある。いずれも薬が切れた状態で生じる反応を離脱症状というが，精神的な場合は強い不安と不穏状態となり，肉体的にはせん妄，手指のふるえなどが現れ，廃人同様になる。

薬物依存となる薬物は中枢神経（脳）に作用し，何らかの精神的反応を起させ

---

*ノーマライゼーション
(normalization)：1950年代に北欧諸国から始まった社会福祉をめぐる理念の一つ。厚生労働省では，「障害のある人が障害のない人と同等に生活し，ともにいきいきと活動できる社会を目指す」という理念を提唱しており，わが国の社会福祉政策の基本理念にもなっている。

**Post Traumatic Stress Disorder

***WHO（世界保健機関）：
➡p.241参照。

る向精神薬である。使用により脳に快適刺激を与え，快感を覚える物質といえる。

依存性薬物はアルコール，タバコもその類に入る。日本では両者はいずれも未成年には禁じられていて，未成年者飲酒禁止法*，未成年者喫煙禁止法**がある。肉体的依存性が強い薬物は，「麻薬及び向精神薬取締法」でその薬の取り扱いを厳しくしている。

薬物依存の弊害は依存性のため，精神や肉体を廃人ならしめる作用の他に，麻薬をめぐって種々の犯罪行為が生じることである。何が何でも手に入れたい依存者は値を吊り上げられた高価な薬を手に入れるために強盗や盗みなどの犯罪に手を染め，その資金が暴力団や外国人マフィア組織の資金源となり，社会秩序の乱れにつながっていく。

わが国で乱用されている代表的な薬物は覚せい剤である。2018（平成30）年の検挙者数は1万30人である***。また，政府は「薬物乱用対策推進会議」を設け，2018（平成30）年に「第五次薬物乱用防止五か年戦略」を策定した。

一度，薬物の乱用を始めると薬物依存になるのは時間の問題であり，できあがった薬物依存性から離脱するのは困難である。近年，社会の閉塞感から若者らに薬物が出回り，学校でも大学から高校，中学校へと低年齢化しながら浸潤しつつある。このため，厚生労働省は薬物に手を触れさせない「ダメ。ゼッタイ。」普及運動などを通して，中学・高校などを中心に啓蒙運動を行っている。

（5）ゲーム依存（ゲーム障害）

PC，インターネットの発展・普及，またスマートフォンの急速な普及により，オンラインゲーム（ネットゲーム）に没頭して，時には日常生活に支障を来すような事態も増加している。このようなことから，WHO（世界保健機関）はゲーム依存症を精神疾患として認定し，国際疾病分類（ICD）****の改訂版にこれを記載した。発効については，2019年のWHO総会で採択し，2022年1月からとしている。

その診断基準として，以下の3つの状態が1年以上続いた場合（重症の場合は1年より短くても該当）に，ゲーム障害の可能性があるとしている。

①ゲームをする頻度や時間をコントロールできない。

②日常生活でほかの何よりもゲームを優先する。

③生活に支障を来してもゲームを続けたり，エスカレートしたりする。

厚生労働省研究班の推計（2017〈平成29〉年）によると，中高生で約93万人がネット依存傾向にあるとしている。ネット依存になると，欲求を抑制する大脳前頭前野の機能，記憶，意思決定の機能の低下をもたらすとされ，とくに未成年には脳の発達が未熟であることからこの影響はより大きくなると考えられる。

ゲーム依存症などのネット依存は，ギャンブル依存やアルコール依存より治りやすく，家族を含めたカウンセリングができれば8割は回復するとも考えられている。すなわち，本人が自分の意志で行動を変えていくように家族全員で支援すること，スポーツや習い事などで興味・関心の対象を外に向けさせることが重要

＊未成年者飲酒禁止法：1922（大正11）年制定。満20歳未満の者（未成年者）の飲酒の禁止に関する法律。

＊＊未成年者喫煙禁止法：1900（明治33）年制定。満20歳未満の者（未成年者）の喫煙を禁止。2000（平成12）年に，罰金等の内容の一部が改正された。

＊＊＊法務省「令和元年版犯罪白書」（2019）より

＊＊＊＊国際疾病分類（ICD）：➡p.46参照。

とされている。

2）精神保健福祉対策の法的対応

　わが国で精神保健が公衆衛生の不可欠な分野として位置づけられるようになったのは，精神衛生法（1950〈昭和25〉年）が制定されてからである。精神衛生法では都道府県に精神病院の設置が義務づけられ，私宅監置が禁止されて精神障害者は医療機関で治療を受けることになった。また，精神衛生鑑定医（現・精神保健指定医）制度が導入され，強制入院の場合の人権が保護されるようになった。精神病床の整備は急速に進み，入院を中心とする精神医療は飛躍的に向上した。しかし，わが国の社会情勢の急激な変化，精神医学の進歩により，精神障害者対策は入院医療だけでは不十分であり，通院医療や退院後のケアの充実が必要とされ，これに伴い通院医療公費負担制度が設けられ，自立支援医療（精神障害通院医療）による通院医療が図られるようになった。また，保健所の業務に精神保健に関する事項が追加され，都道府県に精神保健福祉センターが設置され，地域精神保健活動が推進されている。さらに，精神障害者は障害者基本法のなかで障害者として位置づけられ，福祉施策の充実が必要とされたことから，精神衛生法は精神保健法（1988〈昭和63〉年）を経て，「国民の精神保健の向上を図るとともに，精神障害者等の人権に配慮しつつその適正な医療および保護を確保し，精神障害者等の社会復帰を図る」ことを趣旨として，「精神保健及び精神障害者福祉に関する法律（略：精神保健福祉法，1995〈平成7〉年)」に改定された。

　なお，精神障害者であることを絶対的欠格事由としていた栄養士，調理師等の資格等は，1993（平成5）年に相対的欠格事由に改められている。

3）精神障害者の受療状況

　ICD-10による精神障害は，①精神および行動の障害（血管性・詳細不明の痴呆，アルコール飲用による精神及び行動の障害，その他の精神作用物質による精神及び行動の異常，統合失調症・統合失調症型障害・妄想性障害，うつ病等の気分（感情）障害，神経症性障害等，精神遅滞，その他）と，②神経系の疾患（アルツハイマー病と癲癇）である。これらの疾患のうち精神遅滞は精神障害者から除かれている。

　患者調査（2017〈平成29〉年）によると，「精神及び行動の障害」による入院受療率は，人口10万対199であり，循環器系疾患180，新生物〈腫瘍〉112，呼吸器系疾患の76をはるかにしのいでいる。**表8-1**に示したように，「精神及び行動の障害」の年齢階級別受療率は，入院では年齢とともに高くなっており，とくに50歳代後半では人口10万対300にせまり，70歳以上で392となっている。また，外来も年齢が高くなるに従って高くなっているが，30歳代後半から40歳代に1つピークがみられ，70歳代になると漸増している。精神障害の内訳をみると，**表8-2**に示したように，うつ病がもっとも多い。

表 8 - 1　精神障害者の受療率（人口 10 万人対）

		総数	年齢階級							
			0歳	1～4歳	5～9歳	10～14歳	15～19歳	20～24歳	25～29歳	30～34歳
精神及び行動の障害	入院	199	2	2	2	19	26	36	54	73
	外来	206	19	73	118	92	99	139	199	228
神経系の疾患	入院	100	20	14	11	15	18	18	22	23
	外来	130	20	23	30	37	43	47	43	48

		年齢階級							
		35～39歳	40～44歳	45～49歳	50～54歳	55～59歳	60～64歳	65～69歳	70歳以上
精神及び行動の障害	入院	96	125	164	225	282	343	383	392
	外来	241	273	279	296	259	229	210	195
神経系の疾患	入院	26	29	36	45	58	68	91	349
	外来	64	81	81	92	99	122	137	356

資料）厚生労働省「平成 29 年患者調査」

表 8 - 2　精神障害者数の推移

(単位千人)

	平成17年 ('05)	平成20年 ('08)	平成23年 ('11)	平成26年 ('14)	平成29年 ('17)
精神障害者数	3,028	3,233	3,201	3,924	4,193
Ⅴ　精神及び行動の障害					
血管性及び詳細不明の認知症	145	143	146	144	142
アルコール使用〈飲酒〉による精神及び行動の障害	51	50	43	60	54
その他の精神作用物質使用 による精神及び行動の障害	9	16	35	27	22
統合失調症，統合失調症型障害及び妄想性障害	757	795	713	773	792
気分［感情］障害（躁うつ病を含む）	924	1,041	958	1,116	1,276
神経症性障害，ストレス関連障害及び身体表現性障害	585	589	571	724	833
その他の精神及び行動の障害	124	164	176	335	330
Ⅵ　神経系の疾患					
アルツハイマー病	176	240	366	534	562
てんかん	273	219	216	252	218

注）　1　精神障害者数は，「Ⅴ 精神及び行動の障害」から「精神遅滞」を除外し，「Ⅵ神経系の疾患」の「アルツハイマー病」と「てんかん」を加えた数である。
　　　2　総患者数は傷病別に表章単位（性・年齢階級等）ごとの平均診療間隔を用いて算出しているため，合計が傷病ごとの総患者数と合わない場合がある。
　　　3　平成 23 年は，東日本大震災の影響により，宮城県の一部と福島県を除いた数値である。

資料）厚生労働省「患者調査」（総患者数）　（財）厚生労働統計協会「国民衛生の動向 2020/2021」

4）精神障害者の医療

（1）入院医療

　「病院報告」「衛生行政報告例」（厚生労働省）によると，2018（平成30）年の医療法上の精神病床は33万261床，病床利用率は85.9％，平均在院日数は年々短縮し265.8日である。

　入院医療の目的は，次のような者に対し必要な医療および保護を確保することにある。

　①精神障害のために生活の維持あるいは財産の保全能力を欠いた者。

　②医療をうける必要があるにも拘らず医療を受けたがらない精神障害者。

　精神保健福祉法では，精神障害者は精神病院または他の法律により精神障害者

第8章　精神疾患

を収容できる施設以外の場所に収容してはならないとしており，また精神保健指定医は5年以上の診療経験と3年以上の精神科診療経験を有する医師から厚生労働大臣が指定し，非自発的な入院の要否や入院患者の行動制限要否の役割等を担っている。精神保健福祉法に定められた入院は，自発的入院（任意入院）と非自発的入院（医療保護入院，措置入院，緊急措置入院，仮入院等）とに分けられる。

①任意入院：精神障害者自身の同意に基づく自発的入院である。

②措置入院：一般人からの申請や警察官等の通報により，その者が精神障害者でありかつ入院させなければ，自傷・他害のおそれがあると2名以上の精神保健指定医の診察が一致した場合，都道府県知事が国あるいは都道府県立の精神病院あるいは指定病院に入院させる。

③医療保護入院：精神保健指定医により精神障害者であると診断され，入院の必要があると認められた者で，保護義務者の同意がある場合，精神病院管理者が本人の同意の有無にかかわらず，精神病院に入院させることができる。

④緊急措置入院：緊急を要する場合に，1名の精神保健指定医の診断により精神障害のため自傷他害等のおそれが著しいと認められたときに，72時間を限度として知事職権により入院させる。

⑤応急入院：緊急を要し，保護義務者の同意を得ることができない場合，精神保健指定医の診察により精神障害のために入院が必要とされる場合に72時間を限度に入院させる。

⑥仮入院：精神保健指定医の診察によって精神障害の疑いがあり，診断に日時を要すると認める者を，家族等の同意がある場合に1週間以内の入院をさせる。

　入院形態別患者数（2018〈平成30〉年）をみると，入院患者（28.1万人）のうち任意入院者がもっとも多く52.5％を占め，次いで医療保護入院者の46.3％である。措置入院者は0.5％であり，措置率は1970（昭和45）年以降年々減少傾向にある*。

*（財）厚生労働統計協会「国民衛生の動向2020/2021」より

（2）通院医療

　入院期間の短期化や精神科デイケア等の整備により統合失調症の通院患者が増加したことに加え，公費負担制度により通院患者数は増加している。ストレスと関係の深いうつ病，神経症，アルコール関連疾患の外来患者も増えている。

（3）精神障害医療費公費負担制度

　措置入院患者に対しては保険優先であるが，自己負担分の全額が精神保健福祉法により給付される。通院医療については，障害者総合支援法（障害者自立支援法が2012〈平成24〉年改正）により，自立支援医療のひとつ，精神通院医療が給付され，自己負担は原則1割となっており，所得や疾患の種類によって上限限度額が設定されている。

5）地域における精神保健サービス

　地域における精神保健サービスの第一線機関は保健所であり，これを技術面か

ら指導・援助する専門機関としてすべての都道府県に精神保健福祉センターが置かれている。

（1）保健所

保健所には精神科嘱託医を含む医師，精神保健福祉相談員，保健師等の職員が配され，次のような精神保健福祉事業を行っている。

①管内の精神保健福祉に関する実態把握

②精神保健福祉相談：面接相談，および診断・医学的指導，ケースワークなど

③訪問指導

④患者家族会等の活動に対する援助・指導

⑤教育・広報活動および協力組織の育成

⑥関係諸機関との連携活動

⑦医療と保護に関する事務

⑧その他：回復途上にある障害者の社会復帰援助のための社会復帰相談指導，
　　認知症をはじめとする老人精神障害に対する老人精神保健福祉相談および，
性に関する心の悩み相談の実施

保健所業務のうち，精神保健福祉業務の比重は年々大きくなる傾向にあり，**表8‐3**に保健所と次項に述べる精神保健福祉センターにおける精神保健福祉相談状況を示した。

（2）精神保健福祉センター

保健所を中心とする地域精神保健福祉活動を技術面から指導・援助するための精神保健福祉に関する総合的技術センターが精神保健福祉センターである。すべての都道府県および指定都市に設置され，精神科医をはじめ精神医学ソーシャルワーカー，臨床心理技術者，保健師等の専門技術職員が配置され，次の業務を中心に地域精神保健福祉活動の向上に努めている。

表8‐3　保健所と精神保健センターにおける相談の実績（延べ相談人員）

2017（平成29）年

	保健所	精神保健福祉センター
	人　数	人　数
総　数	1,338,478	483,462
来所相談	463,129	128,148
・老人精神保健	12,407	748
・社会復帰	147,265	58,928
・アルコール	16,349	3,956
・薬　物	3,152	4,207
・ギャンブル	1,473	3,370
・思春期	9,365	12,730
・心の健康づくり	55,101	11,434
・うつ・うつ状態	―	5,059
・摂食障害	1,363	592
・てんかん	2,121	180
・その他	214,533	26,944
電話相談	868,986	352,472
電子メール相談	6,363	2,842

資料）（財）厚生労働統計協会「国民衛生の動向 2020/2021」

①保健所および精神保健関係諸機関への技術指導・技術援助

②保健所および精神保健関係諸機関の職員に対する教育研修

③精神保健に関する広報普及

④調査研究

⑤精神保健相談（複雑または困難なもの）

⑥協力組織の育成

⑦心の健康づくり推進事業：心の電話の設置等，思春期精神保健相談の実施など

⑧その他：障害者等の社会復帰のためのデイケア事業，酒害相談事業

6）精神障害者福祉対策

わが国には受療中の精神障害者は2008（平成20）年に約320万人を超し，近年急増している。2012（平成24）年に「障害者総合支援法」が成立し，精神障害，知的障害，身体障害，および難病のある人々が必要とするサービスを市町村が一元化して提供するようになり，精神障害者の福祉サービスもこの法律によって充実強化が図られつつある*。

*障害者福祉：➡p.174参照。

精神医療の最終目的は，社会に適応して生活できるように必要な援助を行うことである。長期在院者の多くは，社会適応性の低下がみられるだけでなく，家族の受け入れ態勢や経済的問題もあり，社会復帰の推進には福祉面の配慮も必要である。このことから，病院と社会の中間にあって回復途上にある精神障害者の社会復帰援助施設の整備が行われ，また精神障害者地域生活支援センター（1999〈平成11〉年度法定化）も設置されている。精神病院に入院中の精神障害者のなかには，地域保健福祉基盤が整えば退院して社会のなかで生活していける者が多数いることから，これらの人々に日常生活の訓練を行うとともに，生活の場あるいは活動の場を提供するための社会復帰施設やグループホーム等の整備が障害者プランに基づいて行われている。

（1）社会復帰施設

精神保健福祉法で次の4類型の精神障害者社会復帰施設が1995（平成7）年度に法定化されたが，障害者自立支援法（現「障害者総合支援法」）の施行に伴い同法の事業に移行した。

①精神障害者生活訓練施設

家庭において日常生活を営むのに支障のある精神障害者に日常生活に適応できるように訓練を提供する。

②精神障害者授産施設（入所型と通所型）

雇用されることが困難な精神障害者が自活できるように必要な訓練を行い，職業を与える。

③精神障害者福祉ホーム

住居を求めている精神障害者に対して居室，その他の設備を利用させ，日常生活に必要な便宜を供与する。

④精神障害者福祉工場

　通常の事業所に雇用されることが困難な精神障害者を雇用するとともに，社会生活に適応できるよう必要な指導を行う。

（2）自立のための福祉対策

　精神障害者の地域生活および自立にむけて種々の援助・福祉対策が行われている。

①グループホーム

　精神障害者を精神病院から社会復帰施設へ，さらに社会復帰施設から地域社会へという考え方のもとに，1992（平成4）年からグループホームが開始され，法定化された。これは地域において共同生活を営む精神障害者に対し世話人を配置して食事の世話，服薬指導等の日常生活に必要な援助を行うものである。

②通院患者のリハビリテーション

　精神障害のために通常の雇用契約による就職が困難な人を対象に，実際の職場において生活指導，社会適応訓練等を行い，社会的自立を促すために都道府県が一般の事業所に委託している。

③精神障害者保健福祉手帳の交付

　精神障害があるため長期にわたり日常生活または社会生活に相当な制限を受ける者を対象として，精神障害者福祉の枠組みを作り，社会復帰を促進し，その自立と社会参加の促進を図ることを目的として交付されている。手帳所持者は年々増加し，2018（平成30）年度末現在で1,062,700人になっている。

④精神保健福祉士（1997＜平成9＞年に法制化）

　精神保健福祉士は，精神障害者の社会復帰に向けた自助努力を支援するために，精神障害者が日常生活を営むための相談・助言・指導等を行う。精神保健福祉士試験は1998（平成10）年度から始まり，2020（令和2）年2月末現在で86,781人が登録されている。

2．その他の精神関連問題

1）自殺

（1）自殺の現状

　疾病分類上，自殺は精神疾患に含まれないが，人生に行き詰まった末の悩みの究極的選択という意味では精神保健の課題でもある。第二次世界大戦後は，自殺者数，自殺死亡率ともに1950年代が高く，1958（昭和33）年には自殺死亡率が人口10万対25.7，自殺者数23,641人を記録した。1986（昭和61）年にも小さなピークを作り，以降横ばい傾向を示していたが，1998（平成10）年には自殺者数が前年より一挙に8,000人ほど増加して3万人を超え，自殺死亡率も人口10万対25.4となった。高水準は2003（平成15）年まで続き，平成22年以降は10年

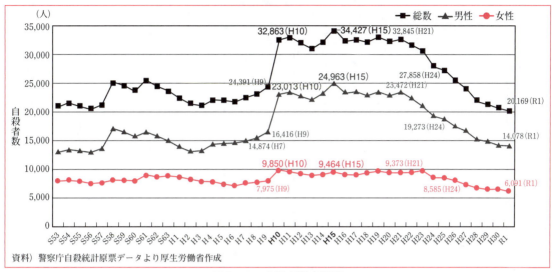

図8-1　自殺者数の推移

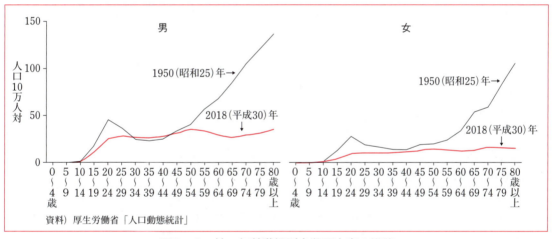

図8-2　性・年齢階級別自殺死亡率の推移

連続で減少している（図8-1）。

2019（令和元）年の自殺者数は19,415人，自殺死亡率は人口10万人対15.7であり，欧米諸国と比較して突出して高くなっている。

性別自殺死亡率（人口10万人対）をみると，男性22.9，女性9.7と，男性は女性の約2.5倍である。どの年齢階級も男性が女性を上回り，1950（昭和25）年は男女ともに20〜24歳でひとつのピークがみられたが，2017（平成29）年には男性が50歳代で大きなピークを形成し，その後80歳以上で高率になる傾向を示している（図8-2）。また，年齢階級別の死因順位の概略は表8-4に示したように，男女を合わせると自殺は15〜39歳の死因第1位であり，男女別にみると，男性は10〜44歳，女性は15〜34歳の死因第1位になっている（2018〈平成30〉年）。

表8-4 年齢階級別死因順位 2018（平成30）年

	全体			男		女	
	1位	2位	3位	1位	2位	1位	2位
0歳	先天奇形等	呼吸障害等	不慮の事故	先天奇形等	呼吸障害等	先天奇形等	呼吸障害等
1～4	先天奇形等	不慮の事故	悪性新生物	先天奇形等	不慮の事故	先天奇形等	悪性新生物
5～9	悪性新生物	不慮の事故	先天奇形等	不慮の事故	悪性新生物	悪性新生物	不慮の事故
10～14	悪性新生物	自殺	不慮の事故	不慮の事故	悪性新生物	悪性新生物	自殺
15～19	自殺	不慮の事故	悪性新生物	自殺	不慮の事故	自殺	不慮の事故
20～24	自殺	不慮の事故	悪性新生物	自殺	不慮の事故	自殺	不慮の事故
25～29	自殺	不慮の事故	悪性新生物	自殺	不慮の事故	自殺	悪性新生物
30～34	自殺	悪性新生物	不慮の事故	自殺	不慮の事故	自殺	悪性新生物
35～39	自殺	悪性新生物	不慮の事故	自殺	悪性新生物	悪性新生物	自殺
40～44	悪性新生物	自殺	心疾患	悪性新生物	心疾患	悪性新生物	自殺
45～49	悪性新生物	自殺	心疾患	悪性新生物	心疾患	悪性新生物	自殺
50～54	悪性新生物	心疾患	自殺	悪性新生物	心疾患	悪性新生物	自殺
55～59	悪性新生物	心疾患	脳血管疾患	悪性新生物	心疾患	悪性新生物	心疾患
60～64	悪性新生物	心疾患	脳血管疾患	悪性新生物	心疾患	悪性新生物	心疾患
65～69	悪性新生物	心疾患	脳血管疾患	悪性新生物	心疾患	悪性新生物	心疾患
70～74	悪性新生物	心疾患	脳血管疾患	悪性新生物	心疾患	悪性新生物	心疾患
75～79	悪性新生物	心疾患	脳血管疾患	悪性新生物	心疾患	悪性新生物	心疾患
80～84	悪性新生物	心疾患	脳血管疾患	悪性新生物	心疾患	悪性新生物	心疾患

資料）厚生労働省「人口動態統計」

　自殺者は遺書を残すこともあるが，男女ともすべての年齢階級で70％は遺書を残していない。「令和元年中における自殺の概要*」によると自殺の動機は男女全体では健康問題(病気，身体障害，老衰苦，身体的劣等感等)がもっとも多く9,861人であり，次いで経済・生活問題の3,395人，家庭問題の3,039人と続いている。

*2020（令和2）年3月，厚生労働省・警察庁発行

（2）自殺対策

ア．自殺の背景と基本認識

　最近の自殺の傾向をみると，小中学生の自殺や20歳代，30歳代を中心にしたインターネット集団自殺等が社会問題となり，またとくに中高年男性の自殺が自殺者増加の主要因となっている。

　この世代が高齢者に移行するに従い，さらに深刻な問題となると予測される。高齢者は，前述したように従来から自殺死亡率が高く，今後，高齢化，核家族化が一層進行するに伴って，健康問題に加え，老老介護等による介護・看護疲れ等が課題になると思われる。

　このような状況から，国を挙げて自殺対策を総合的に推進することによって，自殺の防止を図り，あわせて自殺者の親族などに対する支援の充実を図るために自殺対策基本法が2006（平成18）年10月に施行された。翌年にはこの法令に基づき政府が推進すべき自殺対策の指針となる自殺総合対策大綱が策定され，2017（平成29）年の改正では自殺の背景と基本認識について次の内容が記された。

①自殺の背景：自殺は追い込まれた末の死である

　自殺は，個人の自由な意思のもとの選択であると考えられることが多いが，実際には倒産，失業，債務等の経済・生活問題以外に，病気の悩み等の健康問題，

看護・介護疲れなどの家庭問題などさまざまな要因と，その人の性格傾向，家族の状況，死生観などが複雑に絡んでいる。

自殺に至る心理としては，さまざまな悩みが原因となって心理的に追い詰められて自殺以外の選択肢が考えられない状態に陥ったり，社会的な役割喪失感に陥ったり，逆に与えられた期待に対する過剰な負担感から，追い込まれてしまうという過程がよく知られている。自殺を図った人の直前の心の健康状態をみると，大多数はさまざまな悩みにより心理的に追い詰められた結果として，うつ病，アルコール依存症等の精神疾患をきたしており，このような状況では正常な判断をできない状態になっていることも明らかにされている。

② **自殺の現状：減少傾向にあるが，非常事態は継続**

年間自殺者数は2010（平成22）年以降減少傾向にあり，全世代の自殺死亡率ならびに高齢者の死亡率も着実に低下している。しかし，次のような理由から，非常事態はいまだ続いていると認識される。

・20歳未満の自殺死亡率は，1998（平成10）年以降おおむね横ばいである。

・若年層の死因第1位は自殺であり，自殺死亡率も他の年代に比べてピーク時からの減少率も低い。

・わが国の自殺死亡率は，主要先進7か国の中でもっとも高く，年間自殺者数も依然として2万人を超えている。

③ **自殺対策：地域レベルでPDCAサイクルを通じた対策に取り組む**

自殺対策基本法の目的に沿って，自殺対策は社会づくり，地域づくりの一環として推進されなくてはならない。さらに2016（平成28）年には基本法が改正され，地域自殺対策計画の策定は，都道府県ならびに市町村が主体となって，大綱の内容と地域の実情を勘案したうえで行うこととされた。国はその支援に向けて，自殺総合対策推進センターをベースとして，自殺の地域特性によって地方自治体を類型化し，それぞれが実施すべき自殺対策事業をまとめた政策パッケージを提供する。そして，各自治体の自殺対策事業の成果を分析して改善を図り，地方公共団体に対して，より精度の高い政策パッケージを還元する。国と地方公共団体などが協力しながら，全国的なPDCAサイクルを通じて，自殺対策を推進していく取り組みとする。

イ．自殺対策基本法

この法律は，自殺対策に関し，基本理念を定め，国，地方公共団体体等の責務を明らかにし，総合的に自殺対策を推進し，自殺の防止を図り，併せて自殺者の親族などに対する支援の充実を図ることによって，国民が健康で生きがいを持って生活をできる社会の実現に寄与するために2006（平成18）年に制定された。

この法律の基本理念は，次のようである。

a. 自殺は個人的なものでなく，背景には社会的な要因がある。

b. 自殺対策は精神保健的観点だけでなく，自殺の実態に即して実施されなければならない。

c. 自殺対策には，事前予防，自殺発生の危機への対応および未遂者への対応がある。

d. 自殺対策は，国や地方公共団体，医療機関，事業主，学校，自殺防止活動を行っている団体等との密接な連携のもとに実施されなければならない。

ウ．自殺対策の基本的考え方：自殺総合対策大綱

①社会要因も踏まえた総合的取り組み

自殺には社会的要因とその人の性格傾向，家族関係，死生観等が複雑に絡んでいる。したがって，自殺を予防するためには，以下のように社会的要因に対する働きかけとともに，心の問題については個人に対する働きかけと社会に対する働きかけの両面から取り組む必要がある。

a. 社会要因に対する働きかけ

b. うつ病の早期発見・早期治療

c. 自殺や精神疾患に対する偏見をなくす取り組み

d. マスメディアの自主的な取り組み：適切な自殺報道への取り組み

〈自殺の背景となることが多い「うつ病」の症状〉

ⅰ. 自分で感じる症状：憂うつ，気分が重い・沈む，悲しい，いらいらする，元気がない，集中力がない，好きなこともやりたくない，細かいことが気になる，大事なことを先送りする，物事を悪い方に考える，決断が下せない，何かあることをしたように感じて自分を責める，死にたくなる，眠れない。

ⅱ. 周りから見て分かる症状：表情が暗い，涙もろい，反応が遅い，落ち着きがない，飲酒量が増える。

ⅲ. 身体に出る症状：食欲がない，便秘がち，身体がだるい，疲れやすい，性欲がない，頭痛，動悸，胃の不快感，めまい，喉が渇く。

②国民一人ひとりが自殺予防の主役となるように取り組む

現代社会はストレス過多であり，少子高齢化，価値観の多様化等が進行するなかで核家族化や都市化の進展により，従来の家族・地域のきずなが希薄になり，誰もが心の健康を損なう可能性がある。したがって，国民各々が，心の健康問題の重要性を認識するとともに，自らの不調に気づき，適切に対処することが重要である。

③自殺の事前予防，危機対応に加え未遂者や遺族等への事後対応への取り組み

ⅰ. 事前予防：心身の健康の保持増進への取り組み，自殺や精神疾患に関する正しい知識の普及啓発などにより危険性が低い段階で予防を図る。

ⅱ. 自殺発生の危機対応：現に起りつつある自殺の危険に介入し，自殺を防止する。

ⅲ. 事後対応：自殺や自殺未遂が起ってしまった場合に家族や職場の同僚などの他の人への影響を最小限にし，新たな自殺を防止する。また，未遂者や遺族などへの事後対応は，再度の自殺や後追い自殺を防ぐことも期待され，将来の事前予防にもなる。

第8章　精神疾患

④自殺を考えている人を関係者が連携して包括的に支える

　自殺は，既に述べたようにさまざまな要因が絡んでおり，自殺を考えている人を支え，それを防止するためには，精神保健的視点だけでなく，社会・経済的視点を含む包括的取り組みが必要である。このような包括的取り組みには，国だけでなく，地域の行政や民間団体を含めたさまざまな分野の人々や組織の密接な連携が必要である。

⑤自殺の実態解明を進め，その成果に基づき施策を展開する

　自殺対策は，どのような問題がどの程度深刻であるかを把握し，自殺の実態に即して科学的根拠に基づいて実施する必要がある。しかし，この種の調査研究は緒についたばかりであり，自殺の実態は未だ不明な部分が多い。このことから，これまでの調査研究成果，WHO，諸外国の知見をもとに効果があると考えられる施策から実施し，並行して調査研究を行う。

⑥中長期的視点に立って継続的に進める

　自殺対策は①～⑤の対策に加え，精神科医療全体の改善を図っていくことが重要であるが，直ちに効果をあげうるものではない。自殺予防に即効性のある施策はないとされ，中長期的視点に立って継続的に実施する必要がある。

3. 不慮の事故・虐待・暴力

1）不慮の事故

　不慮の事故とは，突然起こる予測できない偶発的な外力による事故とみなされている。不慮の事故死を人口動態調査で死因別にみてみると，1995（平成7）年から2014（平成26）年まで，全死亡原因の3％台を占めている。2011（平成23）年は東日本大震災の影響で4.7％と上昇したものの，2014（平成26）年は3.1％となった。

　2019（令和元）年の不慮の事故死は，全体で3万9,410人である（死因順位7位）。最多事故は転倒・転落死9,645人，次いで窒息死8,876人，溺死及び溺水8,021人，交通事故4,595人，煙，火及び火炎1,017人，中毒等548人などとなっている。

2）虐待

　自分の保護下にある人や動物などに対し長期間にわたり種々の暴力を加えたり，世話をしなかったり，嫌がらせや無視するなどの行為を一般に虐待という。児童虐待，高齢者虐待および障害者虐待が問題となっている。虐待行為の分類は以下のとおり。

　①**身体的虐待**：対象者に身体的暴力により身体的外傷を加える行為。

　②**心理的虐待**：対象者に心理的暴力を加え，心理的外傷を加える行為。

　③**性的虐待**：対象者にわいせつな行為を加えたり，わいせつな行為を行わせた

143

りすること。

④**養育放棄・無視（ネグレクト）**：養護・介護の拒否，意図的怠慢，必要な医療・食事・衣類などの提供をしない。

⑤**経済的虐待**：主に高齢者に対し，養護者あるいは親族が高齢者の財産を不当に処分したり，高齢者から不当に財産を略取したりすること。

（1）児童虐待

子どもに対する虐待をいう。わが国では「児童虐待の防止等に関する法律」（児童虐待防止法*）（2000〈平成12〉年制定，2020〈令和2〉年一部改正）で「保護者（親権を行う者，未成年後見人，その他の者で，児童を現に監護する者をいう）がその監護する児童（18歳未満の者）に対し，次に掲げる行為をすること」と定義している。

＊児童虐待防止法：➡p.193 参照。

その行為として，①身体的虐待②性的虐待③ネグレクト（育児法規・監護法規）および④心理的虐待を挙げている。

「令和2年版 子供・若者白書」などによると，わが国における児童虐待相談件数は，1990（平成2）年が1,101件，2018（平成30）年度には159,838件と急増している。虐待された児童の年齢は，0〜2歳未満児が20.2％，3〜6歳が25.5％，7〜12歳が33.3％である。虐待の内容をみると，心理的虐待が55.3％でもっとも多く，次いで身体的虐待が25.2％，ネグレクト18.4％，性的虐待1.1％となっている。虐待する者は，実母がもっとも多く49.2％，次いで実父が40.7％であり，その他実父・実母以外の親等である。

虐待された児童の救済，保護は児童相談所が担当するが，緊急を要する場合には，警察が加害者から子どもを引き離した後に児童相談所に事態の収拾を預託することもある。児童相談所は次のことを行う。

①事案の調査

②親に対するアドバイスや援助

③児童に必要な医療措置の手配

④必要な場合，親権の剥奪や，児童養護施設に児童を収容

また，厚生労働省は児童相談所を「児童虐待と非行問題を中心に対応する機関」として位置づけている。

（2）高齢者虐待

高齢者虐待とは，家庭内や施設内での高齢者に対する虐待行為をいう。わが国では，介護保険制度が確立しているが，高齢者への身体的・心理的虐待および介護・世話の放棄・放任などが社会問題ともなっている。これを受けて2005（平成17）年，「高齢者に対する虐待の防止，高齢者の養護者に対する支援等に関する法律（高齢者虐待防止法）」が制定された。

「高齢者虐待防止法」は，高齢者を65歳以上の者と定義づけ，高齢者の虐待の防止に関する国の責務，虐待を受けた高齢者の保護措置，養護者の高齢者虐待のための支援措置を定め，また，国や地方公共団体の義務として，虐待防止のため

に成年後見制度の利用促進義務を定めている。

高齢者虐待とは，①身体的虐待，②介護・世話の放棄・放任，③心理的虐待，④性的虐待，⑤経済的虐待をいう。高齢者に対する虐待は，①養護者による高齢者虐待（要介護施設従事者以外の高齢者の世話をしている家族，親族，同居人などによる虐待），②要介護施設従事者などによる高齢者虐待（老人福祉法および介護保険法に規定される「養介護施設」または「養介護事業」の業務に従事する職員による虐待行為）の2つに分類されている。

「平成29年度『高齢者虐待の防止，高齢者の養護者に対する支援等に関する法律』に基づく対応状況等に関する調査結果」＜厚生労働省＞の高齢者虐待行為の内容をみると，身体的虐待がもっとも多く59.8％，心理的虐待（脅し・侮辱等の言語や威圧的な態度，無視，嫌がらせ）が30.6％，介護・世話の放棄・放任が16.9％，経済的虐待が8.0％あったと報告されている。虐待の発生要因としては，虐待者や高齢者の性格や人格，人間関係上の問題が多く，また，高齢者に対する介護負担が大きな要因となっている。

高齢者虐待防止法では，高齢者の虐待の防止，高齢者虐待を受けた高齢者の迅速かつ適切な保護および適切な擁護者に対する支援を行うために，国・地方公共団体，国民，高齢者の福祉に関連ある団体および従事者等に対する責務が規定されている。

（3）障害者虐待

児童や高齢者と同様に障害者に対する虐待の防止は，社会全体で取り組む必要があることから，「障害者虐待の防止，障害者の養護者に対する支援等に関する法律（障害者虐待防止法）」が2011（平成23）年6月に制定され，2012（平成24）年10月1日に施行されている。

この法律では「障害者に対する虐待が障害者の尊厳を害するもので，障害者の自立・社会参加のために虐待防止がきわめて重要である。障害者に対する虐待の禁止，国等の責務，虐待を受けた障害者の保護・自立支援のための措置，養護者に対する支援のための措置等を定め，障害者の権利利益の擁護に資する」（法第1条）として，障害者に対する虐待の禁止や障害者虐待の定義が明確化され，発見

表8-5　障害者虐待状況

	養護者による 障害者虐待	障害者福祉施設 従事者等による障害者虐待	使用者による障害者虐待		
				（参考）都道府県労働局の対応	
市区町村等への 相談・通報件数	5,331件 (4,649件)	2,605件 (2,374件)	641件 (691件)	虐待判断 件数	541件 (597件)
市区町村等による 虐待判断件数	1,612件 (1,557件)	592件 (464件)			
被虐待者数	1,626人 (1,570人)	777人 (666人)		被虐待者数	900人 (1,308人)

注1　上記は，平成30年4月1日から平成31年3月31日までに虐待と判断された事例を集計したもの。
　　カッコ内については，前回調査（平成29年4月1日から平成30年3月31日まで）のもの。
　2　都道府県労働局の対応については，令和元年8月28日雇用環境・均等局総務課労働紛争処理業務室のデータを引用。
　　（「虐待判断件数」は「虐待が認められた事業所数」と同義。）

資料）厚生労働省「平成30年度都道府県・市区町村における障害者虐待事例への対応状況等（調査結果）」

者に対する通報義務や市町村の立入り調査権限等が定められている。なお，この法律で，障害者とは障害者基本法にいう身体障害，知的障害，精神障害（発達障害），その他の心身の機能の障害があるものであって，障害および社会的障壁により継続的に日常生活，社会生活に相当な制限を受ける状態にある者としている。

障害者に対する虐待者は，養護者，福祉施設従事者等と使用者に分けられ，その内訳は2018（平成30）年度では**表8-5**のようであった。

なお，同年度の事業所における通報・届出対象の障害者数は1,942人（延べ2,288人）であり，虐待の種別は，経済的虐待（48.8％），心理的虐待（36.1％），身体的虐待（8.2％），放置等（4.4％），性的虐待（2.5％）であった。

3）家庭内暴力

家庭内暴力とは字義通り，家庭内において家族に対する暴力的な行為や言動を行うことをいうが，日本では一般的には子どもが親に対して暴力を振るうことを指し，家庭内で起こる暴力であっても，親が子どもに暴力を振るえば児童虐待という。一方，「配偶者や恋人など密接な関係にある，またはあった者から振るわれる暴力」はドメスティック・バイオレンス（DV：Domestic Violence）と呼ぶことが通例になっている（内閣府男女共同参画局等）。ここでは配偶者等によるDVの概要について述べる。

DVに関する相談件数は約11.4万件（平成30〈2018〉年：警察庁）に達し，配偶者からの被害経験者は，女性が31.3％，男性が19.9％となっている。被害の割合について，身体的暴行では女性が19.8％，男性が14.5％，心理的攻撃では女性が16.8％，男性が10.0％，経済的圧迫では女性が10.0％，男性が2.9％，性的強要では女性が9.7％，男性が1.5％となっている。加害者が男性，被害者が女性とは限らないが，女性の方が被害経験者の割合が高くなっている。データは内閣府男女共同参画局「男女間における暴力に関する調査報告書*」（2018〈平成30〉年）によった。

DV防止を目的に，「配偶者からの暴力の防止及び被害者の保護に関する法律（DV防止法）」が2001（平成13）年10月に施行され，被害者の救済等が行われるようになった。同法は現在，夫婦間（事実婚も含む）のみにしか適用されていない。

生命の危機を感じるような暴力を受けた場合，被害者の保護が必要である。保護はまず被害者が「配偶者暴力相談支援センター」または警察へ相談し，地方裁判所に申し立てをする。認められた場合，地方裁判所より接近禁止命令，退去命令，子どもに対する接近禁止命令（強制措置）が出る。

*暴力被害の傾向などを施策に生かすための資料として実施。調査は3年ごと。
調査時期：2017（平成29）年12月
有効回収数（率）：3,376人／5,000人（67.5％）
内訳：女性1,807人 男性1,569人

第 9 章

社会保障と行政

1. 社会保障の概念

1) 社会保障制度

社会組織を健全に維持発展させ，またその社会構成員が安心して生活し社会に貢献できるようにするためには相互依存，相互扶助の考え方が必要である。そこから，社会保障や社会福祉を国の施策とせねばならない必然性が生じてくる。

わが国の近代的な社会保障制度は第二次世界大戦後に始まった。1947（昭和22）年施行の日本国憲法第25条（生存権）の条文に基づいて，国は社会福祉，社会保障を実施する義務を負うようになった。

第25条　すべて国民は，健康で文化的な最低限度の生活を営む権利を有する。
　　2　国は，すべての生活部面について，社会福祉，社会保障及び公衆衛生の向上及び増進に努めなければならない。

一般に，福祉や保障という用語は明確な区別なしに漠然とした概念で用いられていることが多いが，1950（昭和25）年の社会保障制度審議会では，「社会保障制度とは疾病，負傷，分娩，廃疾，死亡，老齢，失業，多子その他困窮の原因に対し保険的方法又は直接，公の負担において経済的保障の途を講じ，生活困窮に陥った者に対しては国家扶助によって最低限度の生活を保障するとともに，公衆衛生及び社会福祉の向上を図り，もってすべての国民が文化的社会の成員たるに値する生活を営むことができるようにすることをいう」と定義づけ，これによって制度的には社会保障は社会保険，公的扶助，公衆衛生および社会福祉の上位概念と位置づけられている。

また社会福祉については「国家扶助の適用をうけている者，身体障害者，児童，その他の援護育成を要する者が自立してその能力を発揮できるよう，必要な生活指導，更生補導，その他の援護育成を行うこと」と定義づけている。このような中でわが国の社会保障制度の拡充・整備が行われている。

2）社会保障の歴史

　わが国の社会保障制度が本格的に確立されたのは第二次世界大戦以降である。

　1950（昭和25）年，社会保障制度審議会が開催され「社会保障制度に関する勧告」が出されたことでスタートした。勧告は，今後，日本は社会保障制度を憲法第25条に則り推進すべきことを述べている。

表9-1　社会保障の歴史

＜昭和20年代　戦後の混乱・栄養改善，伝染病予防と生活援護＞
……戦後の緊急擁護と基盤整備（いわゆる「救貧」）

年代	おもな出来事	高齢化率*
1950（昭和25）年	社会保障制度審議会が開催，「社会保障制度に関する勧告」が出される 生活保護法が成立	1950年 4.9％
1951（昭和26）年	社会福祉法が成立	
1952（昭和27）年	国際労働機関（ILO）において社会保障（最低基準）条約（第102号）を採択	

*高齢化率：65歳以上人口が総人口に占める割合。

＜昭和30・40年代　高度成長・生活水準の向上＞
……国民皆保険・皆年金と社会保障制度の発展（いわゆる「防貧」）

1958（昭和33）年	国民健康保険法の全面改正	1960年 5.7％ 1970年 7.1％
1961（昭和36）年	国民年金支給制度のスタート	
1963（昭和38）年	老人福祉法が成立	
1973（昭和48）年	「福祉元年」 老人医療費支給制度のスタート	

＜昭和50・60年代　高度経済成長期の終焉・行財政改革＞
……安定成長への移行と社会保障制度の見直し

1982（昭和57）年	老人保健法が成立	1980年 9.1％
1989（平成元）年	高齢者保健福祉推進十カ年戦略（ゴールドプラン）の策定	

＜平成以降　バブル経済崩壊と長期低迷＞
……少子高齢社会に対応した社会保障制度の構造改革

1991（平成3）年	老人訪問看護制度のスタート	1990年 12.1％ 2000年 17.4％ 2010年 23.0％ 2019年 28.4％
1994（平成6）年	新・高齢者保健福祉推進十カ年戦略（新・ゴールドプラン）の策定	
1997（平成9）年	介護保険法が成立	
2000（平成12）年	介護保険制度スタート	
2005（平成17）年	障害者自立支援法が成立	
2006（平成18）年	老人保健法が廃止，高齢者医療法に変わる	
2013（平成25）年	障害者自立支援法が障害者総合支援法に改正され4月施行	

3）公衆衛生と社会保障

　社会保障とは憲法第25条の生存権を具現化する政策のことをいう。公的扶助，社会保険，社会福祉そして公衆衛生という4分野からなっている。

　公衆衛生による社会保障とは，公衆衛生を向上させて健康や生活のレベルを上昇させるものである。上・下水道の普及，予防接種，健康日本21の推進，市町村保健センターでの健康増進事業などはその範疇に入る。

2．行政のしくみ

1）国の役割と法律

　国を治めることを「統治」という。戦後，わが国の統治形態は，日本国憲法の下に国民は皆平等で，統治は国民の代表による者が行うことにした。統治をひと

表9-2　法の3段階制の例

[法律]	栄養士法 第5条の二（管理栄養士国家試験） 　厚生労働大臣は，毎年少なくとも一回，管理栄養士として必要な知識及び技能について，管理栄養士国家試験を行う。
[政令]	栄養士法施行令 第17条（管理栄養士国家試験） 法第5条の二による管理栄養士国家試験は，学科試験とする。
[省令]	栄養士法施行規則 第15条（試験科目） 管理栄養士国家試験の科目は，次のとおりとする。 　社会・環境と健康，人体の構造と機能及び疾病の成り立ち，食べ物と健康，基礎栄養学，応用栄養学，栄養教育論，臨床栄養学，公衆栄養学，給食経営管理論

りの人物に委ねるのは独裁に陥りやすいので，権力を3つに分断した。すなわち，立法，司法，行政の三権分立である。

　わが国の統治は，法律に定められて初めて統治を行うことができる法定主義をとっている。国会が法律を定め（立法），内閣が法を実施し（行政），行政が法から逸脱してはいないかを判断する（司法）方式とした。

　国会議員は法律を審議，制定または改定するものであり，地方議員は条例を制定することを本分としている。行政は法律を忠実に実施することであるが，中央，地方ともに，首長は選挙によって選出され，行政を担うことになっている。内閣は国会議員から選出される議員内閣制を採っている。内閣（行政府）に入った議員は立法から離れ，行政に専念する。

　国会で成立した法律は，数日で国民への通知が開始される。これを「法律の公布」という。公布は政府機関紙である官報でなされる。法律の実施に当たり準備期間を設け，法律の実効日を定めて公布する。法律が実行されることを「施行」という。施行までの期間は通常1年である。急を要する場合数か月であり，ダイオキシン特別措置法は制定から施行まで約半年であった。準備期間が必要と思われる場合は長期間を要する。介護保険法は制定から施行まで約2年半を要した。

　法律は憲法の下に位置し，政令，省令を伴っている。法律には法の趣旨や定義など，重要な大まかな事項を述べ，細かいことは次の政令に落とし，さらに細かいことは省令に落とす。

　法律は国会で定め，政令は行政の内閣総理大臣が定め，省令は各省庁の大臣が定める。法律は常に法律―政令―省令の三段階制になっている。立法が定めるものを「法」といい，政令，省令は行政が定め「令」と呼び，両者を合わせて「法令」という。法の改正は法の制定と同様な手続きが必要であるが，令は行政のみで改正できるので頻繁に改正が必要と思われるようなことは，政令か省令にしている。一般に政令は法律名の後に「施行令」という語がつき，省令は法律名の後に「施行規則」という語がついている。栄養士法で例示してみた（**表9-2**）。「政令への委任」「省令への委任」を規定することがあるが，多くは政令，省令に「法

○条の規定により」という文言で始まることが多い。

2) 衛生法規

　衛生法規とは，衛生（保健）行政が取り扱う法規をいう。ほとんどは厚生労働省で管轄される法律であるが，学校保健は文部科学省が，環境については環境省が管轄している。厚生労働省での行政は，大別すると保健対策（主に病気の予防），疾病対策，生活衛生対策，医療と福祉対策，労働対策に分かれる。

　衛生法規の法体系として，法律は数多くあり，羅列するだけでは相互にどういう関係があるのかわかりにくい面がある。そこで，グループ化してまとめて法体系とすることがある。この場合，統括する法律をつくり，その下にいくつかの法律を置くようにする。統括する法律を「基本法」と呼び，下にくる法律を「個別法」と呼ぶ。一般に法律といえば，権利，義務を盛り込む個別法を指すが，社会が複雑化してくると分野ごとに一定の政策の方向性を示す必要があり，基本法を定め，そこに基本理念や方向性などを定めていく。しかし，基本法には強制や義務等の事項が入りにくく，存在が薄いことがあるので，個別法との役割分担を明確にせねばならない。

　グループ分けをすれば法体系がわかりやすくなるので，今後，憲法—基本法—個別法の形式を採る法体系が増加すると思われる。環境分野の法体系について例示した（図9‐1）。環境全分野について環境基本法*では環境関係法についての3つの基本理念を述べ，総論的に条文化してある。個別法には主に環境取締り目安である環境基準が設置されており，基本法と個別法の役割が明確化されている。

＊環境基本法：➡p.15参照。

　一方，食品保健分野での食品の安全性の法体系を図9‐2に示した。基本法として食品安全基本法が存在するが，食品の安全性で「食品表示」についてみると，これまでは食品安全基本法は厚生労働行政の食品衛生法（表示基準）と健康増進法（特別用途表示・栄養表示）を個別法として有しているが，JAS法（農水省管轄），

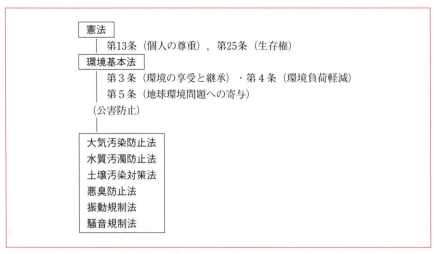

図9‐1　環境法律体系

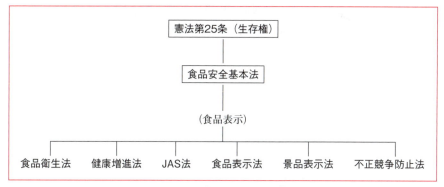

図9-2 食品安全法律体系

　景品表示法（公正取引委員会管轄），不正競争防止法（経済産業省管轄）なども表示に関する法律である。しかし，管轄省庁が異なるので食品安全基本法下にはない。すなわち，食品安全については管轄省庁が複数あり多元化していた。そのため，食品衛生法，健康増進法，JAS法を一体化した「食品表示法」が2013（平成25）年6月に成立し，2015（平成27）年4月1日から施行された。

3．栄養関連法規

1）食品安全基本法

　牛海綿状脳症（BSE：Bovine spongiform encephalopathy）がわが国で2001（平成13）年に初めて発生したことに加え，食品の安全性を揺るがすさまざまな問題が発生したことを契機に，2003（平成15）年に食品安全基本法が制定，施行されている。
　本法は3章38条から構成され，その概要は次のようになっている。
　第1章［総則（第1条～第10条）］：法の目的，定義，基本的理念，国，地方
　　　　公共団体，食品関連事業者の責務，消費者の役割等
　第2章［施策の策定に関わる基本的な方針（第11条～21条）］：安全性の確保
　第3章［食品安全委員会（第22条～第38条）］：食品安全委員会の設置と役割等

> **第1条（目的）**：この法律は，科学技術の発展，国際化の進展その他の国民の食生活を取り巻く環境の変化に的確に対応することの緊要性にかんがみ，食品の安全性の確保に関し，基本理念を定め，並びに国，地方公共団体及び食品関連事業者の責務並びに消費者の役割を明らかにするとともに，施策の策定に係る基本的な方針を定めることにより，食品の安全性の確保に関する施策を総合的に推進することを目的とする。

　この条文が示すように，その骨子は次の3点からなっている。
　第1に「基本理念」として，国民の健康の保護が最重要であるという基本的認

識のもとで，農林水産物の生産から食品の販売に至る一連の国内外における食品供給行程の各段階において安全性を確保し，国際的動向や国民の意見を十分に配慮して科学的知見に基づいて国民の健康への悪影響を未然防止することとしている。

第2に，施策の実施に関する基本的な方針として，リスク分析の手法を採用していることである。科学的知見に基づく食品健康影響評価（リスク分析），評価結果等に基づく施策の実施（リスク管理），評価および施策の実施にあたっての関係者との情報交換や意見の交換（リスクコミュニケーション）からなり，それぞれ連携を図り食品の安全性確保を図ろうとするものである。さらに，食品の安全性の確保に関する施策を策定する際には，食品を摂取することにより人の健康に重大な被害を与えることを防止，また健康被害が発生したりその恐れがあるような緊急事態への対処と健康被害発生防止のための体制整備等（健康危機管理）を実施することとしている。

第3に，内閣府に食品安全委員会を設置したことである。食品安全委員会の役割として次のことが挙げられている。

① 食品の安全性に関して内閣総理大臣に意見を述べる。
② 食品健康影響評価を行うこと：委員会自らも実施する。
③ 食品健康影響評価結果に基づき，食品の安全性確保のために講ずべき施策を内閣総理大臣を通じて関係各大臣に勧告すること。
④ 勧告した施策の実施状況を監視し，必要な場合，内閣総理大臣を通じて関係各大臣に勧告する。
⑤ 食品の安全性確保のための施策に関して重要事項を調査審議すること。
⑥ ②〜⑤の事項に関して，必要な科学的調査・研究を行う。
⑦ ②〜⑥の事項に関して，関係者相互間の情報および意見の交換を企画・実施する。

食品安全行政のなかでは，食品安全委員会が一元的に「評価」を実施し，「管理」は厚生労働省と農林水産省が担当するように，評価と管理，即ち行政と食品安全委員会を明確に区分するようになっている。

2）食品衛生法

食品安全衛生行政の根幹となる法律は，食品衛生法であり，この法律は1947（昭和22）年に制定され，その後時代の要請のなかで逐次改正が行われ現在に至っている。

> **第1条（目的）** この法律は，食品の安全性の確保のために公衆衛生の見地から必要な規制その他の措置を講ずることによって，飲食に起因する衛生上の危害の発生を防止し，もって国民の健康の保護を図ることを目的とする。

この第1条の趣旨を受けて，本法では対象を食品だけでなく，食品添加物，器

具・容器包装，おもちゃ，洗剤を含めている。また，食品添加物の指定，営業者に対する責任の強化，食品等の検査制度の整備，表示制度等が定められ，また逐次改正されている。食品衛生法は全11章，79条の条文から構成されており，その概要は**表9‐3**のようになっている。

表9‐3　食品衛生法の概要

第1章［総則］	第7章［検査］
第1条：目的	第25条：食品等の検査
第2条：国及び都道府県等の責務	第26条：検査命令
第3条：食品等事業者の責務	第27条：輸入の届け出
第4条：定義	第28条：報告徴収，検査及び収去
第2章［食品及び添加物］	第29条：食品衛生検査施設
第5条：販売用の食品及び添加物の取り扱い原則	第30条：食品衛生監視員
第6条：販売等を禁止される食品及び添加物	**第8章［登録検査機関］**
第7条：新開発食品の販売禁止	第31条～47条：略
第8条：指定成分を含む食品の届け出義務等	**第9章［営業］**
第9条：特定の食品又は添加物の販売等の禁止	第48条：食品衛生管理者
第10条：病肉等の販売等の禁止	第49条：養成施設・講習会
第11条：特定の食品又は添加物の輸入禁止	第50条：有毒・有害物質の混入防止措置等に関する基準
第12条：添加物等の販売の禁止	第50条の2～4：施設・器具等の衛生管理
第13条：食品又は添加物の基準及び規格	第51条：営業施設の基準
第14条：農薬成分の資料提供等の要請	第52条：営業の許可
第3章［器具及び容器包装］	第53条：許可営業者の地位の継承
第15条：営業上使用する器具及び容器包装の取り扱い原則	第54条：廃棄命令等
第16条：有害な容器又は容器包装の販完等の禁止	第55条：許可の取消し等
第17条：特定の器具等の販売等の禁止	第56条：改善命令等
第18条：器具又は容器包装の規格・基準の制定	**第10章［雑則］**
第4章［表示及び広告］	第57条：国庫の負担
第19条：表示の基準	第58条：中毒の届出
第20条：虚偽表示等の禁止	第59条：死体の解剖
第5章［食品添加物公定書］	第60条：厚生労働大臣の調査の要請等
第21条：食品添加物公定書	第61条：食品事業者等に対する援助及び食品衛生推進員
第6章［監視指導］	第62条：おもちゃ及び営業者以外の食品供与施設への準用規定
第21条の2・3：食中毒拡大防止に向けた国と都道府県等の連携	第63条：処分違反者の公表等
第22条：監視指導計画	第64条～第70条：略
第23条：輸入食品監視指導計画	**第11章［罰則］**
第24条：都道府県等食品衛生監視計画	第71条～第79条：略

3）食品表示法

　食品表示法は，2013（平成25）年に制定され，2015（平成27）年4月1日から施行された。

> 第1条：食品に関する表示が食品を摂取する際の安全性の確保及び自主的か
> つ合理的な食品の選択の機会の確保に関し重要な役割を果たしていること
> に鑑み，販売（不特定又は多数の者に対する販売以外の譲渡を含む。）の
> 用に供する食品に関する表示について，基準の策定その他の必要な事項を
> 定めることにより，その適正を確保し，もって一般消費者の利益の増進を
> 図るとともに，食品衛生法，健康増進法及び農林物資の規格化等に関する
> 法律（JAS法）による措置と相まって，国民の健康の保護及び増進並びに
> 食品の生産及び流通の円滑化並びに消費者の需要に即した食品の生産の振
> 興に寄与することを目的とする。

　すなわち，食品を摂取する際の安全性および自主的かつ合理的な食品選択の機会を確保するために，食品衛生法，JAS法および健康増進法の食品表示に関する規定を統合して，食品の表示に関する規定を一元化し，事業者にも消費者にもわかりやすくするために制定・施行された。

　食品表示法に基づく新たな制度の具体的な表示ルールは，食品表示基準（内閣府令）に定められている。

（1）食品表示基準の構造

　食品表示制度は，消費者の権利（安全確保，選択の機会の確保，必要な情報の提供）の尊重と消費者の自立の支援基本とすることを基本理念として，また食品表示は事業者に対しては相当のコストをかけて遵守する義務を負わせており，これを順守ための負担が相対的に大きくなる小規模食品関連事業者の活動や事業者間の公正な競争を確保する等の配慮規定も設けられている。

　表示基準は，次の5章から構成されている：

第1章：総則（食品表示基準の適用範囲と用語の定義）

第2章：加工食品

第3章：生鮮食品

第4章：添加物

第5章：雑則

「加工食品」と「生鮮食品」に関しては「食品関連事業者」と「食品 関連事業者以外の販売者」に係る基準に区分され，それぞれの区分のなかで，義務表示（横断的義務表示，個別的義務表示，義務表示の特例），表示の方式，表示禁止事項等が規定されている。そのなかで，消費者向けの食品（一般用加工食品と一般用生鮮食品）の表示義務は，共通ルール（横断的義務表示）がまとめられており，さらに個別的義務表示が規定されている。共通ルールは，すべての食品に表示しなければならない事項と，一部の食品に表示が義務づけられている事項に分けて規定が設けられている。「添加物」も「食品関連事業者」と「食品関連事業者以外の販売者」に区分され，表示事項が規定されている。本書では，消費者向けの食品（一般加工食品）の義務表示について述べる。

（2）表示の方法

表示は消費者が必要とする表示を確認しやすいように，表示基準に従って一括表示欄を設けて次の事項を順に示すことが原則である。

①名称，②原材料名，③添加物（添加物欄を設けず原材料名の欄に原材料名と明確に区分して表示できる），④原材料原産地名，⑤内容量，⑥固形量，⑦消費期限または賞味期限，⑧保存方法，⑨原産国名，⑩製造者（場合に応じて製造者，加工者，輸入者を表示）

（3）栄養成分の量と熱量

栄養成分表示は，健康で栄養バランスのとれた食生活を営むことの重要性を消費者自らが意識して商品選択に役立てること，国際的にもコーデックス委員会*が採用する「栄養表示に関するガイドライン**」に包装された食品の栄養表示を義務とすべき内容が追記されたことなどから，原則としてすべての一般用加工食品および一般販売用の添加物に栄養成分表示が義務づけられている。

熱量，たんぱく質，脂質，炭水化物，ナトリウム（食塩相当量）を基本5項目といい，表示はこの順に記載せねばならない。なお，基本5項目以外の栄養成分は任意に表示できる（任意表示）。

（4）製造所または加工所の氏名等

食品の製造または加工所の所在地および氏名または名称を表示する（食品関連事業者と製造者氏名，住所等が同一の場合は，製造者氏名・住所等を省略できる。）

（5）一定の要件に該当する場合に表示が必要な事項

一定要件に該当し，表示が義務づけられている事項には，①アレルゲンを含む食品の表示，②L‐フェニルアラニン化合物の表示，③遺伝子組換え食品の表示，④保健機能食品の表示，⑤特別用途食品の表示　などがある。

4）その他の栄養関連法規

（1）健康増進法

健康増進法は2002（平成14）年に制定されたが，その前身は栄養改善法である。2000（平成12）年から「第3次国民健康づくり対策（健康日本21）***」がスタートしたが，人材整備などに実費がかかるので予算処置が必要となった。予算を得るには法律の制定が必要である。まったく新たに法律を制定することは多大な労力と時間が必要であるので，栄養改善法をベースとして発展させることにした。栄養改善法に国民の責務，国・地方公共団体の責務，健康増進事業者の責務を加え，受動喫煙対策の強化，国民栄養調査を国民健康・栄養調査と名称を改め喫煙・飲酒状況調査の強化などをして，法律名を健康増進法に変更した。健康増進法の主項目をみると，国民健康・栄養調査，特定給食施設，特別用途表示・栄養表示，受動喫煙防止などである。なお，2013（平成25）年からは，「健康日本21（第二次）****」がスタートしている。

---

*コーデックス委員会：（Codex Alimentarius Commission；CAC）：国際連合食糧農業機関（FAO）と世界保健機関（WHO）が1963年に設立した食品の国際基準（コーデックス基準）を作る政府間組織。➡p.243参照。

＊＊日本語版は厚生労働省ホームページより。https://www.mhlw.go.jp/topics/idenshi/codex/06/dl/06a.pdf

＊＊＊第3次国民健康づくり対策（健康日本21）：➡p.5参照。

＊＊＊＊健康日本21（第二次）：➡p.73参照

（2）栄養士法

　栄養士法は，戦後の食糧不足時代の真只中の1947（昭和22）年に成立した法律で，栄養士・管理栄養士の身分を規定した法律である。栄養問題は，日中戦争突入後の1938（昭和13）年に食糧配給制度が始まり食糧不足を迎えた頃から起こった。そして，終戦と同時に深刻な食糧不足となり，栄養不良問題が大きな問題となった。このため，栄養士法が制定され，同年学校給食，病院給食が開始となり，翌年，栄養士の配置が行われた。

　栄養士法は，栄養士と管理栄養士の定義（第1条），免許（第2～5条），業務（第5，6条），管理栄養士国家試験（第5～7条），免許罰則（第8条）の全8条文からなっている。第1条1項によれば，「栄養士とは，都道府県知事の免許を受けて，栄養士の名称を用いて栄養の指導に従事することを業とする者をいう。」また，2項によると，「管理栄養士とは，厚生労働大臣の免許を受けて，管理栄養士の名称を用いて，傷病者に対する療養のため必要な栄養の指導，個人の身体の状況，栄養状態等に応じた高度の専門的知識及び技術を要する健康の保持増進のための栄養の指導並びに特定多数人に対して継続的に食事を供給する施設における利用者の身体の状況，栄養状態，利用の状況等に応じた特別の配慮を必要とする給食管理及びこれらの施設に対する栄養改善上必要な指導等を行うことを業とする者をいう。」と規定されている。

（3）調理師法

　調理師法は，調理師の免許と身分を定めた法律である。調理師法の制定は1958（昭和33）年である。食糧不足と栄養失調問題が一段落してくると，調理師にも衛生概念などの強化が望まれてきて制定された。内容としては，この法律の目的（第1条），調理師の定義（第2条），調理師試験（第3～7条），業務等（第8～9条），罰則（第10～11条）の全11条が規定されている。

　調理師免許は「都道府県知事の免許を受け，調理師の名称を用いて調理の業務に従事する者」と規定されているので，都道府県知事免許である。名称独占であり業務独占ではないので，調理は免許なしにも可能であるが，第8条の2に「多数人に対して飲食物を調理して供与する施設（中略）は調理師を置くように努めなければならない。」という努力規定がある。

（4）学校給食法

　給食とは，特定の人々に食事を提供することをいい，学校給食，病院給食，施設給食などがあるが，給食法という法律名があるのは学校給食法のみである。学校給食法は学校教育法で定める学校のうち，小・中，中等教育学校前期課程と盲，聾，養護学校の小・中学部に適用されるものである。この他，学校給食として，盲・聾・養護学校の幼稚部・高等部の学校給食法，夜間課程高等学校給食法がある。

　学校給食法は1954（昭和29）年に制定されたものである。スタートは食糧不足における食の確保の観点からスタートしたが，時代と共に趣旨が変遷し，現在食育という観点に比重が高まっている。

（5）食育基本法

　2005（平成17）年に成立した法律で，食に関する適切な判断力を養い，生涯にわたって健全な食生活を実現させ，心身の健康と豊かな人間性を資するとの目的を持っている。主項目としては，食育推進基本計画，基本的施策，食育推進会議などである。

4．地方自治のしくみ

　地方自治とは「地方公共団体（地方自治体）」による地域の立法・行政行為である。地方公共団体は，「地方自治法」により運営される。地方公共団体は，都道府県と市町村の普通地方公共団体，特別区，組合，財産区などの特別地方公共団体に二分される。2020（令和2）年9月現在，47都道府県，1,724市町村である。なお，都道府県の業務の一部が移譲される「地方自治法指定都市（政令市）」があり，人口50万以上とするが，全国に20都市ある。

　わが国では政府（中央政府）が最上にあり，その下に都道府県自治体，さらにその下に市町村自治体と特別区（東京23区）とする中央集権国家形態をとっている。地方公共団体の長は住民により選挙で選ばれる直接民主制を採っている。地方公共団体は首長の権限で独自の行政（自治）がなされるが，上部組織に従い行政を行わねばならない。米国では，各州が各自の法律（州法）を持ち，独立して州自治がなされるので州が国家形態（State）であり，中央政府（連邦政府）は全体をとりまとめる合衆国（United States）制度を採っている。たとえば，米国では医師免許は全国医師免許証ではなく，その州のみの免許であるが，日本では大臣免許である。また，栄養士資格は都道府県知事により交付されるがその効力は全国共通である。

　地方公共団体の行政は法律によって行われるが，都道府県自治体は，都道府県条例により，市町村自治体は市町村条例により独自になされていく。法律，条例ともに上級の法令に矛盾してはならない。法律は憲法に，都道府県条例は法律に，市町村条例は都道府県条例に矛盾していたら無効である。法律と条例は議会で制定される立法行為である。法律は国会で国会議員により制定され，都道府県条例は都道府県議会で，市町村・特別区条例は市町村・特別区議会で制定される。

　地方公共団体の運営は地方自治法に基づきなされるが，その年間予算は議会で制定される。その収入は税金と事業収入である。事業とは都道府県立または市町村立の事業で，学校，病院，バス，水道事業などがあるが，競輪・競馬事業もある。

　支出は法律，条例に従いなされるが，一般会計と特別会計に分かれる。一般会計は通常の業務の会計であり，特別会計は事業会計がほとんどである。現在，市町村・特別区では，国民健康保険・介護保険事業の実施義務があるので，どの自治体もこの2事業の特別会計を有している。

5. 都道府県と市町村の役割

　都道府県・市町村ともに法律・条例に基づいて行政がなされていくが，両者は適切な役割分担をなさねばならない（地方自治法第2条）。地方公共団体は住民や法人からの収入をもって運営されるので，その事務処理は常に合理化に努めねばならず，最小の経費で最大の効果をあげるようになすべきである。そのためには都道府県と市町村・特別区の役割分担が必要である。

　一般に全都道府県民に必要なものは都道府県でなされるが，都道府県庁舎は遠隔にあり，市町村・特別区庁舎は身近にあるので，申請や認定は市町村でなされるが特別なケースは都道府県にまかされる。たとえば，介護保険では介護事業の運営，介護認定等は市町村・特別区でなされるが，介護保険事業者の登録や介護認定不服審査などは都道府県の業務となる。また，役割分担では基本的なことは市町村・特別区で，専門的なことは都道府県事業となる。未熟児医療，新生児スクリーニング検査などは都道府県（保健所設置市も含む）事業となる。また，医療制度の充実において，病院等の開設許可やベッド数決定は都道府県知事であるが，市町村内の医療確保はその市町村内に任される。以上のことを表示してみた（表9‐4）。

表9‐4　主なる保健・福祉事業の都道府県と市町村の役割分担

	都道府県事業(保健所設置市も含む)	市町村事業
医療施設	病院等の開設の許可 医療計画の策定 都道府県内基準病床数の決定 精神病床，結核病床，感染症病床数決定 医療従事者の確保	市町村内一般病床及び療養病床数の決定
介護保険	介護事業への助言と援助 介護事業者の指定と取消 介護支援専門員の登録	介護保険の実施
母子保健	市町村間の連絡調整と助言等	母子健康手帳の交付　　未熟児の訪問指導 新生児健康診査　　　　養育医療の実施 母子保健指導 新生児・妊産婦訪問指導 新生児健康診査 母子健康センターの設置 低体重児の届出
児童福祉	児童福祉施設への入所 児童相談所の設置 児童福祉施設の設置	保育所の運営 児童福祉施設の設置
障害者保健・福祉	都道府県障害者計画策定 身体障害者審査認定 療育手帳（知的障害者用）手帳交付 精神障害者保健福祉手帳交付 自立支援事業への助言支援	市町村障害者計画策定 身体障害者手帳申請・交付 精神障害者保健手帳申請受付 自立支援事業の実施
上水道	水道事業の認可 水道事業の実施（広域）	水道事業の実施
下水道	流域下水道管理	公共下水道の管理
廃棄物	廃棄物処理計画の策定 産業廃棄物処理業者許可	一般廃棄物の処理 一般廃棄物の処理業者許可

【参考文献】
・厚生労働省「戦後社会保障制度史」2008

第 10 章

医療制度

1. 医療保険制度

　わが国の医療制度は，ハードの医療施設とソフトの医療従事者，運営に関しては医療保険制度があり，この三者で成立している。つまり，医療をなすには届けられた医療施設があり，医療資格をもった医療従事者がいて，医療保険を用いて医療をしていることであり，いずれかが欠けると医療は不完全なものとなる。

1）社会医療制度の概要と特徴

　わが国の医療保障には，その中核となる社会保険による医療保険と，生活保護法による医療扶助とがあり，法律あるいは予算措置による公費医療負担制度がある。

　わが国の保険医療制度の特徴は，次のとおりである。

①国民皆保険制である：1961（昭和36）年に実現。

②医療給付は現物支給の形をとる：被保険者からみると診療というサービス現物を受けるもので療養の給付ともいう。これに対して，被保険者が保険者*に請求して現金をもらうことを現金給付といい，療養費払いともいう。

③保険料に財源を求める社会保険方式である。

> ＊保険加入者を「被保険者」，運営する団体を「保険者」という。両者はともに法律で定められており，保険者は公的団体とされている。

2）医療保険の種類と対象

　わが国の医療保険は**表10-1**に示したように，職域保険（被用者保険），地域保険（国民健康保険），後期高齢者医療保険とに大別される。医療給付内容は，診察，薬剤，治療材料，処置，手術，在宅療養・看護，入院・看護，入院時食事療養，移送であり，被保険者および被扶養者に対して原則的に現物給付が行われる。

（1）職域医療保険（被用者保険）

①健康保険：健康保険法により，事業所に使用されている者を被保険者とする。

　a. 全国健康保険協会（協会健保）保険：健康保険組合のない中小企業の被用者を対象とする。

　b. 組合管掌保険：健康保険組合のある事業所の被用者を対象とする。

表 10-1　医療保険制度の概要

保険の種類		被保険者	保険者	受診の際の自己負担	財源
職域保険（被用者保険）	健康保険	一般被用者等	全国健康保険協会	3割，ただし，未就学児2割，70歳以上の者2割（現役並み所得者は3割）	保険料（本人・使用者）国庫負担・補助（給付費の16.4％）
			各健康保険組合		保険料（本人・使用者）
	船員保険	船員	全国健康保険協会		
	国家公務員共済組合	国家公務員	各省庁等共済組合		
	地方公務員共済組合	地方公務員	各地方公務員共済組合		
	私立学校教職員共済	私立学校教職員	私立学校振興・共済事業団		
地域保健	国民健康保険	一般国民（農業従事者・自営業者等）	各都道府県各市町村		保険料（一世帯当たり）国庫負担・補助（給付費の41％）
			各国民健康保険組合		保険料（一世帯当たり）国庫負担・補助
		被用者保険の退職者	各市町村		保険料（一世帯当たり）
後期高齢者医療制度		75歳以上の者および65～74歳で一定の障害の状態にあり広域連合の認定を受けた者	後期高齢者医療広域連合	1割（現役並み所得者は3割）	保険料〈約10％〉支援金〈約40％〉公費〈約50％〉

資料）（財）厚生労働統計協会「国民衛生の動向 2020/2021」

②船員保険：2010（平成22）年1月から全国健康保険協会が保険者となった。

③国家公務員共済組合：国家公務員を対象とする。

④地方公務員等共済組合：地方公務員等を対象とする。

⑤私立学校教職員共済組合：私立学校の教職員を対象とする。

（2）地域医療保険（国民健康保険）

　被用者以外の一般地域居住者を被保険者とする保険制度であり，国民健康保険法に基づいて市町村および特別区が国民健康保険の運営主体となっている。国民健康保険の財源は保険料軽減額相当額に対して国が1／2，都道府県と市町村が1／4ずつ負担しており，被用者保険とは異なり，とくに国庫負担（補助）依存度が高い。国民健康保険の保険料は，市町村の財政状況によって差が大きいため，2018（平成30）年度より都道府県が財政運営の主体となった。

（3）各医療保険制度の加入者

　医療保険適用者数（2017〈平成29〉年度末）は，被用者保険が7,719万人，国民健康保険が3,148万人で，医療保険適用者中，それぞれ61.3％と25.0％を占めている。国民健康保険適用者数は国民皆保険達成（1961〈昭和36〉年4月）以後減少傾向を示し，その後増減がみられ，1993（平成5）年以降増加傾向にあったが，2006（平成18）年には減少に転じた。健康保険（政府管掌健保：現協会健保と組合健保）と国民健康保険の加入者の年齢構成の推移をみると，若い年齢層では健康保険加入者の割合が多く，国民健康保険加入者の割合が少なく，この傾向は30年来続いており，また，後期高齢者医療制度では1,722万人が加入し，医療保険適用者中13.7％となっている（後述）。

（4）医療保険給付率（自己負担率）

0歳から64歳までは，医療機関を受診した際にかかった費用は，原則すべての健康保険で組合負担7割－自己負担3割となっている。自己負担については，受診時に支払うことになっているので，「窓口負担」ともいう。

（5）高額医療費支給制度

自己負担額が一定額を超えると，超過分の一部が償還される制度であり，被用者保険，国民健康保険，後期高齢者医療に適用される。

（6）後期高齢者医療制度

「高齢者医療確保法」による医療対象者は，後期高齢者（75歳以上の者）と，65歳以上75歳未満で市町村長により一定の障害状態にあると認定された者である。医療の給付は市町村長が行い，医療を受ける者は医療機関窓口に「後期高齢者医療制度・保険証」を提示することになっている。

65～74歳の前期高齢者は，64歳までに加入していた健康保険組合に加入でき，医療を受けることができる。69歳までは自己負担3割であるが，70歳をこえると現役並みの収入がない人は2割の自己負担となる。75歳以上の者すべては，後期高齢者医療制度に入らねばならない（強制加入）。後期高齢者医療制度は，市町村が加入する都道府県単位の後期高齢者医療広域連合が保険者となり，その財源は公費（約5割），かつて属していた医療保険からの支援金（約4割），および本人の保険料（約1割）となっている*（図10-1）。

* 後期高齢者の本人負担は原則1割であるが，収入に応じて2割，3割の負担もある。

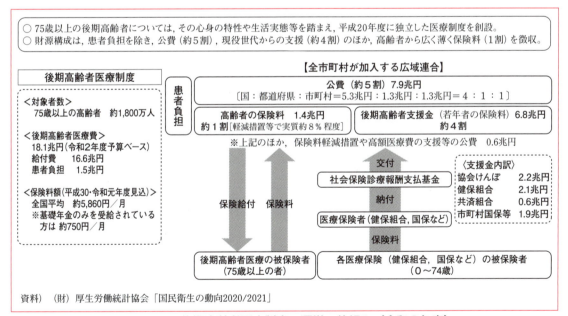

図10-1　後期高齢者医療制度の運営の仕組み（令和2年度）

2. データヘルス計画

1）保険者等の役割

　わが国では，悪性新生物（腫瘍）や循環器疾患等の非感染性疾患（NCD）が増加しているが，生活習慣等の改善によりNCDの多くは予防可能であることが明らかになってきた。「健康」は，人々が社会との関わりをもって生活を営む上での資源となる。この「健康」を保持するために，国および地方公共団体，事業所や保険者，専門職等が健康づくりに関わる。

　健康保険法第150条において，医療保険者による健康づくりへの取り組み，すなわち保健事業を規定している*。

> **第150条**　保険者は，高齢者の医療の確保に関する法律第20条の規定による特定健康診査，同24条の規定により特定保健指導を行うものとするほか，特定健康診査等以外の事業であって，健康教育，健康相談，健康診査その他の被保険者及びその被扶養者の健康の保持増進のために必要な事業を行うように努めなければならない。

*このように，健康保険は「医療事業」と「医療外事業（保健事業）」の2大事業を負っている。

　また，高齢者の医療の確保に関する法律では，医療費の適正化の推進に関しても規定しており，保険者が保険事業を行う際には，被保険者と被扶養者が幸福になるための視点に加えて，保健事業を通じて医療費を適正化することが求められている。

　2000（平成12）年に始まった「健康日本21**」は，1次予防重視，ヘルス・プロモーション***の考え，目標を定めた事業展開と効果評価等を明記し，さらに高齢者の医療の確保に関する法律基づき後期高齢者医療制度を創設し，①国と都道府県が医療費の適正化計画を作成すること，②特定健診と特定保健指導の実施を保険者に義務づけたことにより，医療保険者は，健康づくりに関する取り組みを積極的に展開するようになった。

**健康日本21：➡p.5参照

***ヘルス・プロモーション：➡p.9参照

2）データヘルス計画の目的

　一方，保健事業がPDCAサイクルで実施しやすくなるようなインフラ整備が進み，レセプト（医療情報）の電子化が進んでいる。「健康保険法に基づく保健事業の実施等に関する指針（平成16年）」では，効果的かつ効率的な保健事業の実施を図るための重要な施策として，保険者による健康情報の蓄積・活用が位置づけられた。

> **■健康保険法に基づく保健事業の実施等に関する指針**
> 平成16年7月30日厚生労働省告示第308号
> 最終改正：平成26年3月31日厚生労働省告示第139号
>
> **第二　保健事業の基本的な考え方**

二　健康・医療情報の活用及びPDCAサイクルに沿った事業運営

　保健事業の効果的かつ効率的な推進を図るためには，健康・医療情報（健康診査の結果や診療報酬明細書等から得られる情報（以下「診療報明細書等情報」という。），各種保健医療関連統計資料その他の健康や医療に関する情報をいう。以下同じ。）を活用して，PDCAサイクル（事業を継続的に改善するため，Plan（計画）－Do（実施）－Check（評価）－Act（改善）の段階を繰り返すことをいう。以下同じ。）に沿って事業運営を行うことが重要であること。また，事業の運営に当たっては，費用対効果の観点も考慮すること。

　また，高齢者の医療の確保に関する法律でも，2008（平成20）年度から始まった特定健診制度において，レセプトの電子化に加えて，健診データの電子的標準化が実現した。これにともなって全国どこで健診を受けても，基本項目はすべて同じで，健診結果も全国で同じ様式で電子的に保険者に蓄積されるようになった。

　しかし，国民の健康寿命の延伸を重要な柱として，「日本再興戦略（2013〈平成25〉年閣議決定）」のなかで，「保険者は，健康管理や予防の必要性を認識しつつも，個人に対する動機付けの方策を十分に講じていない」ことが指摘された。このことから，「予防・健康管理の推進に関する新たな仕組みづくり」として，「全ての健康保険組合に対し，レセプト等のデータの分析，それに基づく加入者の健康保持増進のための事業計画として保険事業実施計画（データヘルス計画）の作成・公表・事業実施，評価等の取組みを求めるとともに，市町村国保が同様の取り組みを行うことを推進する」とした。そして，データヘルス計画の仕組みを活用して，医療保険者が効果的な保健事業に取り組むことが期待されている。

3）データヘルス計画での取り組み

　国の成長戦略としてレセプトや健診結果の情報とのデータ分析に基づき，PDCAサイクル*で効率的・効果的な保健事業を実施する取り組みがデータヘルス計画であり，平成27年度からすべての健康保険組合に実施が義務づけられている。データヘルス計画書は，保健事業の棚卸，計画と実績の分析を行い，PDCAサイクルで毎年見直すことになっている。取り組み方法の概略は次のとおりである。

*PDCA spiral：➡p.10参照。

（1）P（Plan）：計画

　これまでの保健事業の振り返りとデータ分析による現状把握に基づき，加入者の健康課題を明確にしたうえで事業を企画。

（2）D（Do）：実施

　費用対効果の観点も考慮しつつ，次のような取り組みを実施。

・加入者に自らの生活習慣等の問題点を発見し，その改善を促すための取り組み：健診結果，生活習慣等の自己管理ができるツールの提供等

・生活習慣病の発症を予防するための特定保健指導等の取り組み

・生活習慣病の進行および合併症の発症を抑えるための重症化予防の取り組み：糖尿病の重症化予防等・その他:健康・医療情報を活用した取り組み

（3）C（Check）：評価

客観的な指標を用いた保健事業の評価：生活習慣（食生活や歩数等）の状況，特定健診の受診率・結果，医療費等。

（4）A（Act）：改善

評価結果に基づく事業内容の見直し。

3．医療施設

1）医療施設

医療施設を規定する法律は医療法である。

医療法では医療施設を病院，診療所，助産所，老人保健施設と規定しているが，医療法ではこれらの施設のうち前3施設の開設・管理運営を規定しており，介護老人保健施設については介護保険法による。

（1）病院

病院とは20床以上の病床を有する施設であり，診療所は20床未満の施設をいう。病院と診療所の施設数の推移は，**表10-2**のとおりである。

病院の病床は機能分担されており，精神病床，感染症病床，結核病床，療養病床，一般病床の5種類がある。病床数の推移を見ると**表10-3**のとおりである。感染症と結核病棟の一貫した減少，療養病床の急増があったが，介護保険の導入によって療養病床の大幅削減が決まっている。

（2）病院の機能：地域医療支援病院と特定機能病院

①地域医療支援病院

地域医療支援病院は，かかりつけ医等の支援を通じて地域医療の確立を目指し，都道府県知事の承認を得た病院であり，次の4機能を有するとともに，救急医療

表10-2　医療施設の種類別にみた施設数の推移

各年10月1日現在

	2005 （平成17）	2008 （平成20）	2011 （平成23）	2014 （平成26）	2017 （平成29）	2018 （平成30）
総　　　数	173,200	175,656	176,308	177,546	178,492	179,090
病　　　院	9,026	8,794	8,605	8,493	8,412	8,372
精神科病院	1,073	1,079	1,076	1,067	1,059	1,058
一般病院	7,952	7,714	7,528	7,426	7,353	7,314
（再掲）療養病床 　を有する病院	4,374	4,067	3,920	3,848	3,781	3,736
一般診療所	97,442	99,083	99,547	100,461	101,471	102,105
有　　床	13,477	11,500	9,934	8,355	7,202	6,934
（再掲）療養病床 　を有する一般診療所	2,544	1,728	1,385	1,125	902	847
無　　床	83,965	87,583	89,613	92,106	94,269	95,171
歯科診療所	66,732	67,779	68,156	68,592	68,609	68,613

注）　平成20年までの「一般診療所」には沖縄における「介輔診療所」を含む。
資料）厚生労働省「医療施設調査」

第10章　医療制度

表 10 - 3　病床の種類別にみた病床数の推移

各年10月1日現在

	2005 (平成17)	2008 (平成20)	2011 (平成23)	2014 (平成26)	2017 (平成29)	2018 (平成30)
総　　　数	1,798,637	1,756,115	1,712,539	1,680,712	1,653,303	1,641,468
病　　　院	1,631,473	1,609,403	1,583,073	1,568,261	1,554,879	1,546,554
精神病床	354,296	349,321	344,047	338,174	331,700	329,692
感染症病床	1,799	1,785	1,793	1,778	1,876	1,882
結核病床	11,949	9,502	7,681	5,949	5,210	4,762
療養病床	359,230	339,358	330,167	328,144	325,228	319,506
一般病床	904,199	909,437	899,385	894,216	890,865	890,712
一般診療所	167,000	146,568	129,366	112,364	98,355	94,853
療養病床(再掲)	24,681	17,519	14,150	11,410	9,069	8,509
歯科診療所	164	144	100	87	68	61

資料) 厚生労働省「医療施設調査」

を提供する能力を有する等の機能を有している。

 a.　かかりつけ医等からの紹介を中心とする病診連携。

 b.　共同利用の施設。

 c.　24時間の救急医療体制。

 d.　生涯教育等，その資質向上を図るための研修体制。

②特定機能病院

 高度な医療の提供，高度な医療技術の開発，評価および研修の機能を有する医療機関として厚生労働大臣の承認を受け，原則として一般の病院・診療所から紹介された真に高度な医療を必要とする患者を診療する病院（大学病院，国立がんセンター，国立循環器センターなど）である。これらの施設はプライマリーケアを提供する施設ではなく，救急医療を提供する能力を有することも義務づけられていない。

2）医療法と地域医療計画

 医療法（1948〈昭和23〉年）は，医療施設の基準などの医療供給体制の基本となる法律であり，制定以来一定の成果を上げてきた。しかし，人口の高齢化，疾病構造の変化，医学技術の進歩などに対応する必要が生じたことから，医療の地域的偏在の是正と医療施設の連携の推進を目指して都道府県医療計画を策定する必要が生じた。また，医療ニーズの高度化・多様化に対応して患者の心身の状況に応じた良質な医療を効率的に供給する体制作りも必要になった。これに伴って医療提供の理念（生命の尊重と個人の尊厳，医療関係者と患者との信頼関係）の規定，医療施設機能の体系化（高度医療を提供する特定機能病院と，長期療養患者のために療養環境の整備された療養型病床群），あるいは医療に関する適切な情報の提供などが医療法において明らかにされ，インフォームド・コンセント（説明と同意）の規定，診療所への療養型病床群の設置の拡大，地域医療の確保（かかりつけ医師の推進と病院との連携）などが医療法に示されるようになった。

 多様化・高度化する国民の医療需要に対応した地域における体系的な医療供給体制の整備を行うために，医療資源の効率的活用，医療施設間の機能連携の確保

165

等を目的として，1986（昭和61）年から医療法に基づいて地域医療計画が法定化され，施行されている。

医療計画は，各都道府県が地域の実情に応じて主体的に作成することになっているが，厚生労働大臣が策定した「医療提供体制の確保に関する基本方針」に即して，都道府県は計画を作成することが定められている。

人口の急速な高齢化のなかで疾病構造は変化し，悪性新生物，心疾患，脳血管疾患や糖尿病などの生活習慣病の増加，地域医療に関しては救急医療，災害時医療，僻地医療，周産期医療と小児医療等の問題が多々みられ，これらに対応した医療提供体制を構築することによって，国民の安心・信頼を確保し，質の高い医療サービスを提供できる体制を確立することが医療計画の目的である。

第5次改正医療法（2006〈平成18〉年・2007〈平成19〉年・2014〈平成26〉年改正）により，医療計画については，下記の①〜⑯のすべてを記載することになっている。

① がん，脳卒中，急性心筋梗塞，糖尿病および精神疾患（5疾病）の治療または予防に係る事業に関する事項
② 救急医療，災害時医療，僻地医療，周産期医療，小児医療（小児救急医療を含む）の5事業等の確保に必要な事業に関する事項
③ 上記①および②の事業の目標に関する事項
④ 上記①および②の事業に係る医療連携体制（医療施設間相互間の機能分担，業務連携確保のための体制）に関する事項
⑤ 上記④の医療連携体制における医療機能に関する情報提供の推進に関する事項
⑥ 居宅等における医療の確保に関する事項
⑦ 地域医療構想に関する事項：病床の機能区分ごとの将来の病床数の必要量および構想区域における将来の在宅医療等の必要量
⑧ 地域医療構想の達成に向けた病床の機能分化および連携の推進に関する事項
⑨ 病床の機能に関する情報の提供の推進に関する事項
⑩ 医師，歯科医師，薬剤師，看護師その他の医療従事者の確保に関する事項
⑪ 医療の安全に関する事項
⑫ 地域医療支援病院の整備目標等，医療機能を考慮した医療提供施設整備目標に関する事項
⑬ 二次医療圏の設定に関する事項
⑭ 三次医療圏の設定に関する事項
⑮ 基準病床数に関する事項
⑯ その他医療を提供する体制の確保に関し必要な事項

3）医療圏と基準病床数

一次医療は日常的に身近な家庭医等による初期医療であり，一次医療圏は原則として市町村を単位とした日常的保健医療サービスを提供するものである*。

*入院や緊急手術を伴わない初期救急（一次救急）は一次医療圏内に含まれ，病院は輪番制などで対応する。

第 10 章　医療制度

医療計画では二次医療圏と三次医療圏を設定することになっている。二次医療圏では，特殊な医療を除く一般の医療で，主として病院における入院に係る医療を提供する体制の確保を図る都道府県ごとの概ね人口30万人程度の広域生活圏区域としている。地理的条件などの自然条件と日常生活や交通事情等の社会的条件を考慮して一体の区域として定めることになっており，2018（平成30）年度（見込）341圏域となっている。三次医療圏は，先進的技術を必要とするなどの特殊な医療を提供する病院の病床の整備を図るべき区域をいい，原則として都道府県を1区域とすることになっているが，北海道は6医療圏，長野県は4医療圏に分けられている。

また，基準病床数*は，二次医療圏ごとに圏内の受療率・平均在院日数推移率などを加味して算定した上限の一般・療養病床数であり，医療資源の効率的活用，医療施設間の機能連携を確保する等して医療計画の目的の推進を図るために設定されている（いわゆるベッド数規制）。なお，精神病床，感染症病床と結核病床は都道府県単位で基準病床数を定めることになっている。

地域間格差はあるが，2015（平成27）年4月1日現在の既存の一般・療養病床が124.0万床（基準病床数：105.1万床），精神病床が33.4万床（基準病床数：31.0万床），結核病床が0.54万床（基準病床数：0.43万床）であり，基準病床数と既存の一般・療養病床，精神病床，結核病床は基準病床数を上回っているが，感染病床については基準病床0.18万床に対して，既存病床は0.18万床と基準に近づいている。

なお，新型コロナウイルス感染症に関しては，現段階（2020〈令和2〉年8月時点）では2類感染症に準ずる対応が必要な指定感染症としているが，今後この区分について見直しが検討されている。また，並行して，本感染症拡大に備え，各都道府県では病床確保に努め，全国で入院病床を27,350床確保し，無症状感染者や軽症者が療養するためのホテル等の宿泊施設を21,139室確保する計画を厚生労働省は公表している（2020〈令和2〉年8月28日）。

> ＊医院の設置は保健所への届出制となっているが，病院の設置は「病床」を有しているかで決定される。病床数は医療圏ごとで定数があるが，現状では足りているので，病床の売買がなされている。

4. 医療従事者**

国民の医療は医師，歯科医師をはじめさまざまな医療従事者が担当しており，その状況は医師・歯科医師・薬剤師調査，病院報告，医療施設調査（静態）や衛生行政業務報告などに示されている。

医療従事者としては，医師，歯科医師，薬剤師，医薬品登録販売者，助産師，看護師（准看護師と看護補助者），理学療法士，作業療法士，視能訓練士，歯科衛生士，歯科技工士，診療X線技師，臨床検査技師（衛生検査技師），マッサージ師，管理栄養士（栄養士），医療社会事業従事者等があり，医療従事者数の概況を表10-4に示した。

医療従事者の職種・資格には上述したようなものがあるが，資格に関する業

> ＊＊医療従事者には2種ある。医療従事者とは，医師の指示・監督下で医療行為をなすことのできる者（狭義の医療従事者）を指していう。
> あん摩マッサージ指圧師，はり師，きゅう師，柔道整復師は，医師の指示・監督下でなく独立して実施できるが，医療類似行為のみしか行えない（広義の医療従事者）。

167

表10-4　届出医療従事者数

2018（平成30）年12月31日現在

医療従事者区分	実数（人）	率（人口10万対）
医　　　　　　　　師	327,210	258.8
歯　科　　　　　医　師	104,908	83.0
薬　　　　　剤　　　　師	311,289	246.2
保　　　　　健　　　　師	52,955	41.9
助　　　　　産　　　　師	36,911	29.2
看　　　　　護　　　　師	1,218,606	963.8
准　　看　　　護　　　士	304,479	240.8
歯　科　衛　生　士	132,629	104.9
歯　科　技　工　士	34,468	27.3
あん摩マッサージ指圧師	118,916	94.0
は　　　　　り　　　　師	121,757	96.3
き　　　ゅ　　　う　　　師	119,796	94.7
柔　道　整　復　師	73,017	57.7

資料）厚生労働省「医師・歯科医師・薬剤師調査」「衛生行政報告例」
注）　医師・歯科医師・薬剤師数以外は就業者数である。

務・名称については業務独占と名称独占が法によって定められている。

①独占業務

医師・歯科医師は医療と保健指導を司り，また公衆衛生の向上と推進に寄与する。

②業務独占

薬剤師・看護師・助産師・救急救命士・診療放射線技師・臨床検査技師・理学療法士・作業療法士・視能訓練士・言語聴覚士・臨床工学技士・義肢装具士・准看護師（知事資格）については，当該国家資格を有しない者は当該業務に従事できない。医師の指示を要する。

③名称独占

介護福祉士・社会福祉士・精神保健福祉士・保健師・栄養士（知事資格）・管理栄養士については，資格を有しない者が資格の名称または紛らわしい名称を使用することを禁止している。

④業務・名称独占のない資格

介護支援専門員（ケアマネジャー）・訪問介護員（ホームヘルパー），臨床心理

---

column　医療ソーシャルワーカー

ソーシャルワーク（Social work）とは，社会福祉専門職としてのレベルで行われる援助活動であり，その援助活動を担う社会福祉従事者をソーシャルワーカーという。また，医療ソーシャルワーカー（MSW：Medical Social Worker）は医療の場で働くソーシャルワーカーである。わが国では1989（平成元）年に医療ソーシャルワーカー業務指針（厚生労働省）が提示されており，病院などで管理者の監督の下に，医療ソーシャルワーク業務を行うことになっている医療ソーシャルワークとは医療と福祉の連携の要として働き，医療チームに参加しまたは地域の人々に協力して，医療と福祉の達成に努力することである。主に疾病の予防・治療あるいは社会復帰を妨げている患者や家族の社会的・心理的・経済的な問題を解決もしくは調整できるように，個人と集団を援助することにある。

士・医療ソーシャルワーカーがある。

5. 国民医療費

　国民医療費とは，医療機関での傷病の治療に要する費用を中心に支払側から推計したものであり，診療報酬額，薬剤支給額，入院時食事療養費，訪問看護療養費の他に，健康保険等で支給される移送費と患者負担分を含んでいる。なお，①正常な妊娠・分娩に要する費用，②健康の維持・増進を目的とした健康診断・予防接種に要する費用，③固定した身体障害に要する義眼・義肢などの費用は国民医療費に含めない。

　最近では経済の低成長により，医療費の適正化が国民の関心事となり，医療制度の変更などにより国民医療費の増加幅は少なくなりつつあったが，人口の高齢化，疾病構造の変化，医療供給体制の整備や医療技術の高度化による診療内容の変化，高額医療費支給制度の導入による受療率の増加などにより医療費が高騰している。

　国民医療費の状況は次のとおりである。

1）国民医療費の概況

　国民医療費は年々増加していたが，2000（平成12）年度は介護保険制度の導入により老人保健施設療養費等が介護保険に組み入れられたことにより前年度より減少し30.1兆円であった。その後増減がみられたが，2018（平成30）年度には43.4兆円となった。国民1人あたりの医療費は34.3万円で，国民医療費の国民所得に対する比率は近年10％を超えている*。

＊国民医療費の推移：➡p.4
参照。

2）制度区分別国民医療費

　制度区分別にみると，公費負担医療給付分（生活保護法等による），医療保険給付分（医療保険・労災保険等），後期高齢者医療給付分，患者負担分（全額および一部負担）に分けられる。表10-5に示したように，2018（平成30）年度は公費負担医療給付分が7.3％，医療保険等給付分が45.5％，後期高齢者医療給付

表10-5　制度区分別国民医療費

2018（平成30）年度

	推計額（兆円）	比率（％）
総　額	43.4	100.0
公費負担給付分	3.2	7.3
医療保険等給付分	19.7	45.5
後期高齢者医療給付分	15.1	34.7
患者等負担分	5.4	12.5

資料）厚生労働省「平成30年度 国民医療費」

分が34.7％と患者等負担分が12.5％になっている。

３）国民医療費の財源別内訳比率

　保険料が49.4％（被保険者：28.2％；事業主：21.2％），公費が38.1％（国庫：25.3％；地方自治体：12.9％），患者負担分が11.8％である（2018〈平成30〉年度）。

４）診療種類別国民医療費

　診療種類別は，医科診療医療費，歯科診療医療費，薬局調剤医療費（医師が発行する処方箋による），入院時食事・生活医療費，訪問看護医療費および療養費等の６つに分けられ，医科診療医療費は入院と入院外に分けている。

　医科診療医療費は総額の72.2％（入院医療費38.1％，入院外医療費34.0％），歯科診療医療費6.8％，薬局調剤医療費17.4％，入院時食事・生活医療費1.8％，訪問看護医療費0.5％，療養費等1.2％になっている（2018〈平成30〉年度）。

５）年齢階級別国民医療費

　０～14歳は総額の5.8％，15～44歳は12.1％，45～64歳は21.5％，65歳以上は60.6％（うち75歳以上は38.1％）を占めていた。１人当たりの国民医療費は，65歳未満は18.8万円，65歳以上は73.9万円，75歳以上は91.9万円で，65歳以上は65歳未満の約４倍，75歳以上は約５倍であった。

　医科診療医療費の１人当たり医療費は65歳未満が12.8万円，65歳以上が55.3万円，歯科診療医療費は65歳未満が2.0万円，65歳以上で3.3万円，薬局調剤医療費は65歳未満が3.5万円，65歳以上が12.3万円であった（2018〈平成30〉年度）。

６）傷病分類別医科診療医療費

　医療費給付実態調査や医療扶助実態調査を中心にして，傷病・年齢階級別の割合で医科診療医療費が推定されている。医科診療医療費を傷病分類別にみると，循環器系の疾患が19.3％，新生物（腫瘍）が14.4％と多い。主な傷病を年齢階級別にみると，65歳未満では新生物（腫瘍）（13.3％）がもっとも多く，65歳以上では循環器系の疾患（24.4％）がもっとも多かった（2018〈平成30〉年度）。

【参考文献】
・厚生労働省・健康保険組合連合会「データヘルス計画作成の手引き（改訂版）」2017年
https://www.mhlw.go.jp/file/06-Seisakujouhou-12400000-Hokenkyoku/0000201969.pdf

第 11 章

福祉制度

1. 社会福祉制度

日本国憲法第25条（生存権）*は，国民に健康で文化的な最低限度の生活を営む権利を保障している。それを具現化する政策が社会保障制度である。社会保障には，公的扶助，社会保険，社会福祉，公衆衛生，医療，老人保健などが含まれる。ここでは，その中の社会福祉について述べる。

1）社会福祉

福祉（welfare）とは一般には「幸せな生活」という意味であるが，行政的には社会福祉は「社会的弱者への扶助」であるといえよう。また，福祉には税金が投入されるので，効果的・効率的**に行わなければならない。単に生活に困っているから扶助するのでは納税者に説明できない。生活がなぜ困っているかを探り，困っている部分を支援してよりよい生活が送れるようにすることを目指すものである。

憲法第25条を具体化するための政策は，社会保障または福祉政策と呼ばれるが，これには公的扶助，社会保険，社会福祉，公衆衛生の4概念がある。公的扶助には生活保護と公的医療扶助があり，社会保険には年金，医療，雇用，介護，労災の5保険制度がある。なお，公衆衛生とは，主に保健（健康の増進と病気の予防）であり，感染症予防，生活習慣病対策，環境保健などがある。保健と福祉について，「母子保健」と「母子福祉」，「高齢者保健」と「高齢者福祉」を混同しないようにする。

社会的弱者に対し実施される社会保障制度を「社会福祉」と呼ぶ。1950（昭和25）年の社会保障制度審議会が行った社会福祉の定義は「国家扶助の適用を受けている者，身体障害者，児童，その他援護育成を要する者が，自立してその能力を発揮できるよう，必要な援護育成を行うこと」と定義している。現制度では，児童福祉，障害者福祉，母子福祉，高齢者福祉，戦傷病者（原爆・戦災孤児を含む援護事業対象者）福祉などが該当するが，公的扶助（生活保護制度，公的

* **日本国憲法第25条**：➡p.1 参照。

* **効果的（effective）**：途中経過よりも結果を重視すること。
効率的（efficient）：結果よりも途中経過を重視すること。
両者を評価するのに対投資利益（cost-benefit）がある。

医療負担制度）を加えることもある。

社会福祉関連法規の成立をみると時代の流れがわかる（p.178の表11‐5を参照）。戦後の復興期に数多く成立していることである。米軍の占領軍主導により日本国憲法が公布されたが、戦前の富国強兵から一転して、その内容は民生の重視策であった。憲法第25条の生存権を基本とした福祉国家の実現へ向けたスタートが切られ、貧困対策と母子福祉の充実に力点が置かれた。

戦後復興を果たし、日本は工業立国に変身した。1960（昭和35）年頃から高度経済成長期を経て、国内は好景気に支えられ人々の生活は安定してきた。一方で、次第に富める者とそうでない者の格差が広がり始めたが、それらを是正すべく社会的弱者への救済が図られていった。医療や年金などの社会保険制度が急速に整備されていき、1960年代に基本的な社会福祉の制度が整った。

日本が先進国の仲間入りをし、世界でもトップレベルの生活ができるようになると平均寿命も飛躍的に伸び、男女ともに人生80年時代を迎えるようになった。これに伴い次第に高齢者人口が増加し、1970（昭和45）年に高齢化率[*]が7％を超え高齢化社会に、1994（平成6）年に14％を超え高齢社会に、2010（平成22）年には21％を超え超高齢社会に突入した。2018（平成30）年10月1日現在では、28.1％（前年27.7％）と世界のトップ水準となっている。また、超高齢社会と同時に少子化も進み、高齢者福祉対策と少子化対策が図られてきた。現在もこの2つの政策が社会福祉の中心となっている。

> [*]**高齢化率**：総人口に占める65歳以上人口の割合のこと。2018（平成30）年75歳以上人口の割合は14.2％であり、65～74歳人口の割合を上回った。高齢化率の推移はp.205も参照。

2）社会福祉事業

社会福祉事業は社会福祉サービスの提供である。その根幹となる法律は「社会福祉法」である。社会福祉事業は各法律が定める事業を実施することであるが、実際には社会福祉法第2条に定められており、社会福祉事業の定義は、社会福祉法に基づいて実施される事業のことをさす。社会福祉法人は社会福祉事業の他に、目的に沿った公益事業と、収益事業を実施することができる。

かつて、社会福祉は、「国家は社会的ハンディのある人々に社会福祉サービスを提供する義務がある」という理念に基づき、すべて国家によって実施されていた。すなわち、社会福祉は国家予算でなされていたが、それは「措置制度」という概念で予算化されていた。措置とは行政が強制的に執行することであるが、国が都道府県知事や市町村長に機関委任事務として委託することにより実施されていた。

次第に社会が安定し裕福になるにつれ、種々の社会福祉サービスの要求が高まり、該当者も増加してきた。また、公庫負担金が増加するにしたがって、国および地方公共団体の負担が大きくなり、措置費の軽減化と民業参入を推進せざるをえなくなってきた。それに伴って社会福祉のビジネス化も検討され始め、社会福祉産業として介護保険制度がスタートするに至った。

社会福祉法では民営化が進むにつれて一定のルールで社会福祉事業をなすため

第11章　福祉制度

に，事業を第一種，第二種に定めてある（**表11‑1**）*。社会福祉事業をなすには「社会福祉法人」を創設しなければならない。また，社会福祉法人は厚生労働省に書類を提出し認可を得なければならない。社会福祉法人には第一種事業の実施を目的として設立された第一種社会福祉法人と，第二種事業の実施を目的として設立された第二種社会福祉法人がある*。

　地域の福祉事業の推進調整役として社会福祉協議会がある。都道府県社会福祉協議会はその都道府県内の社会福祉事業の推進を図るが，主に市町村社会福祉協議会のメンバーからなる。市町村社会福祉協議会は市町村における社会福祉事業の推進を図るものである。メンバーは市町村内で社会福祉事業を経営する者およ

> **＊第一種社会福祉事業と第二種社会福祉事業**：第一種社会福祉事業を実施できるのは，国，地方自治体，第一種社会福祉法人のみである。
> 　第二種社会福祉事業は第一種事業のような縛りはなく，第二種社会福祉法人の他にNPO，その他の団体や個人が参入できる。

表11‑1　主な社会福祉事業の種類

所管法律	第一種事業	第二種事業
生活保護法	生活保護施設 　生活救護施設 　生活更生施設	生活困難者生活必需品提供事業 生活困難者簡易住宅貸付/宿泊所 生活困難者診療所 生活困難者老人保健施設
生活困窮者自立支援法	生活困難者支援施設	認定生活困窮者就労訓練事業
児童福祉法	児童福祉施設 　乳児院 　母子生活支援施設 　児童養護施設 　障害児入所施設 　児童心理治療施設 　児童自立支援施設	障害児通所支援事業 障害児相談支援事業 児童自立生活援助事業 放課後児童健全育成事業 子育て短期支援事業 乳児家庭全戸訪問事業 養育支援訪問事業 地域子育て支援拠点事業 一時預かり事業 小規模住宅型児童養育事業 小規模保育事業 病児保育事業 その他の助産保育事業
就学前子ども保育総合推進法		幼保連携型子ども園事業
母子・父子福祉法		母子家庭日常生活支援事業 父子家庭日常生活支援事業 寡婦家庭日常生活支援事業
老人福祉法	老人福祉施設 　養護老人ホーム 　特別養護老人ホーム 　軽費老人ホーム	老人居宅介護等事業 老人デイサービス事業 老人短期入所事業 小規模多機能型居宅介護事業 認知症共同生活援助事業 老人福祉センター
障害者総合支援法	障害者支援施設	障害福祉サービス事業 障害者一般/特定相談支援事業 障害者移動支援事業 地域活動支援センター
身体障害者福祉法		身体障害者生活訓練等事業 手話通訳事業 介助犬/盲導犬訓練事業 身体障害者福祉センター 補装具製作施設 盲導犬訓練施設 視覚障害者情報提供施設
知的障害者福祉法		知的障害者更生相談事業
売春防止法	婦人保護施設	

資料）　（財）厚生労働統計協会「国民の福祉と介護の動向」2020/2021をもとに作成

173

び社会福祉に関する事業を行っている者である。

3）社会福祉施設

　社会福祉施設とは社会福祉サービスを提供するための施設である。社会福祉事業には施設に対象者を集め実施する場合と，電話によるサービスや担当者が訪問することで施設を必要としない場合がある。社会福祉施設は施設に対象者を集め，高齢者，児童，障害者（児），生活困窮者などに対し援護，育成，更生などの社会福祉サービスを行う場所と定義できる。

　実際の社会福祉施設は表11‐1の中の施設であり，高齢者，児童，障害者（児）などに対して福祉サービスを提供する。各々法律によって保護施設，児童福祉施設，母子福祉施設，老人福祉施設などに分ける。また，社会福祉施設を大まかに分けると，社会福祉対象者が生活を送るためのものと，社会復帰に向けたものとに大別される。前者は更生施設やホームの名称を持つ施設であり，後者は授産施設，工場などの名称を持つ施設である。

　社会福祉施設は，国立の施設として国立児童自立支援施設，国立身体障害者リハビリテーションセンター，国立知的障害児施設があり，他は地方公共団体，社会福祉法人の設立である。2018（平成30）年10月1日現在で7万7,040施設存在する*。

*平成30年「社会福祉等調査」（2020〈令和2〉年3月4日公表）。

　大規模な施設を必要とする場合は，第一種社会事業であることが多い。社会福祉施設と呼ぶ場合，広義には都道府県と市が設置する社会福祉事務所も含める。社会福祉法によれば，都道府県と市（特別区を含む）は条例で社会福祉事務所を設置しなければならないが，町村はその義務はなく任意で設置できる。第一種社会福祉施設を設置する場合は，都道府県知事に施設設置の許可をえなければならない。当施設設置は，国，都道府県，市町村，第一種社会福祉法人のみ設置可能であり，開始前に設置届けを出さねばならない。

　これに比べて第二種社会福祉施設の設置については緩やかである。第二種社会福祉法人の他にNPO，任意団体等も設置可能であり，事業開始の日から1カ月以内に当該都道府県に届ければよいことになっている**。

**ワーキングプアと呼ばれる人たちに安価な食と宿を提供している施設もあるが，株式会社参入で収益事業に当たるのではないかと言う議論もある。

　社会福祉施設の運営は，公費から「措置費」として人数に応じて支給されている。措置費には職員の人件費，施設維持管理費，事務費，飲食物等入所者処遇経費などが含まれている。

　また，施設整備が公費からの補助金と交付金が支給されている。整備には国，地方公共団体からの資金の他に，独立行政法人福祉医療機構の貸付資金，特別地方債，財団からの支援金などがある。

4）障害者福祉

　障害者福祉政策は「身体障害者福祉法」に基づいて行われている。障害者は大別して，満18歳未満の「障害児」と18歳以上の「障害者」に分けることができる。したがって両者を指す場合は「障害者（児）」とするのが正確である。また，

両者を区別するのは，個別法の適用が異なるからである*。

障害者に対する福祉対策は，大きな変革があった。1970（昭和45）年に障害者基本法の成立と，障害者への精神障害者の編入がなされた。2005（平成17）年に「障害者自立支援法」が制定され，それまで国家主導で社会生活適応化（ノーマライゼーション）がなされていたが，事業主体が市町村に移された。2012（平成24）年に「障害者総合支援法」が成立し，それまで個々の法律でなされていた障害福祉サービスが一元化された。さらに「難病等」が身体障害者の範囲に含まれ，障害者に編入された。

障害福祉サービスは「自立支援給付」と呼ばれ，「介護給付」「訓練等給付」「自立支援医療等」「地域生活支援事業」に分かれている（図11-1）。

障害者とは，行政的に端的にいえば「障害者手帳を有する者」である。障害者は，都道府県知事または政令指定都市市長から障害者手帳の交付を受けるが，おおむね3歳以上から取得可能である。上限は法律では定められてないが，65歳以上者は介護保険法が定める「第1号被保険者**」となるので，要介護でサービスを受ける場合は介護保険サービスが障害者福祉サービスより優先する原則がある。

*障害児は「児童福祉法」に一元化されているが，障害者は身体障害者，知的障害者，精神障害者，そして難病等者に分かれている。各々の適用法律は「身体障害者福祉法（難病などを含む）」「知的障害者福祉法」「精神保健福祉法」である。

**第1号被保険者：→p.209 参照。

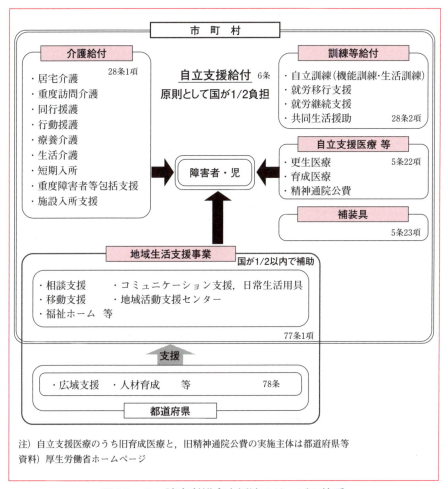

図11-1　障害者総合支援法のサービス体系

身体障害者（児）には「身体障害者手帳」，知的障害者（児）には「療育手帳」，精神障害者には「精神障害者保健福祉手帳」がそれぞれ交付される。手帳保有者の中では身体障害者数が圧倒的に多い。

　障害手帳の程度分類は，身体障害は1～6級まで分かれ数が少ないほど重度である。知的障害はA（重度），B（軽中度）の2段階である。精神障害は1級（重度），2級（中度），3級（軽度）に分かれている。

　身体障害者手帳を交付数の統計をみると，2018（平成30）年では508.7万人であり，1965（昭和40）年からみると一貫して年々増加していたが[*]，2014（平成26）年以降減少している（**表11-2**）。身体障害者手帳は，指定医の診察を受けて等級が決定されるが，現状，医師の診察では本人の申告のため，科学的客観的検査法の開発が待たれている。

* 登録者数の増加は高齢社会進行のためといえるが，申請に対し交付基準があいまいであるとの議論がある。

表11-2　身体障害者手帳交付台帳登載数の推移

各年度末現在

	総　数		
	総数	18歳未満	18歳以上
1970（昭和45）年	1,620,362	120,748	1,499,614
1980（昭和55）年	2,585,829	122,204	2,463,625
1990（昭和2）年	3,441,643	121,298	3,320,345
2000（平成12）年	4,292,761	108,955	4,183,806
2010（平成22）年	5,109,282	107,296	5,001,986
2018（平成30）年	5,087,257	99,958	4,987,299

資料）厚生労働省「福祉行政報告例」

注）　1　2010（平成22）年度は，東日本大震災の影響により，福島県（郡山市・いわき市以外），仙台市を除いて集計した数値である。
　　　2　2010（平成22）年度から「内部障害」に「肝臓機能障害」が追加された。

表11-3　療育手帳交付台帳登載数の推移

各年度末現在

	総　数		
	総数	18歳未満	18歳以上
1985（昭和60）年	306,167	122,300	183,867
1990（昭和2）年	685,220	115,602	273,075
2000（平成12）年	569,618	131,327	438,291
2010（平成22）年	832,973	215,458	617,515
2018（平成30）年	1,115,962	279,649	836,313

資料）厚生労働省「福祉行政報告例」

注）2010（平成22）年度は，東日本大震災の影響により，福島県（郡山市・いわき市以外），仙台市を除いて集計した数値である。

表11-4　精神障害者保健福祉手帳交付台帳登載数の推移

各年度末現在

	総　数	1級	2級	3級
1996（平成8）年	59,888	17,150	31,746	10,992
1990（平成12）年	185,674	47,849	105,464	32,361
2005（平成17）年	382,499	71,960	233,313	77,226
2010（平成22）年	594,504	93,908	368,041	132,555
2018（平成30）年	1,062,700	124,278	630,373	308,049

資料）厚生労働省「衛生行政報告例」

注）　1　各年度末交付者数から有効期限切れのものを除いた数である。
　　　2　2010（平成22）年度は，東日本大震災の影響により，宮城県のうち仙台市以外の市町村を除いて集計した数値である。

5）障害者福祉施設

　障害者自立支援法の施行に伴い，従来の障害者福祉施設は2006（平成18）年10月から5年間を移行期間として旧来のものは廃止された。身体障害者更生援護施設については新体系の障害福祉サービス事業所，福祉ホーム，地域活動支援センター等に移行された。知的障害者（児）の援護施設は児童デイサービス，共同生活介護，自立訓練，就労移行支援，就労継続支援（A型およびB型），共同生活援助，障害者支援施設に移行した。精神障害者地域支援センターについては，生活介護，自立訓練，就労移行支援，就労継続支援（A型およびB型）に移行した。

　障害者自立支援法は，2012（平成24）年に障害者総合支援法となったが，共同生活介護は共同生活援助に統合されることになった。

6）在宅ケアと訪問看護

　在宅ケアとは医療機関者が患者の家を訪れ，何らかの処置や指導を行うことを意味するが，医療保険下で行う場合は「在宅医療」と呼ぶ医療行為となる。在宅医療は，介護保険による居宅療養管理指導と訪問看護，訪問リハビリテーションと混同されるので注意が必要である。

　医師が患者宅を訪れ診療すると，往診，訪問診療，在宅末期医療などの名称で医療保険に請求することになる。また，看護師が患者宅を訪れた場合は，在宅患者訪問看護・指導，在宅患者訪問点滴注射管理などを行うことになる。

　理学・作業療法師が訪問した場合は，在宅患者訪問リハビリテーションを行い，薬剤師が訪問すれば在宅患者訪問薬剤管理を，栄養士が訪問すると在宅患者訪問栄養食事指導を行うことになる。

7）福祉関連法規

　現在のわが国の社会福祉の仕組みにつながる本格的な制度は，第二次世界大戦後に始まった。その後，時代の変遷とともに福祉制度は見直されてきており，福祉の概念そのものの変化にともない進化してきている。このような福祉制度を支える主な関連法規には，児童福祉法，身体障害者福祉法，知的障害者福祉法，障害者総合支援法，老人福祉法などがある。

　児童福祉法は，児童の健全な育成，児童の福祉の保障などを目的とし，国・地方公共団体の責任，児童福祉司などの専門職員，育成医療の給付等福祉の措置，児童相談所，保育所等の施設，費用問題，児童虐待への対応措置などについて定めている。

　身体障害者，知的障害者の自立と社会経済活動への参加を促進するために，援助や必要な保護を行うことによって，身体障害者，知的障害者の福祉の増進を図ることを目的として，それぞれ身体障害者福祉法（1950〈昭和25〉年施行），知的障害者福祉法（1960〈昭和35〉年施行）が定められている。身体障害者福祉法は，身体障害者手帳の交付，身体障害者に対する更生援護の措置や更生医療，補装具

の給付等を規定している。知的障害者福祉法では，都道府県に，知的障害者福祉司，知的障害者更生相談所および知的障害者相談員の設置を義務づけ，福祉の措置を定めるとともに，知的障害者援護施設，費用の負担などについて規定している。

障害者総合支援法は，2012（平成24）年に障害者自立支援法が改正されて成立したものである。名称の変更とともに，障害者の定義に難病等が追加されるなどの改正が行われた。障害者総合支援法には「共生社会の実現」や「可能な限り身近な地域で必要な支援を受けするられる」といった基本理念が定められている。障害者総合支援法によるサービスは自立支援給付と地域生活支援事業に大きく分かれ，自立支援給付には，介護給付費，訓練等給付費，地域相談支援給付費，計画相談支援給付費，自立支援医療費，補装具費などがあり，地域生活支援事業とは，障害者等が，自立した日常生活または社会生活を営むことができるよう，都道府県，市区町村が主体となって，地域の特性に応じて実施される事業である。

老人福祉法は，老人の福祉を図ることを目的とし，その心身の健康保持や生活の安定のために必要な措置について定める法律である（1963〈昭和48〉年施行）。老人の福祉と社会参加のための国や地方公共団体等の責務や老人福祉の措置に関する具体的な施策などが定められている。

表11-5 社会福祉関連法規

分　野	法律名	成立年
全　体	生活保護法	1950（昭和25）
	社会福祉法	1951（昭和26）
	生活困窮者自立支援法	2013（平成25）
母子福祉	母子及び父子並びに寡婦福祉法	1964（昭和39）
	母子保健法	1965（昭和40）
	母体保護法	1948（昭和23）
	育児・介護休業法	1991（平成3）
児童福祉	児童福祉法	1947（昭和22）
	児童扶養手当法	1961（昭和36）
	少子化社会対策基本法	2003（平成15）
	次世代育成支援対策推進法	2003（平成15）
	児童虐待防止法	2000（平成12）
障害者福祉	障害者基本法	1970（昭和45）
	障害者総合支援法	2012（平成24）
	身体障害者福祉法	1949（昭和24）
	知的障害者福祉法	1960（昭和35）
	精神障害者保健福祉法	1950（昭和25）
	発達障害者支援法	2004（平成16）
	難病法	2015（平成27）
高齢者福祉	高齢社会対策基本法	1995（平成7）
	老人福祉法	1963（昭和38）
	高齢者医療確保法	2006（平成18）
	介護保険法	1997（平成9）
	高齢者虐待防止法	2005（平成17）
戦傷者等福祉	戦傷病者戦没者遺族等援護法	1952（昭和27）
	戦傷病者特別援護法	1963（昭和38）
	原子爆弾被爆者援護法	1994（平成6）

第 12 章

地域保健

1. 地域保健活動の概要

1) 地域社会と地域保健

地域保健のとらえ方には2種類がある。一つは狭義の地域保健で，「地域保健法」の地域保健活動を行うことを指しており，主に保健所事業のことである。もう一つは広義の地域保健で，官主導でなされる全ての地域活動を包括して行うものを指し，主に市町村事業のことである。

地域という言葉には，地理的環境を共有しているという地域性と，共通の関心事や帰属意識あるいは規範や制度を共有するという共同体としての意味合いがある。このことから，地域社会は「一定の環境や特徴を共有する人々の集まり」と定義される。ここで環境は生活圏を，特徴は文化の諸要素と置き換えることができる。保健活動を行う際には地域特性が重要になり，これは①共通の環境条件が健康問題の発生・発現に大きく関与することと，②健康問題解決に必要な資源・行動規範などが地域のあり方によって大きく規定されることによる。

地域保健は，社会生活の単位として一定のまとまりを有する地域社会に展開される活動であり，その地域は，実際には次のようなレベルで設定され，活動対象になっている。

①近隣，集落などの小地域（地区レベル）

②県・保健所管轄区域，市町村などの行政区域

③医療圏，通勤・通学圏などの生活行動圏

④離島・山村などの僻地

地域保健活動は行政と深く結びついた活動でもあり，住民にとって身近な地域保健活動は市町村が基本単位となるが，交通機関の整備などにより生活圏は拡大しており，市町村の枠を超えた広域的な地域保健活動も必要である。とくに，地域住民の健康に関する問題に対しては拠点となる医療機関などとの連携が必須となり，二次医療圏を基本単位とする地域保健活動の重要性が増してきている。

2）地域保健活動

　地域保健は，学校保健，産業保健とならぶ公衆衛生の3本柱の1つである。地域保健活動は，公衆衛生活動のうち主として事業所に雇用される労働者を対象とした産業保健，主に児童・生徒・学生を対象にした学校保健の2つを除いた部分を対象にしている。したがって，その対象は乳幼児，学校保健・産業保健の対象とならない成人（自営業者・専業主婦など），高齢者などで幅が広く，母子保健，成人保健，高齢者保健に加えて，精神保健，難病対策，環境保健などが含まれる。

(1) 地域保健活動の進め方

　地域保健活動においては，地域特性を十分に考慮する必要があり，そのためにさまざまな指標を用いて地域特性を明らかにする地域診断を行わねばならない。その指標として，人口動態統計などの健康状態を直接反映するデータに加え，その地域の自然環境を含めた地勢的条件，人口構造，産業構造，保健・医療・福祉の資源，教育機関の状況などさまざまな分野の情報を収集する必要がある。

　地域保健活動は**図12-1**に示したようなサイクルにしたがって実施される（これは学校保健・産業保健でも同様である）。まず，計画を策定planし，次に計画にしたがって活動を実行doし，最後に初期の目的を達成できたかどうかを評価checkし，改善actして，さらに次の計画案策定となる[*]。

＊PDCA-spiral：➡p.10参照。

(2) 地域保健行政と地域保健活動の変遷

　地域保健活動の拠点は保健所であり，「地域保健法」と「母子健康法」に基づく事業が主となっている。

　保健所の設置は，1937（昭和12）年制定の「保健所法」に基づくものである。当初は結核対策を中心とした感染症対策と母子栄養指導の事業を行う行政機関としてスタートした。

　第二次世界大戦後，保健所法改正によって保健所は地域保健活動の拠点と定められ，拡充整備され，これによって結核・感染症対策に大きな成果を挙げた。しかし，時代の変遷とともに生活習慣病などの慢性疾患の増加，少子高齢化，地域住民のニーズの多様化などにより地域保健活動のあり方を見直す必要が生じた。一方，市町村においては予防接種や一部の健康診査が行われていたが，総合的保健サービスの提供は行われていなかった。このことから，国は市町村レベルでの対人保健サービスを充実させるために1978（昭和53）年から市町村保健センターの整備が行われるようになり，市町村における総合的保健衛生対策が行われ，さらに1983（昭和58）年に老人保健法（2008〈平成20〉年からは高齢者の医療の

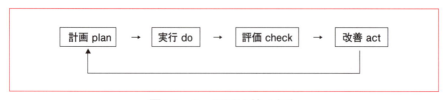

図12-1　PDCAサイクル

第12章　地域保健

確保に関する法律）が施行され，市町村が実施主体となる総合的生活習慣病対策が開始された。このようななかで，1994（平成6）年に保健所法は廃止され，新たに地域保健法がスタートした。都道府県と市町村の役割が見直された。即ち，市町村は住民への身近な保健サービス（母子保健，成人・老人保健など）の提供，都道府県は広域的・専門的・技術的な対応がそれぞれの役割とされるようになった。

2.　保健所と市町村保健センター

1）保健所の設置と目的

　保健所は疾病の予防，健康の増進，環境衛生などの公衆衛生活動の中心機関として，地域住民の生活と健康に極めて重要な役割を担っている。地域保健法では，都道府県が設置する保健所を地域保健の広域的，専門的，技術的拠点とし機能を強化し，また保健・医療・福祉の連携を促進するために二次医療圏などを考慮して，保健所の所管区域が設定されている。保健所の設置は地域保健法に定められており，大別すると都道府県立と，市町村・特別区立の2種がある。保健所を設置している市町村・特別区を「保健所設置市・区」と呼んでいる。保健所を設置できる市町村・特別区は次の4種である。

①特別区（東京23区）
②地方自治法政令指定都市（横浜市，大阪市など人口50万以上都市）
③地方自治法政令中核市（金沢市，松山市など人口20万以上都市）
④地域保健法政令市（小樽市，八王子市など8市）

　また，保健所の設置数は各都道府県立355，政令市・中核市（85市）立91，特別区（23区）立23，合わせて469カ所である（2020〈令和2〉年4月現在）。

2）保健所の財源と職員

　保健所が公衆衛生活動を行うに必要な財源は，地域保健法により保健所が自主的・効率的運営を行うために，国庫から保健所運営費交付金および業務費補助金などが交付されている。

　保健所には地域の実情に応じてその業務を行うために，医師，歯科医師，薬剤師，獣医師，診療放射線技師，臨床検査技師，管理栄養士，保健師などの職員が配置されている。

　保健所長は，医師であって，かつ3年以上公衆衛生の実務に従事した経験があるか，国立保健医療科学院の専門課程を修了した者，または技術・経験が前2者に匹敵するものとされている。しかし，公衆衛生医師の不足から，地域保健法施行令の改正（2004〈平成16〉年11月）により，医師の確保が著しく困難である場合には，「医師と同等以上の公衆衛生行政に必要な専門的知識を有すると認め

た技術職員」を保健所長とすることができるようになった。

3）保健所の機能と業務

（1）保健所の機能

　地域保健法による基本指針では，都道府県が設置する保健所が強化すべき機能として，次のことを挙げている。

①地域における保健医療福祉に関する情報収集・調査研究機能と企画・総合調整機能など

②地域健康危機管理の拠点

（2）保健所の業務

　地域保健法第6条において保健所は地方における公衆衛生の向上および増進を図るために，次の項目について指導およびこれに必要な業務を行っている。

①地域保健に関する思想の普及および向上に関する事項

②人口動態統計，その他地域保健に係る統計に関する事項

③栄養の改善および食品衛生に関する事項

④住宅，水道，下水道，廃棄物の処理，清掃，その他の環境の衛生に関する事項

⑤医事および薬事に関する事項

⑥保健師に関する事項

⑦公共医療事業の向上および増進に関する事項

⑧母性，乳幼児，老人の保健に関する事項

⑨歯科保健に関する事項

⑩精神保健に関する事項

⑪治療方法が確立していない疾病その他の特殊の疾病により長期の療養を必要とする者の保健に関する事項

⑫エイズ・結核・性病，伝染病その他の疾病の予防に関する事項

⑬衛生上の試験および検査に関する事項

⑭その他地域住民の健康の保持および増進に関する事項

さらに第7条において，必要に応じて次の事業が行えることになっている。

①地域保健に関する情報を収集し，整理し，活用すること

②地域保健に関する調査および研究を行うこと

③歯科疾患その他厚生労働大臣の指定する疾病の治療を行うこと

④試験及び検査を行い，医師などに試験および検査に関する施設を利用させること

　さらに第8条では，所管区域内の地域保健対策の実際に関して，次の事業を行えるとしている。

・市町村相互間の連絡調整を行い，および市町村の求めに応じ，技術的助言などの援助を行うこと

4）市町村保健センター

市町村保健センターの設置は，1978（昭和53）年の第1次国民健康づくり対策（運動）*から始まったものである。

多様化，高度化しつつある対人保健における保健需要に対応するために市町村保健センターが全国の市町村に整備されるようになった。保健センターの設置主体は市町村であるが，地域保健法で法定化され国庫補助を受けて運営され，全国2,468カ所に設置（2020〈令和2〉年4月現在）されている。

市町村保健センターは保健所のような行政機関としてではなく，基本的には，市町村レベルにおける健康作りの諸活動を効率的に推進するための「場」であり，利用施設である。保健指導部門（各種の健康相談，保健指導，健康教育を行うためのスペース），健康増進部門（健康人およびいわゆる半健康人に対する栄養・運動などの生活指導を行うスペース）および検診部門（各種の検診を行うための診察室，検査室などのスペース）などが置かれ，保健師訪問指導，健康相談，母子保健法による健診，歯科検診，予防接種，がん検診などの事業が行われている。

なお，専門性の高い保健活動や人材育成のための研修などは，保健所の市町村支援機能が重要な役割を果たし，日常的な保健活動にも都道府県は保健所を通じて市町村に対して種々の支援を行い，市町村保健センターの保健サービス提供の充実を図っている。

表12-1に保健所と市町村保健センターの相違を示した。

＊第1次国民健康づくり対策（運動）：➡p.5参照。

表12-1　保健所と保健センターの相違

	保健所	市町村保健センター
設置根拠法令	地域保健法	
設置主体	都道府県・政令市（指定・中核市），特別区	市町村
役　割	疾病予防・健康増進・環境衛生等の公衆衛生活動の中心機関	地域住民に身近な対人サービスを総合的に行う
対人サービス	広域的・専門的：精神障害・結核・難病・感染症対策	地域的・一般的：乳幼児健診・予防接種・がん検診・健康診査・訪問指導等
所　長	原則として医師（本文参照）	医師である必要はない
職　員	医師・獣医師・薬剤師・保健師・放射線技師・栄養士等	保健師・看護師・栄養士等
監督的機能	食品衛生・環境衛生・医療機関・薬事等の監視	監視機能はない

3. 地域保健従事者

1）保健所常勤職員数

保健所は医療関係職種の集合体であるが，その職種と数を示した（**表12-2**）。

表 12 - 2　職種別にみた常勤職員の配置状況

各年度末現在（人）

	全　国		都道府県が設置する保健所	政令市・特別区	政令市・特別区以外の市町村
	平成29年度（'17）	平成30年度（'18）			
合計	54,967	55,619	13,441	20,750	21,428
医師	891	907	417	420	70
歯科医師	125	123	44	55	24
獣医師	2,488	2,463	1,255	1,203	5
薬剤師	3,077	3,186	1,738	1,434	14
理学療法士	145	145	22	43	80
作業療法士	103	101	23	35	43
歯科衛生士	704	699	94	306	299
診療放射線技師	484	471	250	202	19
診療エックス線技師	3	4	1	2	1
臨床検査技師	693	701	486	209	6
衛生検査技師	50	44	8	36	－
管理栄養士	3,440	3,542	673	835	2,034
栄養士	480	332	15	41	276
保健師	25,993	26,342	3,637	7,512	15,193
助産師	151	175	12	51	112
看護師	757	726	38	166	522
准看護師	94	89	2	5	82
その他	15,366	15,569	4,726	8,195	2,648
（再掲）精神保健福祉士	893	929	354	390	185
精神保健福祉相談員	1,286	1,203	706	485	12
栄養指導員	1,124	1,062	639	422	11
食品衛生監視員	5,730	5,758	2,942	2,816	－
環境衛生監視員	4,930	5,104	2,855	2,249	－
医療監視員	8,930	9,076	6,433	2,643	－

注1）「政令市・特別区」には，設置する保健所を含む。
　2）「精神保健福祉士～医療監視員」は，「医師～その他」の再掲である。
資料）厚生労働省「平成30年度地域保健・健康増進事業報告」

　年々職員数は減少傾向にあるが，獣医師，保健師，管理栄養士は増加の傾向にある。2018（平成30）年度末で全常勤職員は5万5,619人である。
　最多職種は保健師の2万6,342人，次いでその他1万5,569人，医療監視員9,076人と続いている。管理栄養士は3,542人と比較的多い。栄養士は前年より71人減少，管理栄養士は前年より102人増加している。

2）地域における資源と連携

　保健所の業務は監視業務が主となるが，各種保健関係の相談業務も多い。これらに関しては市町村の業務と類似性があるが，役割が分かれている。母子保健事業にみられるように，基本的な事業は市町村であり，専門的な事業は保健所の業務となっている。病気などに対する相談では，市町村保健師は主に健康増進，老人保健・介護予防，母子保健，児童虐待予防などを行っており，保健所保健師は精神保健福祉，難病対策，結核・感染症対策，エイズ対策などを行っている。

第12章　地域保健

4．地域における健康危機管理

　国民の生命，健康を守る健康危機管理は厚生労働行政の原点である。薬害エイズ問題などを契機に1997（平成9）年に健康危機管理基本指針（当時厚生省：健康危機管理調整会議の開設）が策定された。健康危機管理とは，「国民の生命・健康の安全を脅かす事態に対して，健康被害の発生予防，拡大防止，治療などの対策を講じること」である。この基本指針では，そのための迅速な情報の収集，対策の策定・実施の基本的な仕組みを定めている。この指針を踏まえて，医薬品，感染症，食中毒，飲料水の4分野について健康危機管理実施要領が作成されている。また，各都道府県においても，警察・消防などとの連携による健康危機管理対応要領などが作成されている。さらに，2001（平成13）年には地域における健康管理について地域健康危機管理ガイドラインが作成されている。

　2005（平成17）年の「地域保健対策検討会」において，保健所は健康危機管理対策を担う機関として位置づけられた。その中で保健所が対応すべき健康危機管理の分野として，①原因不明健康危機管理，②災害有事・重大健康危機管理，③医療安全，④介護等安全，⑤感染症，⑥結核，⑦精神保健医療，⑧児童虐待，⑨医薬品医療機器等安全，⑩食品安全，⑪飲料水安全，⑫生活環境安全の12分野が挙げられた。

　これまでの実際の健康危機管理として，腸管出血性大腸菌O157，高病原性鳥インフルエンザ，重症急性呼吸器症候群（SARS），クリプトスポリジウム感染症，毒物混入事件（和歌山），タンカーからの重油流出事故などさまざまな分野における健康危機が対処されている。

　2020（令和2）年初頭より，新型コロナウイルス感染症（COVID-19）の勃発と世界的地域への蔓延が起こり，日本国内も恐怖に包まれる中で政府主導による蔓延防止対策が実行された。その受け皿は，健康管理危機機関として全国の保健所が地方の対策実施本部となり，保健所は速やかにウイルス検査と医療施設の紹介等をスタートさせた。当初は少ない人員と前例のない対処でパニックに近い状態にあったが，他の医療機関の充実性などで次第に本来の業務に戻りつつある。

5．地域保健法

　急激な人口の高齢化と出生率の低下，疾病構造の変化，地域住民のニーズの多様化などに対応し，サービスの受け手である生活者（地域住民）の立場を重視した地域保健の体系を整備するために，従来の保健所法に代わって，1994（平成6）年に地域保健法が制定された。この法律によって都道府県と市町村の役割を明らかにし，市町村が住民に身近で頻度の高い母子保健サービスなどや老人保健サービスの実施主体とし，生涯にわたる健康づくり体制が整備されるようになった。

　地域保健法では，国と地方自治体の責務について規定し，厚生労働大臣は「地

185

域保健対策の推進に関する基本的な指針（基本指針）」を策定することになっている。2000（平成12）年に「基本指針」の主な事項として次のことが挙げられた。

①地域における健康危機管理体制の確保

②介護保険制度の円滑な運用のために，地域保健対策として取組みを強化

③ノーマライゼーションの推進

④21世紀における国民健康づくり運動（健康日本21）の推進

⑤保健所と市町村保健センターの整備

⑥地域保健対策に係る人材の確保と資質の向上

さらに，健康増進法に加え，「国民の健康の増進の総合的な推進を図るための基本的な方針」が施行されたことや，精神障害者対策，児童虐待防止，生活衛生対策などの社会情勢の変化に伴い，2012（平成24）年に基本指針の一部が改正された。同年6月20日厚生科学審議会健康増進栄養部会資料によると，主な改正事項は次のようになっている。

①ソーシャルキャピタルを活用した自助及び共助の支援の推進

②地域の特性をいかした保健と福祉の健康なまちづくりの推進

③医療，介護及び福祉等の関連施策との連携強化

④地域における健康危機管理体制の確保

⑤学校保健との連携

⑥科学的根拠に基づいた地域保健の推進

⑦保健所の運営及び人材確保に関する事項

⑧地方衛生研究所の機能強化

⑨快適で安心できる生活環境の確保

⑩国民の健康増進及びがん対策等の推進

第 13 章

母子保健

1. 母子保健の概要

1) 母子保健の目的と母子保健法

母子保健は，妊娠，出産，育児という一連の母性および父性，ならびに乳幼児を中心とする児を対象とし，思春期から妊娠，出産を通して母性・父性が育まれ，子が心身ともに健やかに育つことを目的としている。

母子保健を充実させるために，母子保健法が1965（昭和40）年に制定された*。この法律は1937（昭和12）年に制定された保健所法，1947（昭和22）年に制定された児童福祉法を引き継ぎ，さらに母子の健康問題に関して改善すべき点があり，新たに母子保健法として制定され，妊産婦になる前から女性の健康管理を含めた母子の一貫した総合的母子保健対策を進めることになった。

本法律の目的は第1条に明文化されており，親子の一貫した総合的な保健対策が実施されている。

第1条 母性並びに乳児及び幼児の健康の保持及び増進を図るため，母子保健に関する原理を明らかにするとともに，母性並びに乳児及び幼児に対する保健指導，健康診査，医療その他の措置を講じ，もつて国民保健の向上に寄与する。

母子保健法の施行によって，母子の健康増進による人口資質の向上をめざした包括的な母子保健と母子医療の充実によって，母子保健水準は著しい改善をみて，世界のトップ水準となっている。しかし，一方では母性および乳幼児をとりまく社会環境は都市化，核家族化，女性の職場進出，出生率の低下，人口の高齢化などと大きく変化しており，母子保健施策をより体系化して次代を担う健全な児童の育成と母子保健を一層充実させ，住民に対してより身近な母子保健サービスを提供する必要が生じている。

なお，わが国では妊産婦，乳幼児については母子保健法で，次のように定義さ

*戦後日本の母子保健は，妊産婦・乳幼児の保健指導（1948〈昭和23〉年），育成医療（1954〈昭和29〉年），新生児訪問指導（1961〈昭和36〉年）など，戦前と比べ飛躍的に水準が上がった。しかし乳児や妊産婦の死亡などに多くの課題が残っており，母子保健の単独法を求める認識の高まりから，母子保健法が制定された。対象は，それまでの「児童と妊産婦」から，妊産婦になる前段階の女性の健康管理まで広められた。

れている。

①妊産婦：妊娠中または出産後１年以内の女子

②新生児：出生後28日を経過しない者

③乳　児：１歳に満たない者

④幼　児：満１歳から小学校就学の始期に達するまでの者

⑤低体重児：出生時の体重が2,500g未満の者

⑥未熟児：身体の発育が未熟のまま出生した乳児で，正常児が出生時に有する
　　諸機能を得るに至るまでの者

なお，法律の対象は，妊娠，育児をしている母親，乳児（生後１歳未満），幼児（小学校入学前まで）が対象となる。幼児でも幼稚園は学校保健に含まれるので，実行上は幼稚園入学前までになる。

２）母子保健水準の諸指標

母子保健水準の指標として一般には，①出生，②乳児死亡，③新生児死亡，④周産期死亡，⑤妊産婦死亡，⑥死産，⑦児童死亡，⑧乳幼児の身体発育値，が使用されている。

２．母子保健事業

１）母子保健事業における市町村と都道府県の役割

母子保健法と地域保健法*により，地域住民により身近な保健サービスを提供するために，従来都道府県（保健所）が行っていたサービスも含めて，**表13 - 1**に示したように，多くの母子保健サービスが市町村によって行われるようになった。都道府県の保健所は，市町村間の連絡調整や技術的助言等を市町村が行うようになっている。

*＊**地域保健法**：➡p.185参照。*

２）母子保健事業の内容

母子保健法に基づいて，①健康診査等，②保健指導等，③医療等，の事業が行われ，**図13 - 1**に示したように，結婚前から妊娠，分娩周辺期，新生児，乳幼児期を通じて各時期にもっともふさわしいサービスが行われるよう一貫した体系のもとに母子保健事業が実施されている。

（１）健康診査

健康診査は疾病や異常の早期発見（第２次予防）の機会として重要であり，またリスクの早期発見による疾病などの発生予防のための保健指導に結びつける機会としても重要である。

①妊婦の健康診査

妊娠した者は速やかに市町村長へ届出をすることになっており，これによって

表13-1　母子保健法の主な規定

1. **保健指導（第10条）**：市町村は，妊産婦等に対して妊娠，出産または育児に関して必要な保健指導を行い，または保健指導を受けることを勧奨しなければならない。
2. **健康診査（第12, 13条）**：①市町村は1歳6カ月児および3歳児に対して健康診査を行わなければならない。②その他，市町村は必要に応じ，妊産婦または乳児・幼児に対して健康診査を行い，または健康診査を受けることを勧奨しなければならない。
3. **妊娠の届出（第15条）**：妊娠した者は，速やかに市町村長に妊娠の届けをしなければならない。
4. **母子健康手帳（第16条）**：市町村は，妊娠の届出をした者に対して母子健康手帳を交付しなければならない。
5. **低出生体重児の届出（第18条）**：体重が2,500g未満の乳児が出生したときは，その保護者は速やかに，その旨をその乳児の現在地の市町村に届け出なければならない。
6. **養育医療（第20条）**：市町村は，未熟児に対し養育医療の給付を行い，またはこれに代えて養育医療に要する費用を支給することができる。

資料）母子保健法より作成

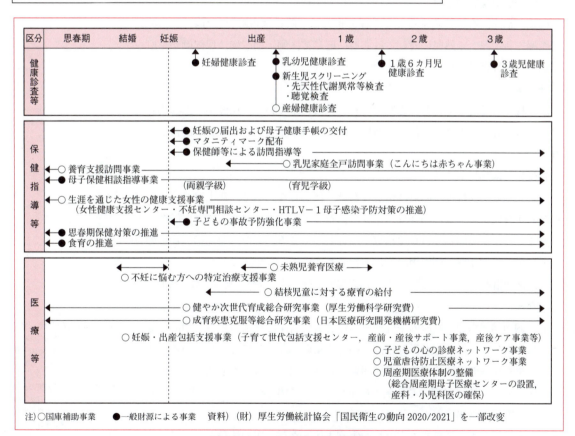

図13-1　主な母子保健施策

母子健康手帳と妊婦一般健康診査受診票（2回の公費負担）が交付される。これによって妊婦は，妊娠前半期と後半期に1回ずつ市町村の委託を受けた医療機関において無料で健康診査を受けられ，必要に応じて精密検査が行われる。また，35歳以上の妊婦に対しては超音波検査を実施している。

②乳幼児の健康診査

乳児については3～6カ月と9～11カ月の間に1回ずつ妊婦と同様に医療機関において健康診査を受けることができ，必要に応じて精密検査が行われる。幼児については発達の節目である1歳6カ月児と3歳児について健康診査が行われている[*]。また，先天性代謝異常等検査，新生児聴覚障害検査が制度化され，この他にB型肝炎母子感染防止対策が制度化されている。

---

column　B型肝炎母子感染防止対策

垂直感染による子どものキャリア化を防止し，B型肝炎を撲滅するための対策がとられてきた。現在はB型肝炎キャリア妊婦（HBs抗原＋，HBe抗原＋）から生まれた児（HBs抗原－）に対して，抗HBs人免疫グロブリン（2回）とB型肝炎ワクチン（3回）の投与が保険適用となり，一般医療として実施されている。

> [*] 1歳6カ月児健康診査は，満1歳6カ月超～満2歳に達しない児を，3歳児健康診査は，満3歳超～満4歳に達しない児を対象とする。検査内容はいずれも以下である。
> ・身体発育状況
> ・疾病異常・栄養状態
> ・四肢運動障害
> ・精神発達状況
> ・言語障害
> ・予防接種の実施状況
> ・育児上の問題事項
> ※ 3歳児検診にはこれに，「疾病異常」が加わる。

（2）保健相談・指導

妊娠，出産，育児に関する必要な保健指導は一般には市町村で行われている。妊産婦，新生児，未熟児に対しては必要に応じて医師，助産婦，保健師が家庭を訪問して保健指導を行っている。

①妊産婦

医療機関に委託して行われる健康診査の結果に基づいて，保健衛生面の指導だけでなく，妊産婦の健康の保持・増進に関わる日常生活全般の指導・助言が行われている。

②新生児・未熟児

新生児や未熟児は種々の点に留意しなければならないので，新生児が第一子で保護者が育児に未経験の場合や，家庭で養育している未熟児などには保健師，助産婦などによる訪問指導（育児指導）が行われている。また，保健指導などの方法として，集団指導と個別相談指導が行われている。

　i．**集団指導**：講習会方式などによる思春期学級，婚前学級，両親学級，育児学級など

　ii．**個別相談指導**：妊産婦や乳幼児の保護者に対する個別の指導・相談。ほかに，次のようなことが保健相談・指導事業の一環として行われている。

　iii．**思春期保健相談等事業**：遺伝問題・思春期問題を含めた家族計画について医学的専門的に対応する体制を確立するための相談担当者の研修を（一社）日本家族計画協会が実施している[**]。

　iv．**育児等健康支援事業**：市町村が実施主体となり，次の活動を行っている。

> [**]「健やか親子21（第2次）」では，思春期の相談者にピア（仲間）の意識をもちつつ，自己決定や問題解決能力を高められるようサポートする「ピアカウンセリング」を，保健対策の具体的方策の一つとして挙げている。日本家族計画協会は，ピアカウンセリングのスキル習得を目指すセミナーなどを開催している。

a. 母子保健地域活動事業：母子保健推進員などによる妊産婦などへの支援

b. 思春期における保健・福祉体験学習事業：思春期の男女が乳児院や保育園などの乳幼児との触れ合いの機会を提供することによって結婚前からの母父性を涵養

c. 健全母性育成事業：思春期特有の性の悩みや医学的問題に対応した専門家による相談・指導

d. 母子栄養管理事業：グループワークや栄養食品の提供など

e. 出産前小児保健指導事業（プレネイタルビジット）：保健指導を要する初産婦に対する小児科医などによる出産前からの保健指導

f. 乳幼児育成指導事業：健康診査などにおいて「要観察」とされた母子に対し関係機関が連携して指導や育児支援

（3）医療援護

①妊産婦および小児に対する医療援護

ⅰ．**妊娠高血圧症候群等の療養の援護**：妊娠高血圧症候群*や妊産婦の糖尿病，貧血，産科出血，心疾患合併妊娠は，妊産婦死亡や周産期死亡の原因となるだけでなく，未熟児や心身障害の発生原因となる。このことから，都道府県の事業として訪問指導のほかに，低所得階層の妊産婦に対して早期に適正な治療を受けさせるための一般財源による医療援助が行われている。

ⅱ．**未熟児の養育医療****：未熟児（在胎満37週未満で出生し出生時体重が2,500g未満の者：WHO）は正常の新生児に比べ生理的に未熟で疾病にも罹りやすく，死亡率も高く，心身障害を残す可能性も高いので生後は速やかに適切な処置をとる必要がある。養育に医療が必要な未熟児に対しては，母子保健法に基づいて医療機関に収容して世帯の所得額に応じた医療給付（養育医療）を行うことになっている。母子保健法では体重2,500g未満の新生児は低体重児として届出することになっており，これに対応して市町村では訪問指導や指定養育医療機関への入院などの事後指導を行っている。わが国の低体重児の出生割合（2018〈平成30〉年）は，出生数に対して男児で8.3％，女児で10.5％であり，増加傾向にある。

②小児慢性特定疾患治療研究事業

小児の慢性疾患は，その治療が長期にわたり医療費の負担も高額となり，放置すると児童の健全な育成を阻害することになる。このことから，小児慢性疾患を対象として小児慢性特定疾患治療研究事業が実施され，対象疾患の医療の確立と普及を図るとともに，患児家族における経済的，精神的負担を軽減するために児童福祉法により医療給付（公費）が行われている。

（4）医療対策

妊娠・出産時の突発的な緊急事態に対応するために，周産期医療の確保が重要である。このことから，新生児集中治療管理室（NICU），母体・胎児集中管理室やドクターカーの整備が行われた。また，「エンゼルプラン」の一環として，

***妊娠高血圧症候群**：代表的な症状として，高血圧やたんぱく尿，浮腫などが見られる。40歳以上の妊娠や肥満，高血圧家族歴などが主な発症要因として挙げられ，脳血管障害，肺水腫，肝機能・腎機能障害など，重篤な合併症となる場合がある。

****養育医療**：母子保健法では，「養育のため病院又は診療所に入院することを必要とする未熟児に対し，その養育に必要な医療」を「養育医療」としている（第20条）。出生時の体重が極めて少ない（2,000g以下）場合や体温が34度以下の場合，呼吸器系・消化器系に異常がある場合や異常に黄疸が強い場合など，医師が入院養育を必要と認めたものは，その医療に対する費用が一部公費負担される。

小児医療施設，周産期医療施設が整備されるとともに，周産期医療情報センターの設置，周産期ネットワークとその中核となる総合周産期母子医療センター※の充実整備が行われており，さらに国立成育医療センターが整備されるようになった。

（5）母子保健の基盤整備

①家族計画と思春期保健

第二次世界大戦後の人口増加と経済のアンバランスは，国民生活の窮乏と人工妊娠中絶の増加を招いた。この弊害から母性の健康を守るために，受胎調節の普及という形で「家族計画事業」が実施され，また民間の家族計画推進組織の活動もあり，人工中絶も著しく減少した。一方では，初交年齢が低年齢化し，20歳未満の人工中絶が増加傾向にある。このことから「健やか親子21」で10代の人工中絶減少を目標に揚げたが，2013（平成25）年の最終評価では，改善が見られているとの報告がなされている。

②生涯を通じた女性の健康づくり

女性は，妊娠・出産などの固有の機能を持つだけでなく，女性特有の身体的特徴を有することから，さまざまな支障や心身における悩みを抱えている。このことから，「生涯を通じた女性の健康支援事業」（1996〈平成8〉年）が実施され，「女性センター」や「保健所」などで健康状態に応じて自己管理を行えるよう健康教育などが行われている。また，不妊症に対応するために専門的相談が行われるとともに，「子ども・子育て応援プラン」において不妊専門相談センター事業が実施されるようになった。

③不妊治療に対する経済援助

不妊治療のうち体外受精と顕微授精は保険が適用されず，高額であることから，治療に係る費用の一部を助成する「特定不妊治療費助成事業」が行われている。

④乳幼児突然死症候群（SIDS）対策

SIDSは乳幼児が何の予兆，既往歴もないまま睡眠中に突然死亡する疾患である。わが国における2017（平成29）年の年間死亡数は77人であり，乳児の死因の第3位になっている。原因は，①うつ伏せ寝，②父母などの喫煙，③非母乳哺育，などとされている。このことから，医療従事者，保育関係者などをはじめ一般に対する知識の普及・啓発を行うために，「母子健康手帳」への情報の記載や，その他の手段による情報提供が行われている。

⑤葉酸摂取

二分脊椎などの神経管閉鎖障害の発生リスク低減のために妊娠可能な女性などに対して葉酸摂取の重要性を周知させるとともに，葉酸摂取量に関する情報提供が行われている。妊娠1カ月以上前から妊娠3カ月までの間，食品からの摂取に加え，栄養補助食品（サプリメント）から1日0.4mgの葉酸を摂取すれば，集団として神経管閉鎖障害のリスクを低減させることができるが，1mgを超えるべきでないとの情報提供を行っている。

＊**総合周産期母子医療センター**：2020（令和2）年5月1日現在，全国で110施設。また，比較的高度な医療行為を実施し，24時間体制で周産期救急医療に対応できる地域周産期母子医療センター（2020〈令和2〉年5月1日現在298施設）も各都道府県によって認定されている。厚生労働省「周産期医療の体制構築に係る指針」（2017〈平成29〉年）では，「地域周産期母子医療センターは，総合周産期母子医療センターか所に対して数カ所の割合で整備するもの」としている。

⑥大型魚の摂取制限

母親が摂取した食事に含まれる水銀は，胎盤を通して胎児に取り込まれる。特に食物連鎖によって水銀をより多く含む一部の大型魚の摂取について，「胎児に影響を与える可能性を懸念」するという報告が近年の研究によってなされた。これを基に厚生労働省は，「妊婦への魚介類の摂食と水銀に関する注意事項」を2003（平成15）年に公表。その後，2005（平成17）年，2010（平成22）年に内容の見直しを行っている*。

*2010（平成22）年6月改訂版「妊婦が注意すべき魚介類の種類とその摂食量（筋肉）の目安」では，キンメダイ，メカジキ，クロマグロ，クロムツなど全16種の摂取基準（週あたり重量）が記されている。

⑦「食育」の推進

乳幼児期からの適切な食事のとり方や望ましい食習慣の定着，食を通じた豊かな人間性の育成など，心身の健全育成を図ることが重視されている。このことから，「食を通じた子どもの健全育成：食育」の推進が「次世代育成支援対策推進法」に基づく告示の「行動計画策定指針」に盛り込まれ，また「子ども・子育て応援プラン」にも具体的な目標が盛り込まれている。

⑧児童虐待の防止

児童虐待が大きな社会問題となったことから，2000（平成12）年に「児童虐待防止等に関する法律（児童虐待防止法）」が施行され，地域保健と連携しながら防止対策の推進に取り組むようになった。しかしながら，その後も児童虐待問題は後を絶たず，むしろ年々増加傾向にある（図13-2）。このことから，虐待問題への対応を強化するために，親権者などによる体罰を禁止する「改正児童虐待防止法」と，児童相談所の体制整備を定めた「改正児童福祉法」が一部を除き2020（令和2）年4月から施行されている。要点は次の3点である。

  i. **子どもの権利を守る**：児童虐待では，しつけを理由とした親権者による体罰がエスカレートする事例や，しつけの一環として虐待を正当化する事例がしばしば見受けられる。そのため親などの親権者がしつけとして子どもに体罰を加えることを禁止することが明文化された。

  ii. **児童相談所の体制強化**：児童福祉司の増員に加えて，被虐待児を保護する

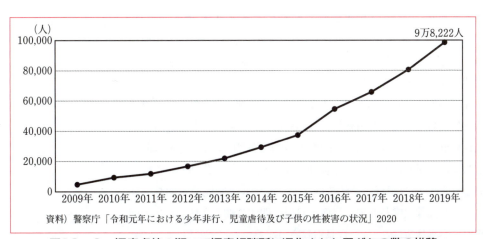

図13-2　児童虐待の疑いで児童相談所に通告された子どもの数の推移

「介入」と保護者の「支援」にあたる職員を分ける体制をとること，常時弁護士の助言を受けるようにすること，医師や保健師を配置することなどを求めている。

iii：**関係機関の連携強化**：国や地方自治体は関係機関の連携を強化するために，体制整備に努めることとする。

3）母子健康手帳

（1）妊娠の届出と母子健康手帳

　妊娠を市町村に速やかに届け出ることになっており，これに基づいて妊婦には母子健康手帳が交付される。母子健康手帳は，行政が妊娠の届出を受け，把握することにより，妊婦，出産後の母子の健康管理や母子保健サービスの出発点とするという観点から重要である。母子健康手帳は，妊娠，出産，産後・育児と続く一貫した健康・成長・発達の記録であるとともに，行政からの保健情報，育児支援情報を提供している。本手帳交付制度は，世界に先駆けて日本で最初に導入された。

　また，母子健康手帳は，妊婦，出産後の母親・保護者と医療機関・行政機関とを結ぶ「双方向性媒体」としての効用があり，これまでのわが国の母子保健の向上に寄与してきたと考えられている。

（2）母子健康手帳の内容

　育児と仕事の両立，育児不安の増加や児童虐待例の増加から2000（平成12）年に内容は大幅に改定された。なお，母子健康手帳はおよそ10年ごとに見直しが行われて，2012（平成24）年からは新様式のものとなっている。内容は次のようである。

①妊婦の健康状態・妊婦の職業と環境：妊婦自身が記録

②妊娠中の経過・出産の状態・出産後の母体の経過・妊娠中と産後の体重変化・歯科状態の記録・母親（両親）学級受講記録：産科医・歯科医・助産師・本人などが記録

③新生児（早期・晩期）の経過・健康診査（1カ月，3～4カ月，6～7カ月，9～10カ月，1歳，1歳6カ月，2歳，3歳，4歳，5歳，6歳）：小児科医・歯科医・保健師・看護師らが記録，新生児期聴覚検査結果の記載，新生時期の胆道閉鎖症などの早期発見のための「便色カード」

④乳幼児身体発育曲線，予防接種記録：小児科医・保健師・看護師らが記録

⑤各市町村の実情に対応した保健情報等：妊娠中の健康診断，歯科衛生，貧血と妊娠高血圧症候群の予防と食生活，葉酸摂取，喫煙と飲酒，産後の肥満防止等

⑥育児支援情報：母乳栄養のすすめ，離乳食の進め方，先天性代謝異常の検査

⑦その他：任意予防接種の記録，予防接種スケジュール，胎児発育曲線，18歳までの身体発育曲線（成長曲線）出産・育児に関する働く女性のための関係法律（育児・介護休業法など），育児相談窓口など

第13章　母子保健

4）新生児マススクリーニング：先天性代謝異常等検査

　早期に異常を発見して早期に治療を行うことによって「知的障害などの心身障害」の発生を予防することが可能である。そのために，**表13 - 2**に示したような先天性代謝異常（フェニルケトン尿症，ガラクトース血症，メープルシロップ尿症：楓糖尿病，ホモシスチン尿症等），先天性甲状腺機能低下症（クレチン症）および先天性副腎過形成症の検査のために，すべての早期新生児の血液を対象にマススクリーニング（集団検診）が行われている。

　なお，先天性代謝異常等患者が発見された場合には，小児慢性特定疾患治療研究事業により公費で治療が受けられる。

表13 - 2　先天性代謝異常等検査対象疾病

疾病名	主な症状	発見率
先天性代謝異常 ・フェニルケトン尿症 ・ガラクトース血症 ・メープルシロップ尿症 ・ホモシスチン尿症	 知的障害・てんかん等 知的障害・肝障害 知的障害 知的障害・四肢細長	 1/ 7万人 1/ 4万人 1/56万人 1/18万人
先天性甲状腺機能低下症	知的障害・小人症	1/数千人
先天性副腎過形成症	男性化症状・副腎不全症状	1/ 2万人

＊すべての検査は，生後5〜7日の児の足穿刺血を用いて実施

5）乳幼児健康診査

　実施主体は市町区村であり，関係予算は地方交付税措置となり，地域の実情に応じて実施されている。健康診査の対象は1歳6カ月児と3歳児である。実施方法は市町村保健センター，母子保健センターなどで行う集団健康診査と，地域医療機関に委託する個別健康診査とがある。

（1）1歳6カ月児健康診査

　幼児は1歳6カ月になれば歩行や言語などの精神運動発達の標識が容易に得られるようになることから，この時期に健康診査が行われる。この健康診査は心身障害の早期発見，むし歯の予防，栄養状態などを中心にして診査が行われ，また栄養指導や育児指導など保護者に対する指導も行われる。

（2）3歳児健康診査

　幼児の心身発達上でもっとも重要な時期である3歳児について健康診査が行われる。この診査は身体の発育，精神発達面および斜視や難聴などの視聴覚障害の早期発見を目的とし，必要に応じて精密診査が行われる。

　1歳6カ月と3歳児健診時に心理相談員や保育士が加配され，育児不安等に対する心理相談や親子のグループワーク等の育児支援対策が強化されている。

6）育児指導

　子どもの発達は新生児，乳児期，幼児期と著しい発達を遂げる一方で，未熟性

195

も残っている。また，個々の成長発達は標準的な目安があるものの個人差も大きい。これらのことからそれぞれの発育段階・年齢や健診時における発達評価を行い，地域特性を勘案した総合的で適切な育児指導を行う必要がある。

育児指導に関連する事業として，既に述べたように，母子栄養管理事業，乳幼児の育成指導事業，出生前小児保健指導，思春期における保健・福祉体験学習事業，健全母性育成事業が行われている。また，育児上の注意，疾病予防，栄養指導，歯科衛生などは，各種健康診査などのなかで日常的に個別あるいは専門的に対応している。

3. 健やか親子21

1975（昭和50）年以降少子化が急速に進行し，社会構造の変化とともに，家庭では核家族化の進行と家庭養育機能の低下，育児不安と児童虐待，非婚化などの母子保健に関連する諸問題が生じている。このようななかで，「21世紀の新しい母子保健のビジョン」を示したのが，「健やか親子21」である。

世界最高の母子保健水準を低下させない努力とともに，新たな課題に対する取り組みなどの視点から，下記の4課題を設定し，これらの課題を具体的に推進するために74項目の目標値（69指標）を設定し取り組んできた。

①思春期の保健対策の強化と健康教育の推進
②妊娠・出産に関する安全性と快適さの確保と不妊への支援
③小児保健医療水準を維持・向上させるための環境整備
④子どもの心の安らかな発達の促進と育児不安の軽減

健やか親子21は，2014（平成26）年度をもって終了し，結果を評価すると，69指標のうち，改善したものが20項目（27.0%），目標に達しなかったが改善したものが40項目（54.1%），変わらない・悪化したが10項目（13.5%）であった。これを受けて2015（平成27）年から健やか親子21（第2次）がスタートした。

健やか親子21（第2次）は，

①日本のどこで生まれても，一定の質の母子保健サービスが受けられ，さらに生命が守られるという地域間での健康格差*の解消

*健康格差：➡p.11参照。

②疾病や障害，経済状態などの個人や家庭環境の違い，多様性を認識した母子保健サービスの展開

という観点から，10年後に目指す姿としてすべての子どもが育つ社会としている。健やか親子21（第2次）は図13-3にそのイメージを示したように，3つの基盤となる課題と2つの重点課題が設定されている。

1）基盤課題

（1）切れ目ない妊産婦・乳幼児への保健対策

妊娠・出産・育児期における母子保健対策の充実に取り組むとともに，各事業

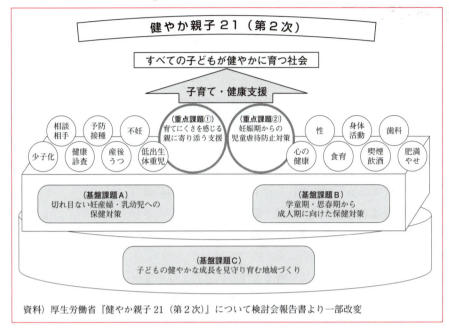

図13-3 健やか親子21（第2次）イメージ図

間や関連機関間の有機的な連携体制の強化や情報の利活用，母子保健事業の評価・分析体制の構築を図ることによって，切れ目ない支援体制の構築を目指す。

（2）学童期・思春期から成人期に向けた保護対策

児童生徒自らが，心身の健康に関心を持ち，よりよい将来を生きるため，健康の維持・向上に取り組めるよう，多分野の協働による健康教育の推進と次世代の健康を支える社会の実現を目指す。

（3）子どもの健やかな成長を見守り育む地域づくり

社会全体で，子どもの健やかな成長を見守り，子育て世代の親を孤立させないよう支えていく地域づくりを目指す。具体的には，国や地方公共団体による子育て支援施策の拡充に限らず，地域にあるさまざまな資源（NPOや民間団体，母子愛育会や母子保健推進員など）との連携や役割分担の明確化があげられる。

2）重点課題

（1）育てにくさを感じる親に寄り添う支援

親子が発信するさまざまな育てにくさのサインを受け止め，ていねいに向き合い，子育てに寄り添う支援の充実を図る。

（2）妊娠期からの児童虐待防止対策

児童虐待を防止するための対策として，①発生予防には妊娠届出時など妊娠初期から関わることが重要であること，②早期発見・早期対応には，新生児訪問などの母子保健事業と関係機関の連携強化が必要である。

4．子ども・子育て支援法

　わが国における急速な少子化の進行，家庭および地域を取り巻く環境の変化がみられるようになったことから，児童福祉法やその他の子どもに関する法律と併せて，子ども・子育て支援給付，また，子どもや子どもを養育している者に対して必要な支援を行うことにより，一人ひとりの子どもが健やかに成長できる社会の実現に寄与する（法・第1条：目的）ために，2012（平成24）年，この法律が制定された。

　この法律の基本理念（第2条）として，次の3点を挙げている。

①父母やその他の保護者が子育ての第一義的責任を有するという基本的認識のもとに，子ども・子育て支援は家庭，学校，地域，職域，その他社会のあらゆる分野におけるすべての構成員が，それぞれの役割を果たすとともに，相互に協力して行う。

②子ども・子育て支援給付，その他の子ども・子育て支援の内容および水準はすべての子どもが健やかに成長するように支援するものであり，良質かつ適切なものでなければならない。

③子ども・子育て支援給付，その他の子ども・子育て支援は，地域の実情に応じて総合的かつ効率的に提供されるような配慮が必要である。

5．成育基本法

　子どもたちの健やかな成育を確保するために，成長過程を通じた切れ目のない支援，科学的な知見に基づく適切な成育医療等の提供や，安心して子どもを産み育てることができる環境の整備等を基本理念として，関係する施策を総合して推進することを目的とする成育基本法（「成育過程にある者及びその保護者並びに妊産婦に対し必要な成育医療等を切れ目なく提供するための施策の総合的な推進に関する法律」）が2018（平成30）年12月に公布され，翌年12月に施行された。本法律に基づいて，現在，関係諸施策を総合的に推進するための成育医療等基本方針の策定のために，成育医療等の従事者や有識者等からなる成育医療等協議会が設置され検討が進められている。

第 14 章

成人保健

1. 生活習慣病

1) 成人保健と生活習慣病

　成人保健とは，生活習慣病の予防と管理のことである。成人保健はかつて成人病の予防と管理であったが，成人病から生活習慣病に改名されていったんはこの用語は消えた。しかし，メタボリックシンドローム*と特定健康診査・保健指導の出現で，国家試験ガイドラインの改正により当用語が再出現した。

　生活習慣病**とは，「生活習慣が病気の発症または増悪に比較的大きく関与し，放置すれば重大な結果を招く疾患群」といえる。この概念が成立したのは，1996（平成 8）年のことである。

　生活習慣病の前身は「成人病」であった。1951（昭和 26）年にそれまで死因第 1 位であった結核が第 2 位に落ち，代わりに脳血管疾患が台頭してきた。その後，結核，肺炎，胃腸炎などの感染症が減少していき，1958（昭和 33）年には脳血管疾患，悪性新生物，心疾患が三大死因になった。これらの疾患は中高年になるとかかりやすくなる病気という意味合いで，1957（昭和 32）年に成人病と命名され，その概念が定着した。

　成人病は「加齢に伴って生じ，放置すると重大な結果を招く疾患」として，避けがたい病気として扱われていた。そのため，健康診断により早期に発見，治療すべきである（2 次予防）といわれ，健康診断実施推進のために 1978（昭和 53）年「国民健康づくり対策（運動）***」がスタートした。しかし，健康診断は実施されても，糖尿病や高血圧などが増加を続け，若年層まで見られるようになってきた。その誘因として肥満や喫煙の悪影響が次第に解明され，生活習慣（Life-style）の関与が大きいことがわかってきた。そこで厚生労働省は生活習慣病に改名したのであるが，主目的は成人病の二次予防から，生活習慣病の一次予防への概念の切替えであった。

　成人病は加齢によって生じ，生命に重大な結果をもたらすという疾患群であっ

*メタボリックシンドローム：➡ p.106 参照。

**WHO では，不健康な食事や運動不足，喫煙，過度の飲酒などの原因が共通しており，生活習慣の改善により予防可能な疾患をまとめて「非感染性疾患（NCD：Non-Communicable Disease）」と定義している。狭義では，がん・糖尿病・循環器疾患・呼吸器疾患が含まれ，これに加え精神疾患や外傷を加えるという意見もあるが，正式な合意はない。NCDs，慢性疾患，生活習慣病などと呼ばれることもある。

***国民健康づくり対策（運動）：➡ p.5 参照。

たので，発症しやすい中年初期に対象が絞られていた。生活習慣病は生活の習慣が関係するということで，年齢層が若年にも拡大し，高齢者の認知症や寝たきり防止など幅広い対象となった。このため，該当疾患が拡大し，骨粗しょう症，歯周疾患などが加わり，慢性腎臓病（CKD）や睡眠時無呼吸症候群（SAS）なども含める場合がある*。

> * 「健康日本21（第二次）」での生活習慣病対策の対象疾患は，①がん，②循環器疾患，③糖尿病，④COPD（慢性閉塞性肺疾患）の4疾患としている。

2）生活習慣病の推移

成人病の概念の成立は1957（昭和32）年である。生活習慣病主要5疾患の患者数は1996（平成8）年まで一貫して増加していた。その後の受療率の推移を図14-1に示す。

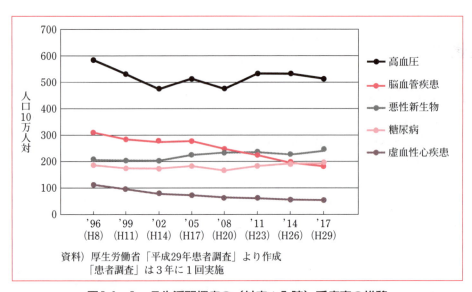

図14-1　5生活習慣病の（外来＋入院）受療率の推移

3）生活習慣病の予防と管理

生活習慣病**とは，食事や運動，ストレス，喫煙，飲酒などの生活習慣がその発症・進行に深く関与する病気の総称である。したがって生活習慣病の予防では，運動習慣や食生活，疲労，喫煙，飲酒など毎日の生活習慣を見直すことが重要となる。生活習慣病を予防するため，次のようなポイントが挙げられる***。

①適正体重を維持する。
②脂肪の摂りすぎに注意する。
③野菜の摂取量を増やす。
④1日3食，規則正しく食べる。
⑤日常生活の歩数を増加させる。
⑥運動習慣をつける。
⑦十分な睡眠をとる。

> **生活習慣病：➡p.71参照。

> ***参考）公益財団法人「武蔵野健康づくり事業団 健康づくり支援センター」ウェブサイト
> http://www.musashino-health.or.jp/k-passport/knowledge/index.html

⑧禁煙する。

⑨アルコールは適量を守る。

⑩歯を大切にする。

⑪自然のリズムに合わせて生活する。

2．特定健康診査・特定保健指導

1）健診・保健指導の問題点

　国は健康づくり施策（第1次，第2次国民健康づくり対策（運動），健康日本21）*を推進し，医療保険各法により医療保険者が行う一般健診や，労働安全衛生法に基づいて事業者が実施する健診，老人保健法に基づき市町村が実施する健診が実施されてきた。また，生活習慣病に関する一次予防，二次予防対策が行われてきたが，健康日本21の中間評価では，糖尿病有病者・予備群の増加，肥満者（20～60歳代男性）の増加や，野菜摂取量の不足，日常生活における歩数の減少のように健康状態や生活習慣の改善がみられず，むしろ悪化さえしていることが示された。このようななかで，「今後の生活習慣病対策の推進について」（厚生科学審議会：2005〈平成17〉年9月）において，次の点が不十分であったと指摘された。①生活習慣病予備群の確実な抽出と保健指導の徹底，②科学的根拠に基づく健診・保健指導の徹底，③健診・保健指導のさらなる質の向上，④国としての具体的な戦略やプログラムの提示，⑤現状把握・施策評価のデータの整備。

*国民健康づくり対策の諸施策はp.5参照。

2）特定健康診査と特定保健指導

　生活習慣病予防を徹底するために，「高齢者の医療の確保に関する法律」（2008〈平成20〉年から施行）により，医療保険者に対し，生活習慣病に関する健康診査（特定健診）と特定健診結果により健康の保持に努める必要がある者の保健指導（特定保健指導）の実施が義務づけられた。

　法の施行により特定健康診査も2008（平成20）年4月から開始された。健診はメタボリックシンドロームの該当・非該当をみるもので「メタボ健診」とも呼称される**。その健診項目は他法律による健康診査と大差がないため，一般健診時に40歳以上者は腹囲を測定し，特定健康診査に当てている。

　特定健康診査（特定健診）・特定保健指導の概要を示した（**図14-2**）。特定健診は対象者が自覚症状のほとんどないまま進行する生活習慣病に気づき，自らの健康状態を理解し，生活習慣を振り返る絶好の機会と位置づけることができる。特定保健指導は，健診の結果から対象者を選定・階層化し（**表14-1**），専門スタッフ（保健師，管理栄養士など）によって実施される。

　メタボリックシンドローム該当者と予備軍の人数・割合の年次変動を表14-2に示した。2009（平成21）年以来，年々受診者数は増加しているが，該当者

**メタボリックシンドロームの診断基準はp.107を参照。

数はほとんど変動がない。

特定健康診査　　　　　　　　　　　　　　　　　　　平成30（'18）年度から

特定健康診査は，メタボリックシンドローム（内臓脂肪症候群）に着目した健診で，以下の項目を実施する。

基本的な項目	○質問票（服薬歴，喫煙歴等）　○身体計測（身長，体重，BMI，腹囲） ○血圧測定　○理学的検査（身体診察）　○検尿（尿糖，尿蛋白） ○血液検査 ・脂質検査（中性脂肪，HDLコレステロール，LDLコレステロール，中性脂肪が400mg/dl以上または食後採血の場合，LDLコレステロールに代えてNon-HDLコレステロールの測定でも可） ・血糖検査（空腹時血糖またはHbA1c，やむを得ない場合は随時血糖） ・肝機能検査（GOT，GPT，γ-GTP）
詳細な健診の項目	※一定の基準の下，医師が必要と認めた場合に実施 ○心電図　○眼底検査　○貧血検査（赤血球，血色素量，ヘマトクリット値） ○血清クレアチニン検査

特定保健指導

特定健康診査の結果から，生活習慣病の発症リスクが高く，生活習慣の改善による生活習慣病の予防効果が多く期待できる者に対して，生活習慣を見直すサポートをする。

特定保健指導には，リスクの程度に応じて，動機づけ支援と積極的支援がある（よりリスクが高い者が積極的支援）。

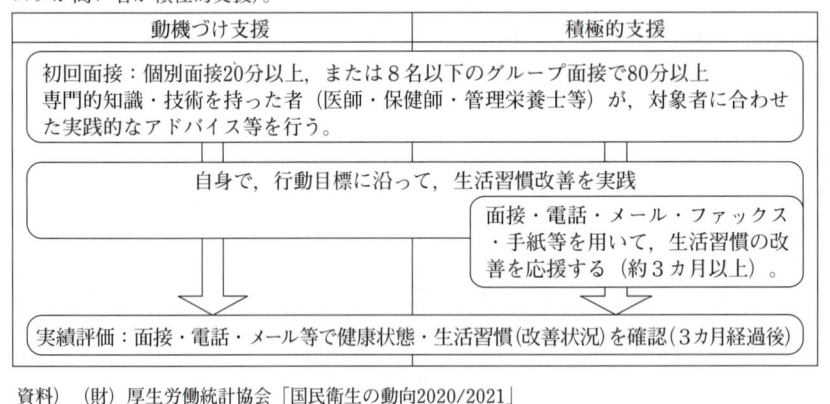

資料）　（財）厚生労働統計協会「国民衛生の動向2020/2021」

図14-2　特定健康診査・特定保健指導の概要

表14-1　特定保健指導対象者の選定と階層化

ステップ1　○内臓脂肪蓄積に着目してリスクを判定　　　　　　平成30（'18）年度から
・腹囲　　男≧85cm，女≧90cm　　　　　　　　　　→（1）
・腹囲　　男＜85cm，女＜90cm　かつ　BMI≧25　→（2）

ステップ2
①血圧　　ⓐ収縮期血圧130mmHg以上またはⓑ拡張期血圧85mmHg以上
②脂質　　ⓐ中性脂肪150mg/dl以上またはⓑHDLコレステロール40mg/dl未満
③血糖　　ⓐ空腹時血糖（やむをえない場合は随時血糖）100mg/dl以上またはⓑHbA1c
　　　　　（NGSP）の場合5.6％以上
④質問票　喫煙歴あり　　（①から③のリスクが1つ以上の場合のみカウント）
⑤質問票　①，②または③の治療に係る薬剤を服用している

ステップ3　○ステップ1，2から保健指導対象者をグループ分け
（1）の場合　①〜④のリスクのうち追加リスクが
　　　　　　　　　2以上の対象者は……積極的支援レベル
　　　　　　　　　1の対象者は…………動機づけ支援レベル
　　　　　　　　　0の対象者は…………情報提供レベル　　　　とする。
（2）の場合　①〜④のリスクのうち追加リスクが
　　　　　　　　　3以上の対象者は……積極的支援レベル
　　　　　　　　　1又は2の対象者は…動機づけ支援レベル
　　　　　　　　　0の対象者は…………情報提供レベル　　　　とする。

ステップ4
○服薬中の者については，医療保険者による特定保健指導の対象としない。
○前期高齢者（65歳以上75歳未満）については，積極的支援の対象となった場合でも動機
　づけ支援とする。

資料）　（財）厚生労働統計協会「国民衛生の動向2020/2021」

表14-2　メタボリックシンドローム該当者と予備軍の人数と割合

全国統計	受診者総数 （万人）	メタボ該当者数 （万人）	メタボ割合 （％）	メタボ予備軍数 （万人）	メタボ予備割合 （％）	合計者数 （万人）	合計割合 （％）
2008（H20）	2,001	287.4	14.4	248.5	12.4	535.9	26.8
2009（H21）	2,141	307.1	14.3	263.4	12.3	570.5	26.6
2010（H22）	2,223	320.7	14.4	266.6	12.0	587.3	26.4
2011（H23）	2,363	344.8	14.6	284.8	12.1	629.6	26.7
2012（H24）	2,440	352.8	14.5	291.4	11.9	644.2	26.4
2013（H25）	2,509	358.4	14.3	299.6	11.9	658.0	26.1
2014（H26）	2,616	376.5	14.4	307.7	11.8	684.2	26.2
2015（H27）	2,706	390.6	14.4	317.3	11.7	707.9	26.1
2016（H28）	2,756	406.7	14.8	325.9	11.8	732.6	26.6
2017（H29）	2,859	431.8	15.1	342.1	12.0	773.9	27.1

資料）厚生労働省「特定健康診査・特定保健指導の実施状況に関するデータ」より作成

3. 高齢者の医療の確保に関する法律（高齢者医療確保法）

1）高齢者医療確保法による特定健康診査と特定保健指導

　従来，65歳以上者の医療については「老人保健法」に基づいて実施されてきたが，2007（平成19）年3月31日に法律が全面改正されて，2008（平成20）年4月1日より「高齢者医療確保法」が施行された。

老人保健法は，65歳以上者の健康増進事業（保健事業）と，老人医療事業に二分していたが，新しい高齢者医療確保法ではさらに前期高齢者（65〜74歳）と，後期高齢者（75歳以上）に分けられ，全体的に四分されたので複雑になっている。

医療事業について，前期高齢者は従来の健康保険で診療され，費用は64歳まで属していた保険組合が前期高齢者交付金を交付し，後期高齢者は新たに設置された市町村が加盟する都道府県毎の広域連合組合で診療を受ける。

保健事業については，2008（平成20）年より健康増進法へ移行した。この保健事業は「健康増進事業」と呼ばれ，市町村が実施するものである。対象は40〜64歳までの一般健康診査，歯周疾患検診，骨粗しょう症健診，肝炎ウイルス検診，がん検診などである。

特定健康診査と特定保健指導については，高齢者医療確保法で実施されることになっている。対象は各健康保険に属さない40〜74歳の者で，75歳以上の者は実施の義務はないが，なるべく実施するように努めることになっている。

2）制度の概要

高齢者医療制度は65〜74歳の前期高齢者のための制度と，75歳以上の後期高齢者のための制度との二本立てとなっている。後期高齢者医療制度*の保険者は区域ごとにすべての市町村が加入する「後期高齢者医療広域連合」である。被保険者は区域内の75歳以上の者が強制加入となっているが，生活保護者は対象外である。

運営財源は5割が公費負担，4割を現役世代の加入する医療保険負担，残る1割が被保険者の保険料でまかなわれる。徴収は年金からの天引きが原則である（特別徴収）。また，金融機関の窓口でも可能である。なお，診療時に1割負担があるが，ある一定以上の年収がある者は3割負担となっている。

医療交付は療養給付，入院時の食事療養給付，入院時生活療養給付，保険外併用療養給付，訪問看護療養費支給，特別療養費支給，移送費支給などがある。

なお，保健事業として特定健康診査・特定保健指導があるが，75歳以上の者はこの後期高齢者医療制度が適用される。

＊後期高齢者医療制度：➡ p.161参照。

第 15 章

高齢者保健と介護保険制度

1. 高齢者保健・介護の概要

1）高齢社会

　全人口に対して65歳以上人口が占める割合（高齢化率）が7％になった場合を高齢化社会，14％以上になった場合を高齢社会，21％以上になった場合を超高齢社会と呼んでいる。わが国における高齢化率は急速に増加している（**表15-1**）。

　わが国の戦後の高齢化率は1950（昭和25）年で4.9％，1960（昭和35）年で5.7％であり，1970（昭和45）年で高齢化社会へ入り，1994（平成6）年で高齢社会に，2007（平成19）年に超高齢社会に突入した。現在も高齢者人口は増加を続けており，2013（平成25）年に25％を超えた。

　高齢化社会から高齢社会になるまで日本では24年かかっているが，ドイツでは40年，イギリスでは47年，フランスでは115年かかっており，日本が急激に高齢化率が増加していることがわかる。現在でも毎年100万人ずつ増え続けている。

　進行する高齢社会の問題点は，高齢者の孤独化，限界集落の増加，要介護者の増加と施設不足，認知症の増加，医療費の増加など種々の問題を抱えている。最大の課題は高齢者の健康であり，医療充実だけでなく有意義な人生を延長させること，すなわち健康寿命の延長がもっとも重要な課題である。

表15-1　高齢化率の節目の変遷

暦年	高齢化率	節目事項
1970（昭和45）年	7.1％	高齢化社会へ
1994（平成6）年	14.5％	高齢社会へ
2007（平成19）年	21.1％	超高齢社会へ
2013（平成25）年	25.1％	人口の1/4を超える
2019（令和元）年	28.4％	

2）高齢者保健

　高齢者保健とは高齢者の病気の予防と健康の維持と増進を図ることをいうが，高齢者特有の疾患（たとえば認知症，転倒事故など）に対する対策を指す場合もある。なお，65歳以上者を老人と呼んでいたが，最近では65歳以上75歳未満者を前期高齢者，75歳以上者を後期高齢者と呼んでいる。健康増進事業，特定健康診査・特定保健指導，介護予防事業などは40歳以上の成人保健の範囲であるが，ここでは，健康増進事業と介護予防事業について次に述べる。

　また，現在における高齢者の医療事業と保健事業などを図15－1に示した。

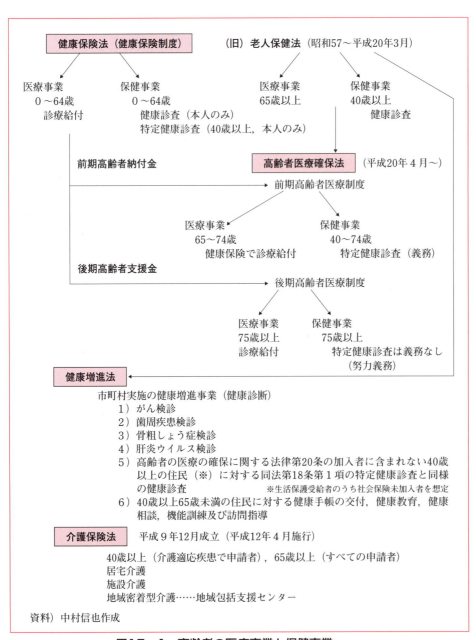

図15－1　高齢者の医療事業と保健事業

第15章　高齢者保健と介護保険制度

3）健康増進事業（旧老人保健事業）

　健康増進事業とは，健康増進法で定める40歳以上者を対象とする市町村保健事業のことをいう。かつて，老人保健事業は老人保健法で実施されていた保健事業（医療外事業）を指していたが，老人保健法が2008（平成20）年3月31日に廃止され，同年4月1日より医療事業は後期高齢者医療制度*へ，保健事業は健康増進法へ移行した。移行に伴い保健事業は「健康増進事業」に改名された。

　健康増進事業は，このとき次のように2大別された。

①健康増進法第17条第1項に基づく事業

　　ア．健康手帳の交付

　　イ．健康教育

　　　　集団健康教育（一般・歯周疾患・骨粗しょう症・病態別・薬健康教育）

　　　　個別健康教育（高血圧・脂質異常症・糖尿病・喫煙者健康教育）

　　ウ．健康相談（高血圧，脂質異常症，糖尿病，歯周疾患，骨粗しょう症）

　　エ．機能訓練

　　オ．訪問指導

②健康増進法第19条の2に基づく事業（健康診査等事業）

　　ア．歯周疾患検診

　　イ．骨粗しょう症検診

　　ウ．肝炎ウイルス検診（C型肝炎ウイルス，HBs抗原検査）

> ＊後期高齢者医療制度：➡ p.161参照。

4）介護予防事業（地域支援事業）

　介護予防事業は2010（平成22）年の介護保険の見直しにより，市町村が行う地域支援事業としてスタートした。要支援1と2の介護保険での認定者は，この事業に該当するが，介護保険法での要支援・要介護者の非該当者を対象としている。したがって，市町村は65歳以上者をすべて対象とし，非認定者も含めて介護予防事業を行っている。市町村が行う「地域支援事業」には，介護予防・日常生活支援総合事業，包括的支援事業，任意事業の3種がある。地域支援事業は厚生労働省が推進している高齢者対策事業であって，介護保険からの財政基盤としている。介護予防事業は従来の「老人保健事業」を組み換えたものである。その内容はハイリスク戦略とポピュレーション戦略に分かれる。前者は「介護予防特定高齢者施策」であり，要介護状態になりやすい65歳以上者を対象とし，通所型介護予防事業，訪問型介護予防事業があり，「二次予防事業」＊＊と呼ぶ。後者は「介護予防一般高齢者対策」で，自発的希望者に対するものであり，介護予防活動支援事業などがあり，「一次予防事業」＊＊＊と呼ぶ。また，介護保険のなかで要支援1，2に対してなされる介護を，介護予防サービスと呼ぶ。介護予防事業は，主に地域包括支援センターが中心となり実施されている。

　介護保険法の改正により，2015（平成27）年4月より二次予防事業は「介護予防・生活支援サービス事業」に，一次予防事業は「一般介護予防事業」に変革

> ＊＊二次予防事業：二次予防とは，病気になっているが，早期に発見し，早期に治療することである。介護二次予防事業は，要介護になりやすい者を対象としている。

> ＊＊＊一次予防事業：一次予防とは，病気にならないように対策を行うことである。介護一次予防事業は，高齢者全般を対象とする。

207

となった。介護保険での要支援認定者に対する介護予防給付から地域支援事業を促すものである。

表15-2 市町村が実施するサービス等の種類

<table>
<tr><td rowspan="4">市町村が実施する事業</td><td colspan="2">◎地域支援事業</td></tr>
<tr><td colspan="2">○介護予防・日常生活支援総合事業
（1）介護予防・生活支援サービス事業
・訪問型サービス
・通所型サービス
・その他生活支援サービス
・介護予防ケアマネジメント

（2）一般介護予防事業
・介護予防把握事業
・介護予防普及啓発事業
・地域介護予防活動支援事業
・一般介護予防事業評価事業
・地域リハビリテーション活動支援事業</td></tr>
<tr><td>○包括的支援事業（地域包括支援センターの運営）
（1）総合相談支援業務
（2）権利擁護業務
（3）包括的・継続的ケアマネジメント支援業務</td><td>○包括的支援事業（社会保障充実分）
（1）在宅医療・介護連携推進事業
（2）生活支援体制整備事業
（3）認知症総合支援事業
（4）地域ケア会議推進事業</td></tr>
<tr><td colspan="2">○任意事業</td></tr>
</table>

注）2014（平成26）年の介護保険法の一部改正により，2017（平成29）年度から新しい介護予防・日常生活支援総合事業をすべての市町村が実施することとされており，上図は，新しい介護予防・日常生活支援総合事業を実施している市町村を前提としている。

5）地域包括支援センター

高齢者の生活を総合的に支えていくための拠点として設置されている。市町村が運営を行うが，保健師，社会福祉士，ケアマネジャーなどが中心となって，介護予防，認知症対策など高齢者とその家族に対する総合的な支援を行う施設である（**表15-2**）。

事業は4本柱で以下のとおり。

①介護予防ケアマネジメント

市町村介護予防事業，介護保険介護予防給付のマネジメントを行い，要介護状態となることを防止する。

②総合相談・支援

地域の人々から高齢者に対する相談があった場合，引き受ける。ボランティア制度も整備する。

③権利擁護

高齢者虐待防止や財産保護などを行う。

④包括的・継続的ケアマネジメント支援

高齢者一人ひとりの対応，管理，困難事例に対する助言などを行う。

介護保険対象の場合，要支援者に対して「介護予防サービス計画（予防ケアプラン）」を作成することがある。

2．介護保険制度

1）介護保険制度の概要

（1）介護保険の概要と仕組み

介護保険は介護保険法に基づいてなされる社会保険事業の1つである。介護保

第15章　高齢者保健と介護保険制度

険制度は日本人の長寿化により到来する高齢社会に対応してつくられた法律である。1997（平成9）年に制定され，2000（平成12）年4月1日から施行された。世界で初めての法律であったので長い準備期間が必要とされ，さらに，第三者が家のなかに入り料理や家事をすることが日本人に馴染むか，という議論があった。結局，開始5年後を目途に制度を見直すという条件でスタートした。

　このような法律制定に至った理由としては，近年の日本における高齢社会の到来がもっとも大きいが，少子化の進行も強く影響している。すなわち，高齢者の増加に連れて，徐々に減少していく生産年齢者がボランティアで身内の介護をなすことは，労働者人口の減少につながる。原則として1人の要介護者に対して1人の介護者が必要であり，このような状況に至れば若い労働力が失われ社会的損失となる可能性がある。そこで，介護を産業化して職場を提供して効率よく実施するようになった。さらに，増え続ける高齢者人口に対し，介護保険という財政基盤をつくり，医療費の増大を抑える効果も期待された。

　2019（平成31）年3月末では，要介護・支援認定者数は658万人となっている。実施以来一貫して被保険者数，要介護認定者数は増加している。

　戦後の第1次ベビーブーマーである団塊世代が，2012（平成24）年から65歳をむかえ2015（平成27）年までにはその全ての人々が第1号被保険者[*]になった。平均寿命が伸びたため後期高齢者は数多く存在し，第1号被保険者は膨張している。　それと同時に介護保険利用者も急増している。第2号被保険者[**]は，この制度の利用者が少ないため主たる財源支持者となり，1971～1974（昭和46～49）年生まれの第2次ベビーブーマー世代が加入するまでは第2号被保険者数が顕著に減少することはないが，その後は年々に減少していき，第1号被保険者とのアンバランスが生じる。今後急増していく利用者に対して支持人口の増加がないので，政府の負担金が増加していくといえる。　健康保険，年金保険も同様であり，今後，現状のままこの制度を支えられるかどうかが問題となる。

（2）介護保険の対象と財政

　介護保険は社会保険の一種であるので，医療保険，年金保険などと同様の仕組みである。すなわち，会員（被保険者）が集まり，介護保険組合をつくり，基金を設ける。被保険者は毎月保険料を基金に振り込む。国と地方自治体は税金を投入する。税金が投入されるので機会均等に行われねばならない。また，保険対象者は強制加入であり，保険料も強制的に徴収される。基金の運営者（保険者）は市町村または特別区である。介護保険に該当すれば，基金から介護給付が受けられる。給付は各要介護度に応じて介護サービスという現物支給がなされる。利用者の所得に応じてかかった費用の1～3割は自己負担となる。

　被保険者の加入は強制であり，場所を選ぶことができない。被保険者は40歳に達すれば自分の住所の市町村の介護保険組合に加入させられる。住所を変更すれば変更届を出し，新たに加入することになる。被保険者は65歳以上の第1号被保険者，40歳以上65歳未満の第2号被保険者に分かれる。第1号被保険者

- - - - - - - - - - - - - -
＊第1号被保険者：介護保険の第1号被保険者は，65歳以上の者を対象とし，要介護認定または要支援認定を受けたときに介護サービスを受けられる。保険料は原則、年金から天引きされる。
- - - - - - - - - - - - - -
＊＊第2号被保険者：40歳以上65歳未満の健保組合、全国健康保険協会、市町村国保など医療保険加入者が対象となる。加齢に伴う疾病が原因で要介護（要支援）認定を受けた場合に介護サービスを受けられる。保険料は医療保険料と一体的に徴収され、65歳で自動的に第1号被保険者に切り替わる。
- - - - - - - - - - - - - -

209

は毎月の保険料を年金より天引きされるか，直接振り込んで納め，第2号被保険者は健康保険組合が医療保険料と一緒に天引きして介護保険基金に振り込んでいる。

　介護保険の財政は被保険者からの徴収と税金投与で成っている。費用負担割合は，被保険者と政府が折半となっている。被保険者の50％分の内訳は第1号被保険者が約22％，第2号被保険者が28％となっている。第1号被保険者からの徴収は本人または世帯主などに対し請求するか（普通徴収），年金から天引きされる（特別徴収）方式がある。第2号被保険者は医療保険料に加算して徴収される（一括徴収）。税金投与（公庫負担）は，国の負担は全体の20％であるが，調整交付金5％を含めるので全体の25％を負担する。都道府県の負担は全体の12.5％であり，市町村は一般会計から負担するが，全体の12.5％である。2019（令和元）年度の給付費の見込みは約10.8兆円であり，公費負担と保険負担保険料が各約5.4兆円となっている（図15-2）。

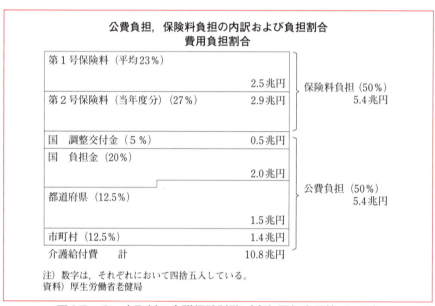

図15-2　市町村の介護保険財政（令和元年度予算ベース）

（3）要介護認定

　被保険者は介護保険を利用できるが，第1号被保険者（65歳以上者）は病気に関係なく適用があり，第2号被保険者（40歳以上65歳未満者）は要介護の原因が加齢に伴って生じた疾患*でなければ適用にならない。対象疾患は介護保険法に定めてある特定疾病で，がん，関節リウマチなど16疾患である。

　介護保険を利用する場合，介護を必要とする者またはその家族が介護認定への手続きをとる必要がある。まず住居地の市町村の窓口を訪れ，申請用紙を受け取り，記入し，提出する。やがて，市町村から派遣された調査員が家に訪れ，介護状況や家族状況など種々のことについて質問し，認定調査が実施される。その調査紙は市町村介護認定審査会にまわされる。審査会は質問表の回答をコンピュー

＊**加齢に伴って生じる疾患（特定疾病）**：以下を指す。
1　がん（末期）
2　関節リウマチ
3　筋萎縮性側索硬化症
4　後縦靱帯骨化症
5　骨折を伴う骨粗鬆症
6　初老期における認知症
7　進行性核上性麻痺，大脳皮質基底核変性症およびパーキンソン病
8　脊髄小脳変性症
9　脊柱管狭窄症
10　早老症
11　多系統萎縮症
12　糖尿病性神経障害、糖尿病性腎症および糖尿病性網膜症
13　脳血管疾患
14　閉塞性動脈硬化症
15　慢性閉塞性肺疾患
16　両側の膝関節または股関節に著しい変形を伴う変形性関節症

※介護保険法施行令第2条による。

タにかけて，結果をだす（一次判定）。さらに主治医の意見書，調査特記事項を加味し，最終判定（二次判定）が出される。要介護度が決定され，市町村長より本人に通知される。

　要介護度は，要支援1，2と要介護度1〜5の7段階に分けられる。要支援の場合は「介護予防給付」が受けられ，要介護の場合は「介護給付」が受けられる。要介護度によって利用できる上限額が設定されている。

　要介護認定の有効期間は原則6カ月で，有効期間が終了するまでに更新手続きをする必要がある。更新認定の有効期間は原則12カ月である。両者共に市町村によって多少異なる。住所移転，状態の悪化などが生じた場合は更新手続きをとる必要がある。なお，更新認定は初回と異なり，簡略化されている。

2）介護サービス

　「要支援」の介護認定を受けた場合は「介護予防サービス」を，「要介護」の介護認定を受けた場合は「介護サービス」が受けられる。介護サービスには自宅にいながらサービスが受けられる「居宅介護サービス」，施設に入所する「施設サービス」，両者の中間的なサービスである「地域密着型サービス」がある。

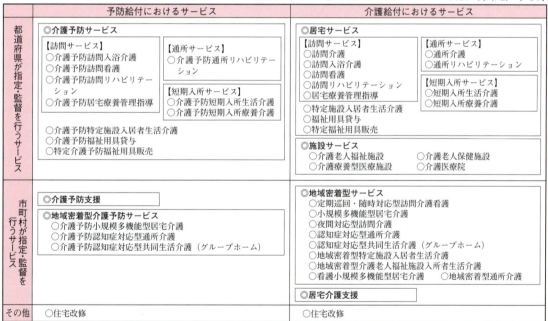

表15-3　介護サービス等の種類　　2020（令和2）年4月

資料）（財）厚生労働統計協会「国民の福祉と介護の動向 2020/2021」より改変

3）介護施設，老人保健施設

　介護保険法に基づいて，入所する要介護者に対して入浴・排泄・食事等の介護や日常生活上の世話，機能訓練，健康管理，療養上の世話を行う施設を介護施設

という。介護施設には，介護老人福祉施設（特別養護老人ホーム），介護老人保健施設，介護療養型医療施設がある。介護老人福祉施設は，社会福祉法人や地方公共団体が運営母体となっている公的な介護施設で，老人福祉法に基づく老人福祉施設の1つでもあるため，特別養護老人ホームとも呼ばれる。自宅での介護が困難で介護度が重い人から優先的に入居となる。原則として要介護度3以上で65歳以上の高齢者が対象となる。

介護老人保健施設*は，病気などで入院していた高齢者が退院後，在宅復帰できるよう支援する施設で，介護士，医師や看護師が配置され，入浴や排泄などの介護サービスに加えて，リハビリ・医療ケアを受けることができる。原則として要介護1以上で65歳以上の高齢者が対象となる。

介護医療院は，2018（平成30）年に新たに法定化された施設で，2017（平成29）年度末で廃止となった介護療養型医療施設に代わり，長期的な医療と介護の両方を必要とする高齢者を対象に，医療機能と生活施設としての機能を提供する。原則として要介護1以上で65歳以上の高齢者が対象となる。介護療養型医療施設は2024（令和6）年までの移行期間内に全面廃止される。

＊介護老人保健施設：従来の老人保健法による老人保健施設は，要介護老人の心身の自立を支援し，家庭への復帰を目指す施設であったが，2000（平成12）年の介護保険法施行後は，同法で定める介護老人保健施設として位置づけられている。

表15-4　施設サービス（都道府県が指定・監督を行う）

介護老人福祉施設	要介護高齢者のための生活施設
介護老人保健施設	要介護高齢者にリハビリなどを提供し在宅復帰を目指す施設
介護医療院	医療の必要な要介護高齢者の長期療養施設

注）要支援認定者は利用できない
資料）厚生労働省「施設・居住系サービスについて」

4）介護報酬

要介護・要支援認定者が介護・介護支援サービスを受けられることを「介護給付」と呼ぶが，給付はサービスという現物でなされるので，健康保険と同様に「現物給付」である。介護サービスは指定介護サービス事業者が実施し，本人が1～3割負担，残りを市町村の介護保険特別会計から事業者に支払われる。事業者はサービスの対価として，介護費用を受け取る。これを「介護報酬」と呼び，その受取額を記したものを「介護報酬単位表」という。介護報酬を請求する場合を「介護報酬請求」と呼ぶ。医療保険の場合は「診療報酬点数」といい，まったく同様のシステムである。病院の療養病床では，医療保険利用の医療型患者と介護保険利用の介護型患者がいるので，混同しないように医療型は点数，介護型は単位で分けてある。

介護報酬1単位は原則10円であるが，加算の要件を満たせば，それ以上の金額で加算請求できる。介護給付の利用限度額は居宅介護サービス計画費，居宅介護サービス費，施設サービス費に区分され，要介護度によって支給限度額（区分支給限度額）が定められている。居宅介護サービスの場合をみると（**表15-5**），要介護度5の人は居宅で36,217単位まで利用できるので，居宅介護事業者は36万2,170円までは受け取ることができる。このうち，利用者は，本人負担が1割

第15章　高齢者保健と介護保険制度

表15-5　居宅サービスにおける区分支給限度基準額

2019（令和元）年10月〜

区分に含まれる サービスの種類	限度額の 管理期間	区分支給限度基準額	
訪問介護，訪問入浴介護， 訪問看護，訪問リハビリ， 通所介護，通所リハビリ， 短期入所生活介護， 短期入所療養介護， 福祉用具貸与， 介護予防サービス	1ヵ月 （暦月単位）	要支援1 要支援2 要介護1 要介護2 要介護3 要介護4 要介護5	5,032単位 10,531単位 16,765単位 19,705単位 27,048単位 30,938単位 36,217単位

注1）1単位：10〜11.4円（地域やサービスにより異なる）（「厚生労働大臣が定める1単位の単価」（平成12.2.10厚告22））
2）経過的要介護は6,150単位である。
資料）（財）厚生労働統計協会「国民の福祉と介護の動向2020/2021」

表15-6　各施設の主なサービス費

（単位／日）　　2019（令和元）年10月〜

介護老人福祉施設 （特別養護老人ホーム）			介護老人保健施設			介護療養型医療施設			介護医療院		
介護福祉施設 サービス費 （I） 〈従来型個室〉	要介護1 要介護2 要介護3 要介護4 要介護5	559 627 697 765 832	介護保健施設 サービス費 （I-i） 〈従来型個室〉 【基本型】	要介護1 要介護2 要介護3 要介護4 要介護5	701 746 808 860 911	療養型 介護療養施設 サービス費 （I-i） 〈従来型個室〉	要介護1 要介護2 要介護3 要介護4 要介護5	645 748 973 1,068 1,154	I型介護医療院 サービス費 （I-i） 〈従来型個室〉	要介護1 要介護2 要介護3 要介護4 要介護5	698 807 1,041 1,141 1,230
介護福祉施設 サービス費 （II） 〈多床室〉	要介護1 要介護2 要介護3 要介護4 要介護5	559 627 697 765 832	介護保健施設 サービス費 （I-ii） 〈従来型個室〉 【在宅強化型】	要介護1 要介護2 要介護3 要介護4 要介護5	742 814 876 932 988	療養型 介護療養施設 サービス費 （I-iv） 〈多床室〉	要介護1 要介護2 要介護3 要介護4 要介護5	749 853 1,077 1,173 1,258	I型介護医療院 サービス費 （I-ii） 〈多床室〉	要介護1 要介護2 要介護3 要介護4 要介護5	808 916 1,151 1,250 1,340
ユニット型 介護福祉施設 サービス費（I） 〈ユニット型個室〉	要介護1 要介護2 要介護3 要介護4 要介護5	638 705 778 846 913	介護保健施設 サービス費 （I-iii） 〈多床室〉 【基本型】	要介護1 要介護2 要介護3 要介護4 要介護5	775 823 884 935 989				II型介護医療院 サービス費 （I-i） 〈従来型個室〉	要介護1 要介護2 要介護3 要介護4 要介護5	653 747 953 1,040 1,118
			介護保健施設 サービス費 （I-iv） 〈多床室〉 【在宅強化型】	要介護1 要介護2 要介護3 要介護4 要介護5	822 896 959 1,015 1,070				II型介護医療院 サービス費 （I-ii） 〈多床室〉	要介護1 要介護2 要介護3 要介護4 要介護5	762 857 1,062 1,150 1,228

注）上記の他，利用者の状態に応じたサービス提供や施設の体制に対する加算・減産がある。
資料）（財）厚生労働統計協会「国民の福祉と介護の動向2020/2021」

の場合，3万6,217円を事業者に支払う。

　施設介護サービスについては，使用限度額は定めてない。なぜなら，介護老人福祉施設（特別養老ホーム），介護老人保健施設，介護療養型施設（2018年4月以降は介護医療院に転換）の3区分がある上に，施設規模や人員配置も異なる。さらに多床型，従来型個室，ユニット型個室，ユニット型準個室などの形態があるためで複雑多岐にわたっているからである。しかし，施設サービス費の標準的な使用料は示すことができる（**表15-6**）。

　利用者の負担額は施設介護サービス費（1〜3割自己負担額），居住費，食費，日常生活費の4項目の合計額となる。居住費，食費，日常生活費は本人の負担である。いずれも費用は1日当りの費用となる。

　単位は介護サービス業者が受け取る金額算定であるが，利用者は居宅介護では1〜3割負担であり，施設サービスの場合は施設サービスの1〜3割負担に，居住費，食費，日常生活費が全額負担となる。どちらについても高額になった場合，

213

高額介護サービス費が支給や，低収入者には自己負担限度額制度がある。

5）介護保険法

　介護保険法は1997（平成9）年に制定されたが，その施行は2000（平成12）年であった。介護保険法の目的は要介護者の介護支援であるが，具体的には，①家族の介護からの解放，②医療費の抑制，③介護産業の立ち上げであった。施行後，すべての項目とも達成されたが，現在医療費は再び上昇に転じており，次第に公費負担が増加し続け，中央，地方ともに負担が大きくなっている。また，介護産業では慢性的な人手不足に悩んでいる。

　介護保険法は第215条まである膨大な法律であり，その内容は章，節などが多く複雑である。2000（平成12）年の施行時においては世界で初めての法律ということもあり，5年後の見直し改正を条件としてスタートした。これまでに，2005（平成17），2008（20），2011（23），2014（26），2017（29）年と5度の改正がなされ現在に至っている。まず，2014（平成26）年の改正の主な内容は次の2点である。

①地域包括ケアシステムの構築

　高齢者が住み慣れた地域で生活を継続できるようにするため，介護，医療，生活支援，介護予防を充実。

②費用負担の公平化

　低所得者の保険料軽減の拡充や，保険料上昇をできる限り抑えるため，所得や資産のある人の利用者負担を見直す。2015（平成27）年8月1日より，一定所得以上者は，介護保険サービス費用の自己負担額が2割に引き上げられた。

　さらに，2017（平成29）年の改正の主な点は，自己負担2割負担者のうち特に所得の高い者の負担割合が3割になったこと，介護納付金における総報酬割を導入したこと，慢性的な医療や介護ニーズに対応できる介護保険施設として「介護医療院」を新設すること，などである。

　伸び続ける要介護認定者に出費が増加しており，毎月支払う介護保険料も多くの市町村で値上げが続いている。2015（平成27）年以降，全国平均で第1号被保険者の支払いは5,500円を超えており，次第に支払えない人たちが増加すると予測される[*]。

6）地域包括ケアシステム

　少子高齢化が加速している現状では，今後75歳以上の高齢者の割合が増加し続け，それにともない医療や介護の需要が増えることも予想される。このような背景から，国は，医療と介護を病院や施設等で行うものから在宅で行うもの，すなわち住み慣れた地域の中で最後まで自分らしい生活ができるように，地域の包括的な支援・サービス提供体制の構築を推進している。この体制のことを地域包括ケアシステム[**]という。厚生労働省では，2025（令和7）年を目途にこのシステムの構築を推進している。

---

[*]介護保険のサービス業者へは介護報酬を支払うが，3年に1回改定されており，特別養護老人ホームへの入所を制限するなどの対策を採っている。

[**]**地域包括ケアシステムと保険制度**：地域の実情に合った医療・介護・予防・住居・生活支援が一体的に提供される体制。介護保険制度と医療保険制度の両分野から，高齢者を地域で支えていくシステムである。

第 **16** 章

産業保健

1. 産業保健

1）労働と健康

　産業保健とは，生活のため仕事をする労働者*の安全と健康を護ることをいう。産業保健の対象者は，原則15歳から定年退職までと幅広いことが特徴である。

　労働は，快適な作業条件で行われるべきである。しかし，戦後の日本経済高度成長期以前では，さんたんたる条件の労働が多く，職業病が問題となった。当時，産業保健の目的は，職業病の発生防止・重症化防止であり，その対策は，職業病の早期発見・早期治療（二次予防）であった。最近は，様々な技術の発達により作業環境や労働状況が大きく変化している。身体的負担に加え，精神的負担も考えなければならなくなっている。産業保健では，労働者の疾病予防だけでなく，長期間働けるよう健康増進（一次予防）にも対策を行うようになっている。

　日本は，急速な高齢化社会を迎え，労働力人口の高齢化が問題となっている。そこで転倒災害予防対策として，「転倒等リスク評価セルフチェック票**」がまとめられた。労働者自身が身体機能の変化に気づき，転倒等のリスクを把握出来るようにしている。

　産業保健の国際機関は国際労働機関（ILO）と世界保健機関（WHO***）である。
　日本での中枢機関は厚生労働省の労働基準局である。地方の支部として都道府県労働局が設置されている。さらに都道府県労働局には，労働基準監督署と公共職業安定所（ハローワーク）が身近な機関として設置されている。

2）労働安全衛生法

　戦後ただちにGHQの主導により労働基準法と労働災害保険法が制定された。以後必要に応じて，関連する法律が制定されてきた（**表16‐1**）。

　日本国憲法第27条が産業保健に関係する法律である。

＊労働者：事業者及び管理職（管理手当を支給されている者）以外の働く者をいう。事業者の家族の者や公務員は除外される。

＊＊2010（平成22）年，厚生労働省。

＊＊＊ILO：➡p.244
WHO：➡p.241 参照。

215

日本国憲法第27条 勤労の権利と義務

すべて国民は，勤労の権利を有し，義務を負う。

2 賃金，就業時間，休息その他の勤労条件に関する基準は，法律でこれを定める。

3 児童は，これを酷使してはならない。

これに基づき制定されたのが労働基準法*である。労働の最低基準を定めたものであり，後に職業病が多発した。このため労働者の安全を充実させた労働安全衛生法**が制定された。その後，改正がなされ労働安全衛生法施行令***，労働安全衛生規則****で労働者の労災防止，責任の明確化，労働者の安全と健康，快適な職場環境などが具体化されている。

2019（平成31）年4月に施行された「働き方改革関連法*****」は，改正労働安全衛生法ともよばれ，労働者を守るために大幅な改正を行った（**表16-1**）。表にある，産業医，産業保健機能の強化，時間外労働の上限規制，長時間労働者に対する面接指導の他に，後述する有給休暇取得の義務化，勤務間インターバル制度導入など事業者に対しさまざまな義務（努力義務を含む）を法制化した。他にも2019（令和元）年7月には，旧「VDT作業における労働衛生管理のためのガイドライン******」が「情報機器作業における労働衛生管理のためのガイドライン」に改正され，技術面の見直しに加え作業管理の見直しが行われた。労働者を守る取り組みが次々と整

> *労働基準法：1947（昭和22）年法律第49号
>
> **労働安全衛生法：1972（昭和47）年法律第57号
>
> ***労働安全衛生法施行令：1972（昭和47）年政令第318号
>
> ****労働安全衛生規則：1972（昭和47）年労働省令第32号
>
> *****働き方改革関連法：正式名称は「働き方改革を推進するための関係法律の整備に関する法律」。2018（平成30）年7月公布，2019（平成31）年4月施行。
>
> ******厚生労働省基発0712第3号。https://www.mhlw.go.jp/content/000539604.pdf

表16-1　産業保健関連法規

産業保健関連法令	法律の趣旨	制定年
日本国憲法	第25条　生存権 第27条　勤労の権利と義務	1946（昭和21）年
労働基準法	労働条件の原則	1947（昭和22）年
労働者災害補償保険法	労働災害の補償	1947（昭和22）年
じん肺法	じん肺の予防，健康管理など	1960（昭和35）年
労働安全衛生法	基準法第42条の委任 労働者の安全と健康，快適職場	1972（昭和47）年
作業環境測定法	作業環境測定士資格	1975（昭和50）年
男女雇用機会均等法	母性の健康管理措置	1985（昭和60）年
育児介護休業法	子の養育・家族の介護支援措置	1995（平成7）年
過労死等防止対策推進法	過労死の調査研究・防止対策	2014（平成26）年
働き方改革関連法 （改正労働安全衛生法）	産業医，産業保健機能強化 時間外・休日労働の上限規制 長時間労働者への面接指導など	2018（平成30）年

---

column　介護離職

家族の介護を理由として退職する介護離職について，経済的損失が年間約6,500億円にも上ると経済産業省が試算している（2018〈平成30〉年9月）。年間約10万人の離職があり，40歳代が約9割，女性が約8割であることから，所得損失も含め算出された。

備されている。

3）労働安全衛生対策（3管理）

労働者を護るための基本は，作業環境管理・作業管理・健康管理の3管理である。さらに労働安全衛生法は，3管理を充実させるため労働衛生教育と労働衛生管理体制を合わせた5管理を事業者に義務づけている。

（1）作業環境管理

快適な職場環境を維持するため，作業環境を十分に把握し，種々の有害要因を除去することを目的とする。作業環境測定士による作業環境測定の結果と評価，対策が重要となる。そのため，作業環境測定基準が定められている。有害物質の隔離，全体換気装置や局所排気装置の設置が代表的な対策である。

（2）作業管理

作業環境中の有害要因が労働者に侵入することを防ぐか，なるべく抑えることを目的とする。そのために労働者の作業を管理する。作業場所・時間・姿勢を適切にすること，熱中症予防のための水分・塩分摂取，保護具（粉じん・防毒マスクなどの呼吸用保護具，ゴーグル・アイガード，耳栓・イヤーマフ，切創手袋・化学防護手袋，安全靴など）の使用が代表的な対策である。

また，特定化学物質を扱う作業では，労働者が取り扱う化学物質の有害性，中毒の予防対策等について労働衛生教育を行うことも重要である。

（3）健康管理

健康診断，健康教育，保健指導を行い，労働者の健康状態の把握と結果への対応を目的とする。健康診断には，一般健康診断と特殊健康診断がある。特殊健康診断とは，じん肺法によるものと有機溶剤，放射線などの特定業務作業者を対象とするものがある。

①一般健康診断は，定期健康診断，雇入時の健康診断，海外派遣労働者の健康診断，給食従事者の検便があり，事業者に実施義務がある。定期健康診断は，1年以内ごとに1回定期に労働安全衛生規則で定められた項目について実施される。

②特殊健康診断は，労働安全衛生法，じん肺法や通達により定められた特定有害業務の従事者に実施され，6カ月以内ごと（じん肺法で例外あり）に1回定期

表16-2　定期健康診断の結果（年次別）

（単位：%）

項　目	聴力 (4000Hz)	胸部X線	血圧	心電図	貧血	肝機能	血中脂質	血糖	有所見率
1990（平成2）年	8.2	1.6	7.1	6.2	4.2	8.7	11.1	－	23.6
1995（平成7）年	9.9	2.4	8.8	8.1	5.8	12.7	20.0	－	36.4
2000（平成12）年	9.1	3.2	10.4	8.8	6.3	14.4	26.5	8.1	44.5
2005（平成17）年	8.2	3.7	12.3	9.1	6.7	15.6	29.4	8.3	48.4
2010（平成22）年	7.6	4.4	14.3	9.7	7.6	15.4	32.1	10.3	52.5
2015（平成27）年	7.4	4.2	15.2	9.8	7.6	14.7	32.6	10.9	53.6

注）有所見率は他項目を加えた全体的な数値
資料）厚生労働省「定期健康診断結果」より作成

に事業者へ実施義務がある。常時従事者の他に，雇入時，配置替えの際にも行う。

定期健康診断の有所見率は年々増加傾向にあり，健診は本来病気を防止するために行われるのであるが，その機能を果たしていないといえる。低下傾向にあるのは聴力のみであり，職場騒音の改善がなされているためであろう。生活習慣病に関わる項目で増加傾向がみられるのは，肉体労働的な作業が減少しているのも一因かといえる（**表16 - 2**）。

4）産業保健従事者

労働安全衛生法で，事業場の安全衛生管理体制を整備することを事業者に義務づけている（**表16 - 3**）。事業場の規模により，総括安全衛生管理者，衛生管理者，衛生推進者，産業医等を選任し，労働衛生管理に関する業務を行わせることが定められている（**図16 - 1**）。

表 16 - 3　産業保健従事者と事業規模（常時使用する労働者数）による選任と業務

	総括安全衛生管理者	衛生管理者	衛生推進者	産業医
選任すべき事業場	業種1：100人以上 業種2：300人以上 業種3：1,000人以上	50人以上200人以下で1人 200人超500人以下で2人 500人超1,000人以下で3人など	業種3：10人以上50人未満	50人以上 （3,000人以上の場合は2人以上を選任）
主な業務内容	衛生管理者などを指揮する。 労働者の保護・衛生教育に関すること，健康診断の実施，労働災害の原因・調査・再発防止などに関して，総括管理する。 安全衛生に関するPDCAを実施する。	総括安全衛生管理者の業務のうち，衛生に関わる技術的事項を管理する。 最低週1回，作業場を巡視する。衛生状態に問題があれば必要な措置を講じる。	総括安全衛生管理者と同じ業務を行う。（衛生に関わる業務に限る）	健康診断・ストレスチェックの実施・面接指導・事後措置，長時間労働者の面接指導と事後措置，3管理，健康教育・衛生教育などを行う。 最低月1回*，作業場を巡視する。衛生状態に問題があれば必要な措置を講じる。 *事業者から毎月1回以上，一定の情報提供を受けている場合は，2カ月に1回

業種1：林業，鉱業，建設業，運送業，清掃業
業種2：製造業（物の加工業を含む），電気業，ガス業，熱供給業，水道業，通信業，各種商品卸売業，家具・建具・じゅう器等卸売業，各種商品小売業，家具・建具・じゅう器等小売業，燃料小売業，旅館業，ゴルフ場業，自動車整備業，機械修理業
業種3：その他の業種

5）職業と健康障害

（1）産業疲労

仕事が原因の心身の疲労を産業疲労と呼ぶ。作業強度，作業時間，作業姿勢，作業環境，責任，判断の有無，通勤，休憩，休日，余暇，睡眠，食事などさまざまな要因が関係する。産業疲労の蓄積は，労働災害に直結する。疲労軽減のため，休息

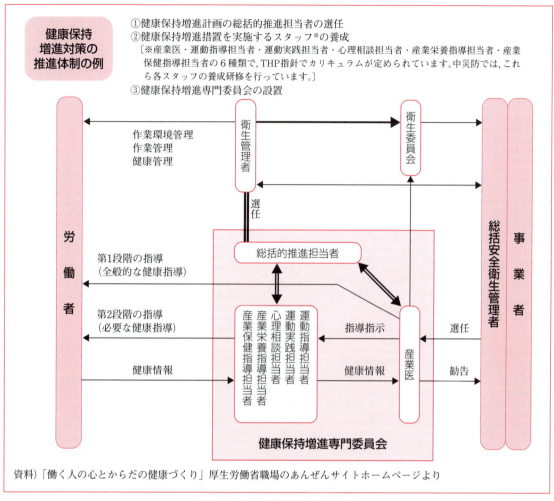

図16-1　労働衛生管理体制

が大切である。仕事の終わり（退勤）から仕事の始まり（出勤）までに一定時間（8〜12時間）を確保する「勤務間インターバル制度」が企業の努力義務となっており、労働者の疲労回復や長時間労働の是正を進めている。

(2) 職業病（職業性疾病）

職業病とは、特定の職業・業務により、罹患する可能性が高くなる疾病のことである。つまり、ある仕事をすると、誰もが共通して発症する可能性がある疾病や症状のことである。業務上疾病として厚生労働省が一覧表を作成している（労働基準法施行規則別表第1の2）。代表的な職業病を表16-4に示す。

(3) 作業関連疾患

作業関連疾患は、WHO（世界保健機関）が提唱した用語で「一般住民にも広く存在する疾患ではあるが、作業条件や作業環境によって、発症が高まったり、悪化したりする疾患」と定義されている。循環器疾患や消化器系疾患などの生活習慣病やストレスによる精神疾患などがあげられる。一般生活でも発症する点で

表16-4 代表的な職業病

原 因	疾 病
紫 外 線	前眼部疾患，皮膚疾患
赤 外 線	網膜火傷，白内障など眼疾患，皮膚疾患
電 離 放 射 線	皮膚障害，眼疾患，肺炎，再生不良性貧血，骨壊死
	白血病，肺がん，皮膚がん，骨肉腫，甲状腺がん，多発性骨髄腫，または非ホジキンリンパ腫
高 圧・潜 水	潜函（せんかん）病，潜水病
低 い 気 圧	高山病，航空減圧症
暑 熱	熱中症
高 熱 物 体	熱傷
寒 冷	凍傷
騒 音	難聴等の耳疾患（職業性難聴）
超 音 波	手指等の組織壊死
重 量 物	筋肉・腱・骨・関節疾患，内臓脱
	腰部に過度の負担（不自然な作業姿勢を含む）による腰痛
振 動 工 具	鋲（びょう）打ち機・チェーンソー等使用による手指・前腕等の末梢循環・神経・運動器障害（レイノー現象，白ろう病）
Ｖ Ｄ Ｔ 作 業	後頭部，頸部，肩甲帯，上腕，前腕手指の運動器障害（頸肩腕障害）
低 酸 素	空気中の酸素濃度低下（18％未満）による酸素欠乏症
粉 じ ん	じん肺症，じん肺法に規定するじん肺と，じん肺法施行規則にある合併症
石 綿	良性石綿胸水，びまん性胸膜肥厚
	肺がん，中皮腫
ベ ン ゼ ン	白血病
塩 化 ビ ニ ル	肝血管肉腫，肝細胞がん
ジクロロメタン	胆管がん
ク ロ ム	肺がん，上気道がん
ニ ッ ケ ル	肺がん，上気道がん
ヒ 素	肺がん，皮膚がん

資料）労働基準法施行規則第35条別表第1の2

職業病とは異なる。近年，労災認定された精神障害が増加傾向にあり，後述するメンタルヘルス対策が重要となっている。

6）労働災害

　労働災害とは，労働者の就業に係る建設物，設備，原材料，ガス，蒸気，粉じん等により，または作業行動その他業務に起因して，労働者が負傷し，疾病にかかり，または死亡することをいう（労働安全衛生法）。通勤災害*も含まれる。労働基準監督署へ必要書類の届出により，労災認定基準をもとに審査が行われる。労働災害に認定されると，労災保険給付（療養補償給付，休業補償給付）が受けられる。別途申請により，障害補償給付，遺族補償給付，葬祭料，傷病補償年金及び介護補償給付などの保険給付がある（労働者災害補償保険法）。3日以下の休業については，事業主に休業補償の責務がある。

*通勤災害：通勤途上災害ともいわれる。会社等へ届け出た通勤経路上での災害に限定されるが，命令により買い物等で立ち寄った場合に被った負傷，疾病，障害または死亡の場合も適用となる。

労働災害による死傷者数は，昭和30年代をピークに長期的に減少傾向にある。過去10年では，約13万人で横ばいとなっている。

業務上疾病は，労働基準法施行規則により11種（1．業務上の負傷，2．物理的因子，3．作業態様，4．酸素欠乏，5．化学物質，6．粉じんによるじん肺およびじん肺合併症，7．細菌・ウイルス等の病原体，8．がん，9．過剰な業務による脳血管，心疾患など，10．強い心理的負荷を伴う業務による精神障害，11．その他業務に起因することの明らかな疾病）に分類され，集計している。

最近の傾向では，「負傷に起因する疾病」がもっとも多く70％を超えている。この中の災害性腰痛が全体の60％を超えている。次に多いのは物理的因子で約14％となっている（表16－5）。

表16－5 業務上疾病の状況（令和元年度）

	負傷に起因する疾病	うち腰痛（災害性腰痛）	物理的因子による疾病	うち熱中症	作業態様に起因する疾病	酸素欠乏症	化学物質による疾病（がんを除く）	じん肺症及びじん肺合併症（休業のみ）	病原体による疾病	がん	過重な業務による脳血管疾患・心臓疾患等	強い心理的負荷を伴う業務による精神障害	その他	合計
人数	6,015	5,132	1,118	829	457	5	220	164	113	2	51	58	107	8,310
割合	72.4%	61.8%	13.5%	10.0%	5.5%	0.1%	2.6%	2.0%	1.4%	0.0%	0.6%	0.7%	1.3%	100.0%
死亡者	3	0	25	25	0	5	8	0	0	0	26	8	5	80

注）1 表は休業4日以上のものである。
2 疾病分類は労働基準法施行規則第35条によるものを整理したものである。
3 「化学物質」は労働基準法施行規則別表第1の2第7号に掲げる名称の化学物質である。
4 本統計の数字は平成31年／令和元年中に発生した疾病で令和2年3月末日までに把握したものである。

資料）厚生労働省「業務上疾病発生状況等調査」

7）メンタルヘルス対策，過労死対策
（1）メンタルヘルス対策

仕事による強いストレスが原因で発症した精神障害が労災認定され，その数は増加傾向にある。労働者の心の健康を保つことが重要視されている。

職場におけるメンタルヘルス対策として，常時50人以上の労働者を使用する事業者へストレスチェックの実施を義務化した（50人未満の企業は当面努力義務）＊。実施者は結果を労働者へ直接通知し，必要な労働者へ面接指導を勧奨する。相談窓口についても情報提供する。労働者からの申し出があった場合は産業医による面接指導が実施され，必要に応じ就業上の措置が実施される。

また，ストレスチェック結果の集計，分析およびその結果を踏まえた職場環境改善が事業者の努力義務となっている。

事業者は，事業場におけるメンタルヘルスケアを積極的に推進するために，衛生委員会等で調査による審議を行う。また，労働者へ教育研修や情報提供を行い「4つのケア＊＊」（セルフケア，ラインによるケア，事業場内産業保健スタッフによるケア，事業場外資源によるケア）を効果があるよう推進する必要があるとしている。メンタルヘルス対策実施状況を表16－6に示す。

＊ストレスチェック：労働安全衛生法の一部を改正する法律（2014〈平成26〉年法律第82号）によって制度化。

＊＊4つのケア：メンタルヘルスケアを推進における重要なケアの分類。厚生労働省「労働者の心の健康の保持増進のための指針」（2006〈平成18〉年策定，2015〈平成27〉年改正）で示された。

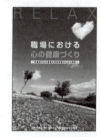

https://www.mhlw.go.jp/content/000560416.pdf

表 16 - 6　事業規模別メンタルヘルス対策実施状況

(単位：％)

事業場規模	メンタルヘルス対策に取り組んでいる事業所	メンタルヘルス対策について,安全衛生委員会等での調査審議	メンタルヘルス対策に関する労働者への教育研修・情報提供	労働者のストレスの状況などについて調査票を用いて調査（ストレスチェック）	職場復帰における支援（職場復帰支援プログラムの策定を含む）	メンタルヘルス対策に関する事業所内での相談体制の整備
1,000 人以上	99.7	81.2	93.6	99.8	83.9	91.1
500 ～ 999 人	99.2	75.2	81.7	98.5	67.4	79.2
300 ～ 499 人	99.6	66.3	76.9	97.9	61.2	71.6
100 ～ 299 人	97.7	59.7	61.9	95.8	30.6	52.6
50 ～ 99 人	86.0	52.3	63.8	86.9	23.6	44.5
30 ～ 49 人	63.5	26.3	55.7	55.2	25.4	45.0
10 ～ 29 人	51.6	20.4	53.3	54.3	19.0	39.0
（再掲）50人以上	90.7	56.5	64.7	90.9	29.7	50.1
計	59.2	29.6	56.3	62.9	22.5	42.5
2017（平成29）年	58.4	27.2	40.6	64.3	18.9	39.4

産業，事業所規模別に層化無作為抽出した約 14,000 事業所
資料）平成 30 年「労働安全衛生調査（実態調査）」

（2）過労死対策

　現在も長時間労働などによる過労死が問題となっている。労働基準法で労働時間は 1 週40時間，1 日 8 時間までと定められている。これを除いた労働を時間外・休日労働時間（以下時間外労働）といい，長くなればなるほど家庭や労働者の健康へ影響を及ぼす。循環器疾患などを発症した労働者の時間外労働が過去 1 カ月間で約100時間または 2 カ月から 6 カ月にわたって 1 カ月あたり約80時間であった場合に，過重労働が原因の作業関連疾患として，原則労災認定される。

　過労死対策としては，時間外労働の上限設定により長時間労働の是正を図っている。時間外労働の上限を原則として月45時間，かつ，年360時間と法定化した。さらに，この上限に対する違反に罰則を課すことで強制力を持たせた（一部の業務を除く）。また同時に，年間 5 日以上の年次有給休暇取得が義務化した。

　1 カ月間で時間外労働が80 時間を超えた労働者に対し，本人へ速やかに通知しなければならない義務を事業者に課し，さらに当該労働者に疲労の蓄積が認められ，本人からの申し出があった場合は産業医による面接指導や面接後の事後措置を義務づけている。

　さらに事業者には，労働者の勤務時間（打刻やPCのログイン時間など），ストレスチェックの結果や面接指導の記録保存義務がある。

　現在，業務における過重な負荷により労災適用が認められる疾患（業務上疾病）には，脳血管疾患，心筋梗塞，精神障害がある。厚生労働省は，これら脳・心臓疾患と精神障害について，「過労死等の労災補償状況」を毎年報告している（**表16 - 7，8**）。支給決定件数は，脳・心臓疾患に関する事案では減少傾向にあり，精神障害に関する事案についてはここ数年横ばいといえる。

　2019（令和元）年分について時間外の労働時間と発症の関係を分析したところ，

第16章　産業保健

表16‐7　脳・心臓疾患の労災補償状況

（　　）内は女性

	年度	2015 (H27) 年度	2016 (H28) 年度	2017 (H29) 年度	2018 (H30) 年度	2019 (令和元) 年度
脳・心臓疾患	請求件数	795 (83)	825 (91)	840 (120)	877 (118)	936 (121)
	決定件数	671 (68)	680 (71)	664 (95)	689 (82)	684 (78)
	うち支給決定件数	251 (11)	260 (12)	253 (17)	238 (9)	216 (10)
	認定率	37.4% (16.2%)	38.2% (16.9%)	38.1% (17.9%)	34.5% (11.0%)	31.6% (12.8%)
うち死亡	請求件数	283 (18)	261 (14)	241 (18)	254 (18)	253 (18)
	決定件数	246 (14)	253 (16)	236 (20)	217 (15)	238 (17)
	うち支給決定件数	96 (1)	107 (3)	92 (2)	82 (2)	86 (2)
	認定率	39.0% (7.1%)	42.3% (18.8%)	39.0% (10.0%)	37.8% (13.3%)	36.1% (11.8%)

注）支給決定件数は，決定件数のうち「業務上」と認定した件数。認定率は，支給決定件数を決定件数で除した数。
資料）厚生労働省「脳・心臓疾患に関する事案の労災補償状況」2020 より

表16‐8　精神障害の労災補償状況

（　　）内は女性

	年度	2015 (H27) 年度	2016 (H28) 年度	2017 (H29) 年度	2018 (H30) 年度	2019 (令和元) 年度
精神障害	請求件数	1,515 (574)	1,586 (627)	1,732 (689)	1,820 (788)	2,060 (952)
	決定件数	1,306 (492)	1,355 (497)	1,545 (605)	1,461 (582)	1,586 (688)
	うち支給決定件数	472 (146)	498 (168)	506 (160)	465 (163)	509 (179)
	認定率	36.1% (29.7%)	36.8% (33.8%)	32.8% (26.4%)	31.8% (28.0%)	32.1% (26.0%)
うち自殺	請求件数	199 (15)	198 (18)	221 (14)	200 (22)	202 (16)
	決定件数	205 (16)	176 (14)	208 (14)	199 (21)	185 (17)
	うち支給決定件数	93 (5)	84 (2)	98 (4)	76 (4)	88 (4)
	認定率	45.4% (31.3%)	47.7% (14.3%)	47.1% (28.6%)	38.2% (19.0%)	47.6% (23.5%)

注）支給決定件数は，決定件数のうち「業務上」と認定した件数。認定率は，支給決定件数を決定件数で除した数。
資料）厚生労働省「精神障害に関する事案の労災補償状況」2020 より

脳血管疾患の発症や死亡は80時間以上で多くなり，80時間未満での発症は少ないという。精神障害においては，時間外の労働時間と発症の関係は薄く，発症・死亡の3大関係因子は，上司とのトラブル，職場での嫌がらせ（いじめ），仕事内容・量の大きな変化であった。

（3）心身両面にわたる健康の保持増進：
トータル・ヘルスプロモーション・プラン（THP）

　労働者が健康で個人の能力を十分に発揮できることが重要となっている。日本では少子高齢化が進んでおり，高齢労働者が増加している。このため，生活習慣病をもつ労働者も増加している。身体能力の低下や生活習慣病は，日常生活の改善により予防可能である。そこで「事業場における労働者の健康保持増進のための指針」を策定し，心身両面にわたる健康の保持増進（一次予防）のためトータル・ヘルスプロモーション・プラン（THP）を指針に基づき実施することとなった。THPが，特定健康診査・特定保健指導と異なる点は，年齢や健康診断の結果にかかわらずすべての労働者が対象となる事とメンタルヘルスケアも含めた健康指導を実施する事である（図16‐2）。

223

THPの進め方（5つのステップ）

THP の具体的な内容は，健康測定結果に基づいて産業医（健康測定医）が一人ひとりの健康状態に応じた指導票を作成し，これに基づき各 THP スタッフが集団指導や個々の労働者に対する健康指導を行うものです。

> **THP スタッフとは：**
> 健康保持増進措置を実施するにあたって，一定の研修を受けた専門知識と技能を有する，産業医，運動指導担当者，運動実践担当者，心理相談担当者，産業栄養指導担当者，産業保健指導担当者のことです。

1 健康測定

健康測定は，それぞれの労働者の健康状態を把握し，その結果に基づいた健康指導に必要なデータを得るために行います。健康測定の項目は，問診，生活状況調査，診察および医学的検査であり，必要に応じて運動機能検査も行います。

このうち，問診，診察および医学的検査で健康診断と項目が一致するものは健康診断の結果をもって代替可能です。

2 運動指導

運動指導は，健康測定の結果および産業医の指導票に基づいて，運動指導担当者が年齢，体力，嗜好も踏まえ，一人ひとりについて実行可能な運動プログラムを作成し，運動実践を行うに当たっての指導を行います。そして，このプログラムに基づき，運動指導担当者または運動実践担当者が運動実践の指導を行います。

3 メンタルヘルスケア

メンタルヘルスケアは，健康測定の結果，メンタルヘルスケアが必要と判断された場合や，本人が希望する場合に，心理相談担当者が産業医の指示のもとに行います。THP におけるメンタルヘルスケアは積極的な心の健康づくりを目指したもので，内容はストレスに対する気づきへの援助や，リラクセーションの指導となります。

なお，メンタルヘルス不調に陥った人の場合は，労働者の気づきを促すよう相談体制等を整備して，必要に応じて専門の医療機関への相談や受診を促しましょう。

4 栄養指導

栄養指導は，健康測定の結果，食生活上問題が認められた人に対して，産業栄養指導担当者が健康測定の結果および産業医の指導票に基づいて行います。

内容は栄養の摂取量にとどまらず，一人ひとりの食生活や食行動の評価とその改善に向けた指導となります。

5 保健指導

保健指導は，勤務形態や生活習慣からくる健康上の問題を解決するために，産業保健指導担当者が健康測定の結果および産業医の指導票に基づいて行います。

職場生活を通じて，睡眠，喫煙，飲酒，口腔保健等の健康的な生活への指導，教育を実施します。

資料）「働く人の心とからだの健康づくり」厚生労働省職場のあんぜんサイトホームページ

図16-2　トータル・ヘルスプロモーション・プラン（THP）

第 17 章

学校保健と安全

1. 学校保健の概要

1）学校保健安全法

　1958（昭和33）年4月に公布された旧学校保健法は，2009（平成21）年4月，新たに，「学校保健安全法」として施行された。本法律は，総則，学校保健，学校安全及び雑則の4章からなっている。第1章第1条の目的条文は以下である。

> **第1章第1条**
> 　学校における児童生徒等及び職員の健康の保持増進を図るため，学校における保健管理に関し必要な事項を定めるとともに，学校における教育活動が安全な環境において実施され，児童生徒等の安全の確保が図られるよう，学校における安全管理に関し必要な事項を定め，もって学校教育の円滑な実施とその成果の確保に資することを目的とする

　第2章の学校保健は，学校の管理運営等，健康相談等，健康診断，感染症の予防，学校保健技師並びに学校医，学校歯科医及び学校薬剤師，地方公共団体の援助及び国の補助の6節からなっている。また，第3章の学校安全は，学校の安全に関する学校設置者の責務等の条文からなっている。なお，学校保健行政に関わる法律としては，本法律の他に，文部科学省設置法，教育基本法，学校教育法及び学校給食法がある。

　これら保健行政の対象者は幼稚園，小学校，中学校，高等学校，高等専門学校，短期大学，大学，専修学校，各種学校等の各教育機関と，そこに学ぶ幼児，児童，生徒，学生及び教職員である。また，学校保健とは，文部科学省設置法4条12項に，「学校における保健教育及び保健管理をいう」と定められている。日本の学校数，在学者数，教員数などを**表17‐1**に示した。

2）学校保健行政

　学校保健行政は，国⇒都道府県⇒市町村⇒学校の系列で，国の担当所管は，文部科学省初等中等教育局が，地方自治体の公立学校においては，教育委員会の学

校保健主管課等が，私立学校においては知事部局の私学担当課が担当している。その対象者は，前述の教育機関に学ぶ幼児，児童，生徒，学生および教職員である。

表17-1　学校数，在学者数，教職員数（国，公，私立）2019（令和元）年5月

学校の種類	学校数	在学者数（人） 計	男	女	教員数（本務者）（人）	職員数（本務者）（人）
幼稚園	10,070	1,145,576	580,269	565,307	93,579	16,709
幼保連携型認定こども園	5,276	695,214	356,471	338,743	109,515	21,958
小学校	19,738	6,368,550	3,258,343	3,110,207	421,935	66,057
中学校	10,222	3,218,137	1,645,095	1,573,042	246,825	29,480
義務教育学校	94	40,747	20,805	19,942	3,520	448
高等学校	4,887	3,168,369	1,601,977	1,566,392	231,319	44,940
中等教育学校	54	32,153	15,967	16,186	2,642	397
特別支援学校	1,146	144,434	94,823	49,611	85,336	14,082
大学	786	2,918,668	1,625,573	1,293,095	187,862	249,345
短期大学	326	113,013	13,147	99,866	7,440	4,131
高等専門学校	57	57,124	45,803	11,321	4,169	2,647
専修学校	3,137	659,693	292,891	366,802	41,104	16,069
各種学校	1,119	116,920	62,662	54,258	8,821	3,868

注）1）「学校数」は，本校と分校の合計数である。
　　2）「在学者数」は，①特別支援学校は，それぞれ幼稚部・小学部・中学部・高等部の合計数，②高等学校は，本科・専攻科・別科の合計数，③大学，短期大学，高等専門学校は，学部，本科のほか大学院・専攻科・別科・その他の合計数である。
資料）文部科学省「学校基本調査」

3）学校保健・安全の内容

学校保健・安全の内容を図17-1に示した。

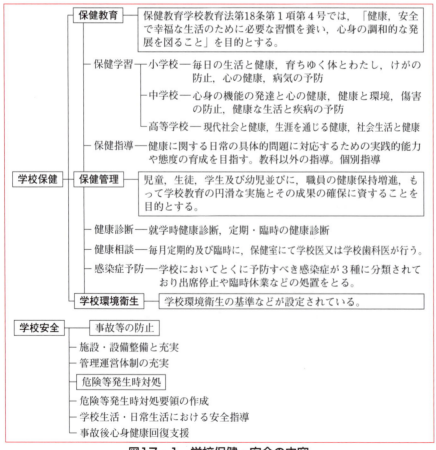

図17-1　学校保健・安全の内容

2. 学校保健従事者

1）学校保健の概要

学校保健の運営には学校保健の責任者である学校長や，学校長のもとで実質的な活動を行う保健主事，学校医などが関わる。その学校保健従事者の概要を**表17 - 2**に示した。

2）栄養教諭

一時期学校の規律がゆるみ「荒れる学校」が続出した。このため，倫理や道徳教育などの強化で引き締めを図ったが，学校側や社会的な批判もあり実現が不可能になった。代わって出現したのが「食を通しての教育」である。

また，児童・生徒の中で心の病気が広がり始め，「心の健康」の確立が学校保健で重点化されるようになってきた。心の健康対策として養護教諭が保健の授業を担当するようになって，食の重要性も教育上必要になったことから栄養教諭制度がスタートした。

栄養教諭は栄養教育を主としていたが，2005（平成17）年に食育基本法*の制定により「学校における食育の推進」が打ち出され，栄養教諭が担うことになった。

*食育基本法：➡p.157参照。

現在，学校では栄養教育とともにさまざまな食育が行われている。今後の課題として，児童・生徒に食への興味を持たせること，伝統食の教育や地域特産物の利用などが挙げられる。全国の栄養教諭の配置状況は6,488人（2019〈令和元〉年）であり，前年度より164人増加している。

表17 - 2　学校保健従事者の概要

従事者	仕事の概要
学校の設置者	臨時休校の決定，学校医の任命，職員の健康診断の実施。
学校長	学校保健の総括責任者，安全計画の決定，健康診断の実施，伝染病発生の場合の出席停止など。
保健主事	学校長のもとで中核となる。教諭，養護教諭の中から任命，健康診断，水質検査・照度検査・空気検査などの環境衛生検査，保健衛生知識の普及啓発教育，その他の学校保健に関する業務の計画や実施。養護と学校保健の全般を担当。
養護教諭	学校保健の専門職員，保健指導，健康診断，救急体制及び処置に関すること，学校環境衛生に関すること，保健室の運営など。
学校医	学校における保健管理に関する全般的な技術及び指導。すべての学校におかれる。学校保健安全計画の立案，健康診断など。
学校歯科医	学校における保健管理に関する専門的事項の指導。大学を除く学校におかれ，学校保健安全計画の立案，歯の健康診断など。
学校薬剤師	学校における保健管理に関する専門的事項の指導。大学を除く学校におかれる。学校保健安全計画の立案，専門分野における指導など。
学校栄養職員	学校給食の栄養に関する専門的指導。栄養士または管理栄養士の免許が必要。栄養教諭免許取得者もいる。
栄養教諭	平成17年4月に制度が開始。学校における食育の推進。栄養指導。各学校において，栄養教諭を中心として食に関する指導に係る全体計画の作成。

3. 学校保健教育

1）保健教育

保健教育は，大きくは保健学習と保健指導に分けられる。保健学習は，体育・保健体育における「保健」および他教科や総合的な学習の時間の健康に関わる学習である。小学校では，体育科の「保健領域」，中学校では，保健体育科の「保健分野」，高等学校では，保健体育科の科目「保健」においてそれぞれの学習指導要領で規定された内容と時間に基づいて指導されている。なお，身近な生活における健康・安全に関する内容を実践的に理解できるようにすることを重点として学習指導要領は改訂され，小学校，中学校および高等学校は，それぞれ2011（平成23）年度，2012（平成24）年度，および2013（平成25）年度から学年進行で実施されることになった。2007（平成19）年度，2008（平成20）年度告示の内容は，**表17-3**のとおりである。

保健指導は，健康に関する日常の具体的問題に対応するための実践的能力や態度の育成を目指すものである。特別活動の内容は，小・中学校の学級活動，高等学校のホームルーム活動等である。また，学校医，学校歯科医による健康相談や養護教諭による保健指導もこれに該当する。

表17-3　保健学習の内容（平成19，20年度告示）

小学校	中学校	高等学校
第3～6学年，24単位時間程度	第1～3学年，48単位時間程度	第1・2学年，2単位（70単位時間）
1．毎日の生活と健康 2．育ちゆくからだと私 3．心の健康 4．けがの防止 5．病気の予防	1．心身の機能の発達と心の健康 2．健康と環境 3．傷害の防止 4．健康な生活と疾病の予防	1．現代社会と健康 2．生涯を通じる健康 3．社会生活と健康

資料）　（財）厚生労働統計協会「国民衛生の動向」2017/2018

2）保健管理

保健管理については，学校保健安全法第1条の目的条文に記されている。学校環境衛生，健康診断，感染症の予防などである。また，主に保健管理に関わる職員は校長，保健主事と養護教諭（学校教育法で規定），栄養教諭，学校医，学校歯科医および学校薬剤師（学校保健安全法で規定）である。

4. 学校保健安全対策

1）健康診断

児童，生徒，学生及び教職員の保健管理を目的としての健康診断がある。それには，就学時の健康診断，定期・臨時の健康診断がある。

（1）就学時健康診断

学校保健安全法第11条に，「市（特別区を含む。以下同じ。）町村の教育委員会は，学校教育法第17条第1項の規定により翌学年の初めから同項に規定する学校に就学させるべき者で，当該市町村の区域内に住所を有するものの就学に当たって，その健康診断を行わなければならない。」とある。本健康診断は，小学校への就学前に行なわれる健康診断である。学齢簿が作成された後に，翌学年の初めから4カ月前（就学に関する手続きの実施に支障がない場合にあっては3カ月前）までに行うものとされている。

この就学時健康診断では，栄養状態，脊柱及び胸郭の疾病及び異常の有無，視力及び聴力，眼の疾病及び異常の有無，耳鼻咽喉疾患及び皮膚疾患の有無，歯及び口腔の疾病及び異常の有無などが検査される。健診後，1月31日までに，就学先学校が各家庭に通知する。また，同12条には，「市町村の教育委員会は，前条の健康診断の結果に基づき，治療を勧告し，保健上必要な助言を行い，及び学校教育法第17条第1項に規定する義務の猶予若しくは免除又は特別支援学校への就学に関し指導を行う等適切な措置をとらなければならない」と規定されている。

（2）定期の健康診断

定期の健康診断は，児童，生徒等の健康状態を把握し，健康の保持と増進を指導し教育に活かすことである。学校保健安全法施行規則5条に毎学年6月30日までに行うものと決められている。また，とくに必要があるときには，学校保健安全法第13条により，臨時の健康診断を行うことになっている。

職員の健康診断は，学校保健安全法施行規則12条に決められている。その時期は学校の設置者が定める適切な時期に行う。

2）健康相談

学校保健安全法第8条に，「学校においては，児童生徒等の心身の健康に関し，健康相談を行うものとする。」と規定され，学校医や学校歯科医が行うものとして扱われてきた。しかし，2008（平成20）年の法改正により，養護教諭やその他の職員と連携した健康観察，健康相談，保健指導，学校医と医療機関等との連携が新たに位置づけられた。

3）感染症予防

学校保健安全法の第19条に「校長は，感染症にかかつており，かかつている疑いがあり，又はかかるおそれのある児童生徒等があるときは，政令で定めるところにより，出席を停止させることができる。」とある。また第20条は「学校の設置者は，感染症の予防上必要があるときは，臨時に，学校の全部又は一部の休業を行うことができる。」とする。この権限者は校長ではなく，学校設置者である。

学校において予防すべき感染症の対処は，**表17-4**のとおりである。

2020（令和2）年2月7日に新型コロナウイルス感染症が感染症法上の「指

表 17 - 4　学校において予防すべき感染症

2015（平成 27）年 1 月改正

	感染症の種類	出席停止の期間の基準	考え方
第一種	エボラ出血熱 クリミア・コンゴ出血熱 痘そう 南米出血熱 ペスト マールブルグ病 ラッサ熱 急性灰白髄炎 ジフテリア 重症急性呼吸器症候群* 中東呼吸器症候群** 特定鳥インフルエンザ*** 新型コロナウィルス感染症	治癒するまで	感染症法の一類感染症及び二類感染症（結核を除く）
第二種	インフルエンザ（特定鳥インフルエンザおよび新型インフルエンザ等感染症を除く。）	発症した後5日を経過し，かつ解熱した後2日（幼児にあっては，3日）を経過するまで	空気感染または飛沫感染する感染症で児童生徒のり患が多く，学校において流行を広げる可能性が高いもの
	百日咳	特有の咳が消失するまで又は5日間の適正な抗菌性物質製剤による治療が終了するまで	
	麻しん	解熱した後3日を経過するまで	
	流行性耳下腺炎	耳下腺，顎下腺又は舌下腺の腫脹が発現した後5日を経過し，かつ，全身状態が良好になるまで	
	風しん	発しんが消失するまで	
	水痘	すべての発しんが痂皮化するまで	
	咽頭結膜熱	主要症状が消退した後2日を経過するまで	
	結核 髄膜炎菌性髄膜炎	病状により学校医その他の医師において感染のおそれがないと認めるまで	
第三種	コレラ，細菌性赤痢，腸管出血性大腸菌感染症，腸チフス，パラチフス，流行性角結膜炎，急性出血性結膜炎，その他の感染症	病状により学校医その他の医師において感染のおそれがないと認めるまで	学校教育活動を通じ，学校において流行を広げる可能性があるもの

*病原体がベータコロナウイル属 SARS コロナウイルスであるものに限る。

＊＊病原体がベータコロナウイルス属 MERS コロナウイルスであるものに限る。

＊＊＊病原体がインフルエンザウイルス A ウイルスであってその血清亜型が新型インフルエンザ等感染症の病原体に変異するおそれが高いものの血清亜型として政令で定めるものであるものに限る。

資料）（財）厚生労働統計協会「国民衛生の動向 2020/2021」より一部改変

定感染症」に指定された。これに伴い，本感染症を学校保健安全法が定める第一種感染症に入れることとした。

4）学校環境衛生

　学校保健安全法第 6 条に，「文部科学大臣は，学校における換気，採光，照明，保温，清潔保持その他環境衛生に係る事項について，児童生徒等及び職員の健康を保護する上で維持されることが望ましい基準（以下この条において「学校環境衛生基準」という。）を定めるものとする」と規定されている。この学校環境衛生基準は，2009（平成 21）年 4 月 1 日に施行された。主なものについて**表 17 - 5** に示した。

表17-5 教室などの環境に係わる環境衛生基準（一部）

検査項目	基準
換　気	二酸化炭素濃度は1,500ppm以下
温　度	17℃以上，28℃以下であること
相対湿度	30%以上，80%以下であること
浮遊粉塵	0.1mg/㎥以下であること
気　流	0.5m/秒以下であること
一酸化炭素	10ppm以下であること
二酸化炭素	0.06ppm以下であること
揮発性有機化合物	
ホルムアルデヒド	100μg/㎥以下であること
トルエン	260μg/㎥以下であること
キシレン	870μg/㎥以下であること
パラジクロロベンゼン	240μg/㎥以下であること
エチルベンゼン	3,800μg/㎥以下であること
スチレン	220μg/㎥以下であること
ダニ又はダニアレルゲン	100匹/㎥以下又はこれと同等のアレルゲン量以下であること
騒音レベル	窓を閉じているときはLAeq50dB(デシベル)以下，窓を開けているときは，LAeq55dB以下であることが望ましい

資料）文部科学省告示第60号より作成

5）登下校時の安全

2018（平成30）年5月，新潟市で下校途中の7歳児童が殺害される事件が発生した。これを受け，登下校時の子どもの安全確保に関する関係閣僚会議では5つの柱からなる「登下校防犯プラン」*をとりまとめた。5つの柱に則った安全確保の取り組みについて，警察庁と文部科学省が中心となって推進するとしている。

*登下校防犯プラン：以下が5つの柱となる
1. 地域における連携の強化
2. 通学路の合同点検の徹底及び環境の整備・改善
3. 不審者情報等の共有及び迅速な対応
4. 多様な担い手による見守りの活性化
5. 子供の危険回避に関する対策の推進。

5. 学校保健安全統計

1）学校での死亡・負傷状況

独立行政法人日本スポーツ振興センターの「学校の管理下の災害」によると，2018（平成30）年度の死亡見舞金総数は74件であり，高等学校がもっとも多く28件であった（**表17-6**）。総数での死因は突然死が33.8%，次いで窒息死が20.3%であった（**表17-7**）。

2）学校保健統計調査

文部科学省は毎年「学校保健統計調査」により，主な疾病・異常被患率の推移などを公開している。幼稚園から高等学校までのいずれの学校においてもむし歯が多かったが，経年的に見ると被患率の低下傾向が見られる。

3）有訴者率

2019（令和元）年の国民生活基礎調査による9歳以下の男女の有訴者率（人口

表17・6 （独）日本スポーツ振興センターの災害共済給付状況

(単位 件)

学校の種類	2003 (H15) 年度	2005 (H17)	2010 (H22)	2015 (H27)	2018 (H30)
総　　　　数	1,980,448	2,081,006	2,095,079	2,108,161	1,980,096
医療費（負傷,疾病）	1,979,761	2,080,485	2,094,538	2,107,667	1,979,619
障 害 見 舞 金	568	439	467	431	403
死 亡 見 舞 金	119	82	74	63	74
小　　学　　校	705,737	728,117	683,234	593,507	553,269
医療費（負傷,疾病）	705,588	728,005	683,120	593,449	553,185
障 害 見 舞 金	130	93	104	49	71
死 亡 見 舞 金	19	19	10	9	13
中　　学　　校	682,822	725,555	749,544	734,170	639,885
医療費（負傷,疾病）	682,645	725,424	749,415	734,038	639,770
障 害 見 舞 金	141	107	103	109	88
死 亡 見 舞 金	36	24	26	23	27
高等学校・高等専修学校	472,218	518,890	568,971	678,815	678,810
医療費（負傷,疾病）	471,901	518,630	568,707	678,532	678,553
障 害 見 舞 金	264	224	232	256	229
死 亡 見 舞 金	53	36	32	27	28
高 等 専 門 学 校	4,906	5,544	6,005	6,481	5,647
医療費（負傷,疾病）	4,895	5,543	6,001	6,475	5,642
障 害 見 舞 金	7	1	3	5	4
死 亡 見 舞 金	4	—	1	1	1
幼稚園・幼保連携型認定こども園・保育所等	114,765	102,900	87,325	95,188	102,485
医療費（負傷,疾病）	114,732	102,883	87,295	95,173	102,469
障 害 見 舞 金	26	14	25	12	11
死 亡 見 舞 金	7	3	5	3	5

資料）（独）日本スポーツ振興センター「学校の管理下の災害［令和元年版］」より一部改変

表17・7 （独）日本スポーツ振興センターの死亡見舞金給付状況

2018（平成30）年度

	総数	構成割合（%）	小学校	中学校	高等学校	高等専門学校	幼稚園	幼保連携型認定こども園	保育所等
総　　　　　数	74.0	100.0	13.0	27.0	28.0	1.0	—	1.0	4.0
突　　然　　死	25.0	33.8	6.0	7.0	10.0	—	—	—	2.0
心　臓　系	11.0	14.9	2.0	3.0	6.0	—	—	—	—
中枢神経系（頭蓋内出血）	11.0	14.9	3.0	3.0	4.0	—	—	—	1.0
大 血 管 系 な ど	3.0	4.1	1.0	1.0	—	—	—	—	1.0
頭　部　外　傷	10.0	13.5	1.0	3.0	6.0	—	—	—	—
溺　　　　　死	4.0	5.4	1.0	1.0	2.0	—	—	—	—
頚　髄　損　傷	1.0	1.4	1.0	—	—	—	—	—	—
窒息死（溺死以外）	15.0	20.3	1.0	10.0	2.0	1.0	—	—	1.0
内　臓　損　傷	4.0	5.4	1.0	—	2.0	—	—	1.0	—
熱　中　症	1.0	1.4	1.0	—	—	—	—	—	—
全　身　打　撲	13.0	17.6	1.0	6.0	5.0	—	—	—	1.0
電　撃　死	—	—	—	—	—	—	—	—	—
焼　　　　　死	—	—	—	—	—	—	—	—	—
そ　　の　　他	1.0	1.4	—	—	1.0	—	—	—	—

資料）（独）日本スポーツ振興センター「学校の管理下の災害［令和元年版］」より一部改変

千人対）は184.9（男）／170.7（女），10～19歳男女の有訴者率は154.6（男）／159.7（女）であった。なお，10～14歳の男子では，「鼻がつまる・鼻汁が出る」61.0，「せきやたんが出る」27.5，「骨折・ねんざ・脱きゅう」22.2，などが多く，同女子では「鼻がつまる・鼻汁が出る」48.8，「頭痛」27.1，「かゆみ（湿疹・水虫など）21.6などが多かった。また，9歳以下の男女では「鼻がつまる・鼻汁が出る」がもっとも多かった。

4）体格・体力

（1）体格

2019（令和元）年度の園児，児童・生徒の身長・体重の平均値を**表17-8**に示した。17歳の男女の身長は，それぞれ，平均170.6cm，157.9cm，体重はそれぞれ，62.5kg，53.0kgであった。10～11歳では，身長で女子が男子を上回った。

また，身長と体重の推移を**表17-9**と**表17-10**に示した。男女を比較すると，2019（令和元）年の17歳の男子の身長は1950（昭和25）年に比し8.8cm，同女子は5.1cm伸びている。また，同体重は男子が9.9kg，女子が3.9kg増加している。

表17-8　児童生徒の身長と体重

2019（平成31）年度

	男　子		女　子	
	身長（cm）	体重（kg）	身長（cm）	体重（kg）
年齢	平均値	平均値	平均値	平均値
（幼稚園）5	110.3	18.9	109.4	18.6
（小学校）6	116.5	21.4	115.6	20.9
7	122.6	24.2	121.4	23.5
8	128.1	27.3	127.3	26.5
9	133.5	30.7	133.4	30.0
10	139.0	34.4	140.2	34.2
11	145.2	38.7	146.6	39.0
（中学校）12	152.8	44.2	151.9	43.8
13	160.0	49.2	154.8	47.3
14	165.4	54.1	156.5	50.1
（高等学校）15	168.3	58.8	157.2	51.7
16	169.9	60.7	157.7	52.7
17	170.6	62.5	157.9	53.6

注）年齢は，2019（平成31）年4月1日現在の満年齢である。
資料）文部科学省「学校保健統計調査」

表17-9　児童生徒の身長の推移

（単位：cm）

年代	男　子				女　子			
	6歳	11歳	14歳	17歳	6歳	11歳	14歳	17歳
昭和25（'50）	108.6	131.1	147.3	161.8	107.8	131.7	146.6	152.7
35（'60）	111.7	136.2	155.1	165.0	110.6	138.1	150.7	153.7
45（'70）	114.5	140.5	160.5	167.8	113.6	142.9	154.2	155.6
55（'80）	115.8	142.9	163.6	169.7	114.9	144.9	156.0	157.0
平成2（'90）	116.8	144.4	164.5	170.4	116.0	146.3	156.4	157.9
12（'00）	116.7	145.3	165.5	170.8	115.8	147.1	156.8	158.1
17（'05）	116.6	145.1	165.4	170.8	115.8	146.9	156.8	158.0
22（'10）	116.7	145.0	165.1	170.7	115.8	146.8	156.5	158.0
27（'15）	116.5	145.2	165.1	170.7	115.5	146.7	156.5	157.9
30（'18）	116.5	145.2	165.3	170.6	115.6	146.8	156.6	157.8
令和1（'19）	116.5	145.2	165.4	170.6	115.6	146.6	156.5	157.9

資料）文部科学省「学校保健統計調査」

表 17 - 10　児童生徒の体重の推移

(単位：kg)

年代	男　子				女　子			
	6歳	11歳	14歳	17歳	6歳	11歳	14歳	17歳
昭和25('50)	18.5	28.7	39.7	52.6	17.9	28.8	41.2	49.1
35('60)	19.1	30.7	45.3	56.1	18.5	32.3	45.3	50.4
45('70)	20.1	33.8	49.6	58.7	19.5	35.7	48.3	52.1
55('80)	20.8	36.2	52.4	60.6	20.3	37.3	49.6	52.1
平成 2('90)	21.5	38.0	54.2	62.0	21.1	38.9	50.2	52.8
12('00)	21.8	39.4	55.4	62.6	21.3	40.1	50.7	53.1
17('05)	21.6	39.1	55.3	63.8	21.1	39.5	50.8	53.7
22('10)	21.4	38.4	54.4	63.1	21.0	39.0	50.0	52.9
27('15)	21.3	38.2	53.9	62.5	20.8	38.8	49.9	53.0
30('18)	21.4	38.4	54.0	62.4	20.9	39.1	49.9	52.9
令和 1('19)	21.4	38.7	54.1	62.5	20.9	39.0	50.1	53.0

資料）文部科学省「学校保健統計調査」

(2) 体力

　児童・生徒などの体力・運動能力の現状を明らかにすること，体育・スポーツ指導などの資料を得ることを目的として新体力テスト*の実技を活用した体力・運動能力調査を毎年行っている。その内容は，握力（kg），上体おこし（回），長座体前屈（cm），反復横とび（点），立ち幅跳び（cm）などである。

*新体力テスト：➡p.76参照。

　2018（平成30）年度の主な種目の結果を**表17-11**に示した。

表 17 - 11　新体力テストの結果（平均値），性・年齢別

2018（平成30）年度

年齢（歳）	握力 (kg)		上体おこし (回)		長座体前屈 (cm)		反復横とび (点)		立ち幅跳び (cm)	
	男子	女子	男子	女子	男子	女子	男子	女子	男子	女子
6歳	9.44	8.75	12.06	11.47	25.85	28.41	27.95	26.83	115.37	109.07
7	11.18	10.44	14.69	13.77	27.68	30.78	32.54	31.05	127.38	118.56
8	12.8	12.07	16.68	15.76	30.07	32.75	36.1	34.62	137.76	129.44
9	14.64	13.99	18.52	17.97	31.08	34.99	39.95	38.68	145.84	141.1
10	16.6	16.36	20.61	19.39	33.78	37.95	44.01	42	155.1	148.01
11	19.7	19.37	22.98	21.1	35.49	40.71	47.02	44.63	167.08	158.54
12	23.94	21.85	24.63	21.34	39.97	44.14	50.32	46.77	182.78	168.32
13	30.39	24.32	28.26	24.43	45.31	47.39	54.19	48.71	203.56	176.45
14	34.81	25.71	30.35	25.21	47.89	48.66	56.85	49.51	215.59	177.11
15	37.82	25.59	29.37	23.23	47.41	47.37	56.07	48.12	218.43	171.54
16	39.98	26.35	31.1	24.02	49.78	47.85	57.86	48.32	224.72	172.07
17	41.54	26.76	31.71	24.33	50.41	48.43	58.25	48.46	226.74	172.67
18	41.33	26.27	30.39	23.66	48.66	48.16	57.83	48.46	229.87	168.54
19	41.69	26.11	30.62	24.52	48.46	48.62	58.34	9.29	230.67	170.71
20～24	45.97	28.12	29.66	21.67	45.41	45.69	56.28	46.96	226.41	169.47
25～29	46.56	27.87	27.88	20.02	44.55	44.53	54.29	44.56	221.73	162.89
30～34	47.14	28.72	26.52	18.04	43.31	43.42	51.92	43.11	216.69	158.88
35～39	47.05	29.02	25.04	16.94	40.99	42.3	50.03	42.1	210.42	156.87
40～44	46.48	28.98	23.55	16.56	40.35	41.85	48.58	41.57	204.48	153.13
45～49	46.37	28.89	22.69	16	39.9	42.19	47.31	40.96	199.08	150.15
50～54	45.61	27.94	21.74	15.07	39.23	42.09	45.85	39.96	193.97	144.52
55～59	44.48	27.16	20.66	13.59	38.98	42.3	43.88	38.53	186.06	139.68
60～64	43.16	26.52	18.79	12.26	37.89	41.81	41.91	36.35	178.35	130.31
65～69	39.68	25.21	15.88	9.88	36.67	40.69	…	…	…	…
70～74	37.83	23.88	13.7	8.57	35.77	39.67	…	…	…	…
75～79	35.32	22.62	11.52	7.26	34.85	38.89	…	…	…	…

注）一部分を掲載した。

資料）スポーツ庁「体力・運動能力調査」

第 18 章

国際保健

1. 地球規模の健康問題

　地球規模での健康問題を考える場合，疾病自体の問題とその疾病の発生要因となっている問題も考えなければならない。たとえば結核蔓延の場合，結核対策と貧困対策の双方を考えねばならない。そして，増加し続ける世界の人口は健康問題と大きく関係している。人口増加が貧困を生み，貧困が疾病を生む構造は，世界の健康問題が悪化の一途をたどる要因となっている。先進国は開発途上国の健康増進が図られるよう国際協力を推進する義務がある。

　2019（令和元）年12月以降，中国武漢市をはじめとして肺炎や関連の症状を呈する**新型コロナウイルス感染症（COVID-19）**が発生した。その後，COVID-19は欧米，南米へと瞬く間に拡大し，今や世界的大流行（パンデミック：pandemic）を起こしている。2020（令和2）年3月11日にWHOは「新型コロナウイルス感染症はパンデミックと言える」と述べて世界的大流行の認識をしたうえで，各国に対策の強化を訴えた。WHOの発表によれば同年9月30日付の世界各国・地域の感染者数は約3,356万人，死亡者数は約100万人であり[*]，いまだ収束の兆しは見えず，パンデミックはさらに加速している。WHOは同年6月19日に「世界は新たな，危険な段階に入った」と強調した。新型コロナウイルス感染症に見られるように，今後も人類は未知の病原体の脅威にさらされるであろう。われわれは一丸となり英知を集結し，禍を乗り越えなければならない。

*世界各国・地域の新型コロナウイルス感染症感染者数と死亡者数➡p.125参照。

　感染症の世界的大流行を挙げると，鳥インフルエンザA（H7N9），小児急性呼吸器感染症（ARI），マラリア，エイズ，性感染症，結核などである。非感染症では糖尿病，薬物依存などがある。ここではエイズ，結核と糖尿病について述べる。

1）エイズ／HIV

　エイズは正式には後天性免疫不全症候群（AIDS；Acquired Immune Deficiency Syndrome）である。エイズウイルス[**]（HIV；Human Immunodeficiency Virus）には感染しているが発症していない状態（キャリアー）をHIV感染と呼んでいる。

**正式にはヒト免疫不全ウイルス。

表 18 - 1　世界の地域別 HIV 感染者数

2018（平成 30）年現在

地　　域	HIV 陽性者総数	新規感染者総数
全世界	3,790 万人	170 万人
東部および南部アフリカ	2,060 万人	80 万人
アジア太平洋	590 万人	31 万人
西部および中央アフリカ	500 万人	28 万人
ラテンアメリカ	190 万人	10 万人
カリブ海沿岸	34 万人	1.6 万人
中東・北アフリカ	24 万人	2 万人
東欧・中央アジア	170 万人	15 万人
西欧・中欧・北アメリカ	220 万人	6.8 万人

資料）UNAIDS「ファクトシートーグローバル エイズ アップデート 2019」

かつて HIV 感染者は 100 ％エイズに移行するといわれたが，近年ではキャリアー状態のまま長年経過している例もある。

　世界的な蔓延状況をみると，HIV 感染者数は 2018（平成 30）年現在約 3,790万人と推定されている（**表18 - 1**）。

　また，世界の動向をみると 2018（平成 30）年の新規 HIV 感染者数は 170 万人，エイズによる死亡者数は 77 万人と推定されている。

2）結核

　有史以来の大流行として結核（Tuberculosis），ハンセン病（癩），天然痘があったが，結核だけは封じ込められず，世界的に蔓延し増加し続けている。結核の近年の増加はエイズの蔓延によるものである。エイズは免疫不全症なので病気の進行に伴い感染症，がんなどを併発しやすい。このような併発しやすい感染症は深部で症状を出しにくい慢性進行性の病原菌であり，日和見感染症と呼ばれる。結核はその典型である。

　わが国における結核罹患率（人口 10 万対）は 1998（平成 10）年 32.4，2013（平

表 18 - 2　諸外国と日本の結核罹患率

国　　　　名	罹患率（人口 10 万対）
アメリカ合衆国（’17）	2.7
カ　ナ　ダ（’17）	4.9
デ ン マ ー ク（’17）	4.4
オ ラ ン ダ（’17）	4.6
オーストラリア（’17）	5.9
イ タ リ ア（’17）	6.4
ド イ ツ（’17）	6.5
スウェーデン（’17）	4.9
フ ラ ン ス（’17）	7.4
イ ギ リ ス（’17）	7.9
日　　　本（’18）	12.3

資料）厚生労働省「結核登録者情報調査」
　　　WHO「TB burden estimates」

第18章　国際保健

表18-3　年齢階級別新登録結核患者数

（単位　人，（　）内％）

	'14（平成26）	'15（平成27）	'16（平成28）	'17（平成29）	'18（平成30）
総　数	19,615（100.0）	18,280（100.0）	17,625（100.0）	16,789（100.0）	15,590（100.0）
0～4歳	17（0.1）	29（0.2）	26（0.1）	31（0.2）	24（0.2）
5～9	15（0.1）	9（0.0）	11（0.1）	10（0.1）	6（0.0）
10～14	17（0.1）	13（0.1）	22（0.1）	18（0.1）	21（0.1）
15～19	168（0.9）	163（0.9）	190（1.1）	148（0.9）	158（1.0）
20～29	1,188（6.1）	1,127（6.2）	1,235（7.0）	1,231（7.3）	1,273（8.2）
30～39	1,235（6.3）	1,101（6.0）	1,004（5.7）	987（5.9）	885（5.7）
40～49	1,440（7.3）	1,363（7.5）	1,228（7.0）	1,159（6.9）	1,034（6.6）
50～59	1,514（7.7）	1,351（7.4）	1,295（7.3）	1,268（7.6）	1,150（7.4）
60～69	2,597（13.2）	2,359（12.9）	2,213（12.6）	2,024（12.1）	1,704（10.9）
70～79	4,028（20.5）	3,757（20.6）	3,407（19.3）	3,187（19.0）	2,995（19.2）
80～89	5,753（29.3）	5,317（29.1）	5,138（29.2）	4,822（28.7）	4,534（29.1）
90歳以上	1,643（8.4）	1,691（9.3）	1,856（10.5）	1,904（11.3）	1,806（11.6）

資料）厚生労働省「結核登録者情報調査」

成25）年16.1，2018（平成30）年12.3と減少傾向にあるが＊，欧米諸国と比較すると依然として高い（**表18-2**）。また，新登録結核患者1万5,590人（2018〈平成30〉年）の半数以上は70歳以上の高齢者が占め，この割合は微増傾向にある。80歳以上の患者も全体の4割を占め，年齢階級別罹患率も非常に高い（**表18-3**）。

＊日本の新登録結核患者数と罹患率の推移はp.122参照。

　結核治療は，抗結核薬で対処可能であるが，人口増加の弊害に追いついていないのが現状である。

3）糖尿病

　WHOの2016（平成28）年のスローガンは「糖尿病に負けるな（Beat diabetes）」であった。わが国では，「糖尿病が強く疑われる者」＊＊が約1,000万人であり，「糖尿病の可能性が否定できない者」も約1,000万人で，合計すると約2,000万人が糖尿病有病者と推計されている（2016〈平成28〉年国民健康・栄養調査）。グローバルな視点から見ると，現在，世界の糖尿病患者数は3億5,000万人に上り，今後20年間で少なくとも患者数は倍増すると見込まれている。年間150万人が糖尿病を直接の原因として死亡していることから，国際的にも重要な取り組みが要求されている。

＊＊糖尿病が強く疑われる者：➡p.109参照。

2．国際協力

　開発途上国では既知・未知の感染症が発生し，国民は劣悪な環境下で深刻な栄養不足をきたし，健康や生命が脅かされている。戦後，飛躍的な経済成長を遂げたわが国は，国際的視野に立ち，保健医療分野における国際協力を果たさなければならない。国際保健医療協力には，人的交流や技術・情報交換により自国民の

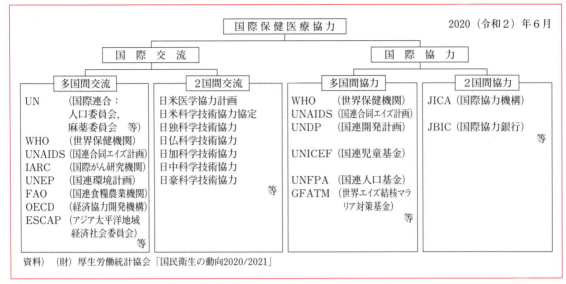

図18・1　国際保健医療協力の状況

生活の向上を目指す「国際交流」と，開発途上国に人的・物的・技術的支援を行う狭義の「国際協力」がある（図18・1）。グローバル化の現代社会において，人々が健康であるためにはすべての国が協力しなければならない。

　国際交流は国同士が対等に交わることであり，情報，文化，技術交流などがある。国際協力は先進国が開発途上国に援助する形態で，技術の高い国から低い国へ技術移転が行われる。

　国際協力の実施主体は国，地方自治体，民間の3つがある。国が行う場合は，前年度に援助計画の予算を組まなければならず，予算は国家予算なので国会の承認が必要である。この予算を政府開発援助（ODA；Official Development Assistance）という。

1）2国間協力

　2国間協力での援助案件は，その国がとくに問題となっているものについて実施される。とくに健康問題について実施されることが多い。たとえば，アフリカ諸国におけるエイズ問題，オンコセルカ症（河川盲目症）*問題，太平洋諸島における肥満・糖尿病などである。健康問題の他にも，タイ・バンコクにおける交通渋滞などの案件もある。

　2国間協力は，一般的で国際協力の主軸である。日本からの援助では，政府ベース（日本国政府，都道府県，市区町村）と，民間ベースの非政府組織（NGO；Non-governmental Organization）と非営利民間組織（NPO；Non for Profit Organization）などがある。

　政府ベースは一般的に大型で国家レベルである。民間ベースの援助は小額ではあるものの，ローカル的で目的が明確なうえ，小回りも利くので援助効果が高い。

＊オンコセルカ症（河川盲目症）：河川に繁殖する雌ブユに刺されることで感染し，激しいかゆみに加え，発疹，リンパ節の腫れ，視覚障害，失明に発展する場合がある。アフリカや中南米で流行したが，大村智北里大学特別栄誉教授が開発に寄与した抗寄生虫薬「イベルメクチン」により，罹患者は減少している。大村教授はこの功績によって，2015年ノーベル生理学医学賞を受賞した。

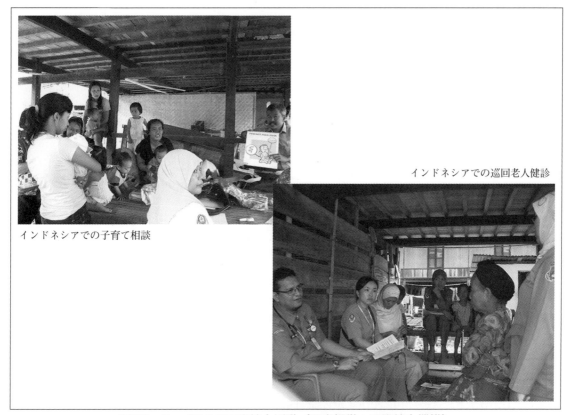

インドネシアでの巡回老人健診

インドネシアでの子育て相談

図18-2　JICAの国際協力活動（写真提供：国際協力機構）

（1）独立行政法人国際協力機構
（JICA；Japan International Cooperation Agency）

　JICAは，日本の国際援助を行う特殊法人であり，2国間協力を行う機関である。
　わが国は，1960年代後半より政府ベースで開発途上国に対し教育，保健医療，農業，情報通信など，多方面の分野の協力を行っている。保健医療分野では，保健医療政策，地域保健，人口・家族計画，上・下水道などへの技術協力を行っている。JICAの主な協力形態は，開発途上国に対する技術協力専門家や青年海外協力隊の派遣，研修員の受け入れ，機材供与の3つである。2019（令和元）年現在，保健医療に関する技術協力プロジェクトは45件である。支援期間内（3～5年）に成果を達成することを目標にし，上記3形態を効果的に投入している。

（2）青年海外協力隊（JOCV；Japan Oversea Cooperation Volunteers）

　青年海外協力隊は20～39歳の海外でボランティア活動をする者を，開発途上国に送り出す組織であり，JICAのボランティア事業のひとつである。青年海外協力隊は，あらゆる分野で隊員を送り出しているが，保健医療分野と農漁業分野が主となっている。毎年，春と秋に隊員の募集がなされ，試験が実施される。試験に合格すると，長野県の駒ヶ根訓練所で派遣前研修を受けた後，各国に赴任する。海外では，JOCV事務所とJICA事務所が別であることが多い。

2）多国間協力

　多国間協力とは，国際機関またはそれに準ずる機関に出資することをいう。たとえば，ひとつの国がASEANに資金を提供したり，第3国の研修に出資したりする。

　国際機関は，国際連合（UN）と各種機関から成り立っている。国際機関の代表は国際連合（UN）であるが，国際機関に出資する場合，その機関に加盟する必要がある。資金の提供方法は2種類ある。ひとつは「分担金」である。国によって分担金額に差がある。もうひとつは，「任意拠出金」である。これは，国際連合（UN）に，ある事項について援助したいと明確にしたうえで，資金を提供する。

3）持続可能な開発目標（SDGs）

　1992（平成4）年国際環境開発会議（地球サミット）がブラジルのリオデジャネイロで開催され，環境と開発に関するリオデジャネイロ宣言（リオ宣言）が採択された。その20年後の2012（平成24）年に，再度リオデジャネイロで国連持続可能な開発会議（リオ＋20）が開催され，持続可能な開発目標が議論され始めた。その目的は，世界が差し迫って直面する環境，政治，経済の課題に取り組む普遍的な目標を策定することであった。

　2015（平成27）年9月開催の国連サミットで「持続可能な開発のための2030アジェンダ」が採択され，その中に2016年から2030年までの国際目標として「持続可能な開発目標（SDGs；Sustainable Development Goals）が記載された。SDGsには地球上の全ての人が持続可能な世界を実現するための17のゴール，169のターゲットが提示されており，現在先進国・開発途上国共に取り組んでいる。わが国も積極的に取り組む努力をしているが，SDGsの認知度は未だ十分とは言えず，今後の広がりが要求される。SDGs17ゴールは**図18-3**の通りである。

　わが国のSDGsに関連する8つの優先課題は，1. あらゆる人々の活動の推進，2. 健康・長寿の達成，3. 成長市場の創出，地域活性化，科学技術イノベーション，4. 持続可能で強靭な国土と質の高いインフラの整備，5. 省・再生可能エネルギー，気候変動対策，循環型社会，6. 生物多様性，森林，海洋等の環境の保全，7. 平和と安全・安心社会の実現，8. SDGs実施推進の体制と手段である。

4）ユニバーサル・ヘルス・カバレッジ（UHC）

　持続可能な開発目標（SDGs）の目標達成のために，ユニバーサル・ヘルス・カバレッジ（UHC）達成の重要性が位置づけられた。UHCとは，「全ての人が適切な予防，治療，リハビリ等の保健医療サービスを支払い可能な費用で受けられる」ことであり，つまり全ての人が経済的な困難を伴うことなく保険医療サービスを享受できることを目指している。2017（平成29）年12月の国連総会で，毎年12月12日をユニバーサル・ヘルス・カバレッジ・デーと定める決議が採択された。昨今，UHC達成の重要性の認識は世界的に広まっており，2018（平成

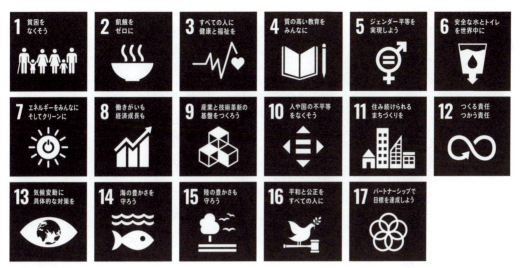

資料）国連広報センター

1．貧困をなくそう
2．飢餓をゼロに
3．すべての人に健康と福祉を
4．質の高い教育をみんなに
5．ジェンダー平等を実現しよう
6．安全な水とトイレを世界中に
7．エネルギーをみんなにそしてクリーンに
8．働きがいも経済成長も
9．産業と技術革新の基盤をつくろう
10．人や国の不平等をなくそう
11．住み続けられるまちづくりを
12．つくる責任つかう責任
13．気候変動に具体的な対策を
14．海の豊かさを守ろう
15．陸の豊かさも守ろう
16．平和と公正をすべての人に
17．パートナーシップで目標を達成しよう

出典）United Nations Sustainable Development Goals
https://www.un.org/sustainabledevelopment/
The content of this publication has not been approved by the United Nations and does not reflect the views of the United Nations or its officials or Member States.

図18-3　SDGs 17ゴール

30）年10月にはカザフスタンで「プライマリー・ヘルス・ケアに関する国際会議：アルマ・アタからUHCとSDGsへ」が開催された。

　日本は国民皆保険制度という世界に類を見ない社会保障制度を導入し，加えて保険医療へのアクセスを改善・充実させて，早期にUHCを達成したことで，世界でも有数の健康長寿国になった。この経験を生かして，わが国は世界の各国へ適切な援助を行い，人類の健康に大きく貢献することが期待されている。

5）世界保健機関（WHO）

　世界保健機関（World Health Organization：WHO）は，「全ての人々が可能な最高の健康水準に到達すること」を目的として国連に設立された専門機関である。WHOの本部はジュネーブで194カ国が加盟している。日本は西太平洋地域

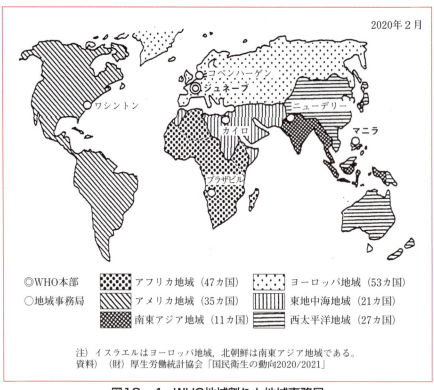

図18-4 WHO地域割りと地域事務局

に所属し，その地域事務局はフィリピンのマニラである（図18-4）。

現在，WHO/UNICEFの協同事業として，1歳未満の乳児に麻疹，ジフテリア，百日咳，破傷風，ポリオ，結核の予防接種拡大計画を宣言した。第41回WHO総会において，2000（平成12）年までに地球上からポリオを根絶する旨の決議が採択され，予防接種の拡大が実践されている。WHOの活動は，精神保健を含むあらゆる保健医療を対象としており，国際疾病分類（ICD）の作成，保健統計の収集・刊行や，疾病の診断基準の標準化などを行っている。現在，WHOの最重要課題は次の5つである。

① 高病原性鳥インフルエンザ対策

鳥インフルエンザ（H5N1）はヒト-ヒト感染はないものの，感染すると重篤な病状を呈する。各国と協力してデータ収集・分析と感染予防に取り組んでいる。

② HIV/AIDS対策

UNAIDSがエイズ関連事業の支援を行っており，WHOは世界エイズデーを定め，エイズ問題の啓発を行っている。

③ たばこ対策

たばこは生活習慣病の原因であり，WHOを中心に健康教育，非喫煙者の保護対策を推進している。しかし，キューバや中米諸国など煙草産業の盛んな国との調整問題もからんでいる。

④マラリア対策

マラリアは中部アフリカでは死因の上位であり，薬剤耐性マラリアの出現が問題となっている。世界マラリア基金が設立されている。

⑤食品保健対策

遺伝子組換え食品などの安全性の検討をFAOとWHOが合同で行っている。

わが国は，WHOに対して分担金を支払っている。2014（平成26）年の加盟国の分担総額は4億7,927万米ドルで，日本は5,323万米ドル（全体に対する分担率約10.83％）を分担している。分担金以外にも高病原性鳥インフルエンザなどの感染症対策，子どもの健康対策，人材開発支援などに対する任意拠出金958万米ドルを追加拠出している。このように財政的貢献は極めて大きいものの，WHOの日本人職員数は極端に少なく，今後は人的貢献が必要である。

疾病の国際的伝播防止

WHOは疾病の国際的伝播を最大限に防止することを目的に国際保健規則（IHR2005）を制定し，各国と緊急事態の対応や情報共有を行なっている。COVID-19は2019（令和元）年12月より発生し，その後にパンデミックとなり，現在もそのパンデミックは加速している。今後，IHR2005参加国の厳密な規則の遵守により，WHOと各国との連携を確実なものとしてCOVID-19禍を収束させなければならない。

6）国連食糧農業機関（FAO），コーデックス委員会（CAC）

国連食糧農業機関（FAO; Food and Agriculture Organization of the United Nations）は世界の人々に食糧の確保を担当する国際連合（UN）の機関であり，FAOの本部はローマにある。食糧・農産物の生産・分配の効率化，食糧・栄養の情報収集や技術の供与を行う専門機関である。国際的な食品の安全性を確保するために，動植物の検疫についての基準策定や人畜共通感染症の防疫を行う。世界各国において消費者保護を目的として食品に規制が設けられたが，逆に国際貿易の活性に障害となり，国際的な食品規格の標準化・統一化が望まれるようになった。この状況を配慮して，コーデックス委員会（CAC; Codex Alimentarius Commission）がFAO/WHO合同食品規格計画の下，消費者の健康保護，公正な貿易の推進を目的に設置された。CACの事務局はローマ（FAO本部内）にある。

7）その他の国際機関

その他に国際保健医療等の協力機関は多くあるが，ここでは国際連合，国際連合児童基金，国際連合エイズ合同計画，国際労働機関，経済協力館発機構について述べる。

（1）国際連合（UN；United Nations）

1945（昭和20）年に国際平和の維持と経済・社会の発展を目的として設立され，

2014（平成26）年1月現在の加盟国は193カ国である。本部はニューヨークにある。2000（平成12）年国連総会で21世紀の課題「国連ミレニアム開発目標（MDGs）」が定められ，次の8つの目標が掲げられた。

①極度の飢餓・貧困の撲滅

②初等教育の普及

③女性の地位強化の推進

④乳幼児死亡率の削減

⑤妊産婦の健康の改善

⑥AIDS・マラリア・他感染症対策

⑦開発持続可能な環境づくり

⑧開発のための国際交流・協力

（2）国際連合児童基金
（UNICEF；United Nations Children's Fund）

国連本部機関に設置されている総会の補助機関である。1946（昭和21）年設立の初期には戦災国の児童の救済・福祉・健康の改善を目的とし，食品・衣服・薬品を児童や妊産婦に供給していた。現在は主として開発途上国の児童の援助を目的として活動している。とくに，感染症予防のための予防接種に力を注いでいる。

（3）国際連合エイズ合同計画
（UNAIDS；Joint United Nations Programme on HIV/AIDS）

エイズ撲滅のために，国連本部内に設置された委員会補助機関である。資金は，国連本部，WHO，UNICEFなどから出資され，それらの機関と歩調をあわせてエイズ撲滅対策に取り組んでいるが，直接プログラムを実施する機関ではない。

（4）国際労働機関（ILO；International Labour Organization）

国際労働機関（ILO）は全世界すべての労働者の労働条件を改善することによって社会正義を実現し，世界平和に貢献することを目的としている。政府・労使の代表によって構成され，労働者の健康保護に関する労働条件の国際基準の設定や健康保護について各国へ勧告，労働関係資料の収集・紹介などを行っている。

（5）経済協力開発機構
（OECD；Organization for Economic Co-operation and Development）

世界各国の経済・社会・現況面の課題に対して，先進工業国が共同で取り組む機関である。経済成長，開発途上国支援，通商拡大の3つを主要目的としている。活動範囲は経済政策全般であるが，医療や健康に関する事柄も対象としている。現在，日本を入れて先進36カ国が加盟しており，OECDの目標は，公正で公平な世界をいっそう強く築いていくことである。

索引 *Index*

—— 英 数 字 ——

3密　125
4C　81
8020（ハチマルニイマル）運動　97
ADL　72
AIDS　126, 235
BCG　127
BMI　98
BSE　151
CAD　105
CDC　127
CKD　112
COPD　113
COVID-19　124, 185, 235, 243
DSM-V　113
DV　146
EBM　68
HIV　126, 235, 236
ICD　46, 103, 133
ILO　244
JICA　239
JOCV　239
MERS-COV　124
ODA　238
OECD　244
PCB　23
PDCA　10, 163
PMI または PMR　46
PRTR 法　17
QOL　88
ROC 曲線　67
SARS-COV　124
SAS　90
SDGs　240
SIDS　192
UHC　240
UNICEF　7, 244

WHO　1, 241
WMA　63, 70

—— あ ——

悪臭防止法　26
悪性腫瘍（悪性新生物）　99
アジェンダ21　17
足尾鉱毒事件　20
アセスメント　10
暑さ指数　32
アルコール依存症　86

—— い ——

育児・介護休業法　194
育児指導　195
イタイイタイ病　27
一次予防事業　207
医療施設　53, 164
医療従事者　167
医療ソーシャルワーカー　168
医療保険制度　159
飲酒　84
インフォームド・コンセント　69
インフルエンザ　123

—— う ——

ウィンスロウ　6
う歯　95
牛海綿状脳症（BSE）　151
運動　75

—— え ——

衛生法規　150
エイズ（HIV）　126, 235

栄養教諭　227
栄養士法　149, 156
栄養表示に関するガイドライン　155
疫学研究　60
エクササイズ　78
エコシステム　15
エビデンス　68
エンゲル　71

—— お ——

横断的研究　60
オーラルフレイル　97
オゾン層保護法　18
オタワ憲章　9
オッズ比　62
オンコセルカ症　238
温室効果ガス　18

—— か ——

介護医療院　212
介護給付　211, 212
介護サービス　211
介護報酬　212
介護保険制度　208
介護保険法　214
介護予防事業　207
介護離職　216
介護療養型医療施設　212
介護老人福祉施設　212
介護老人保健施設　212
介入疫学研究　57, 63
化学物質の審査及び製造等の規制に関する法律（化審法）　17
学校環境衛生基準　230
学校の管理下の災害　231, 232
学校給食法　156

学校保健安全法　225
学校保健行政　225
学校保健統計調査　231
家庭内暴力（DV）　146
カネミ油症　28
過労死対策　222
過労死等防止対策推進法　216
がん　99
環境アセスメント　16
環境汚染　20
環境基本計画　16
環境基本法　15
環境と開発に関する国際会議　17
環境保全　15
がん検診　102
がん死亡率　99
患者調査　53
感染症　117
感染症類型　120
がん対策基本法　102
冠動脈性心疾患（CAD）　105
がん罹患率　101

—— き ——

気圧　31
気候と季節　30
気候と病気　30
記述疫学研究　60
基準病床数　167
寄生虫予防法　119
北里柴三郎　119
喫煙　79
喫煙防止　82
気分障害　129
虐待　143
急性アルコール中毒　86
休養指針　92
寄与危険度　59, 61
寄与危険率　62
虚血性心疾患　105
居宅介護サービス　211
禁煙サポート　82

—— く ——

偶然誤差　64
くも膜下出血　105

—— け ——

ケアマネジメント　208
経済協力開発機構（OECD）　244
経済的虐待　144
顕性感染　117
系統誤差　64
系統的レビュー　68
ゲーム依存（ゲーム障害）　132
下水処理　35
結核　122, 236
健康格差　11
健康危機管理基本指針　185
健康寿命　3, 53
健康診断　56, 217
健康診断（学校保健）　228
健康増進事業　207
健康増進法　155, 207
健康づくりのための休養指針　92
健康づくりのための身体活動基準
　2013　78
健康づくりのための身体活動指針（ア
　クティブガイド）　78
健康づくりのための睡眠指針2014
　90, 91
健康日本21　5
健康日本21（第二次）　73
健康の定義　1
健康保険　159
建築物における衛生的環境の確保に関
　する法律（建築物衛生法）　37
建築物用地下水の採取の規制に関する
　法律（ビル用水法）　26

—— こ ——

公害　15, 26
公害健康被害の補償等に関する法律
　（公健法）　27, 28
光化学オキシダント　20, 22
高額医療費支給制度　161
後期高齢者医療制度　161
工業用水法　26
合計特殊出生率　44
高血圧症　55
口腔リテラシー　97
後天的因子　71
公的扶助　171

交絡因子　60, 64
交絡バイアス　62, 64
高齢化率　41, 172, 205
高齢者の医療の確保に関する法律（高
　齢者医療確保法）　203
高齢者虐待　144
コーデックス委員会（CAC）　155,
　243
国際協力　237
国際高血圧学会　104
国際交流　238
国際疾病分類（ICD）　46, 103
国際保健医療協力　238
国際連合（UN）　243
国際連合エイズ合同計画（UNAIDS）
　244
国際連合児童基金（UNICEF）　244
国際労働機関（ILO）　244
国勢調査　40
国民医療費　4, 169
国民健康・栄養調査　107, 155
国民健康づくり対策（運動）　5
国民健康保険　160
国民生活基礎調査　54
国連持続可能な開発会議（リオ＋20）
　240
国連食糧農業機関（FAO）　243
国連ミレニアム開発目標（MDGs）
　244
骨粗しょう症　110
コッホ　118
子ども・子育て支援法　198
コホート研究　60
コロナウイルス　124
婚姻件数　50
根拠に基づく医療（EBM）　68

—— さ ——

在宅医療　177
在宅患者訪問リハビリテーション
　177
作業環境管理　217
作業関連疾患　219
砂漠化　18
サリドマイド　63
サルコペニア　97
産業疲労　218

246

産業保健従事者 218
三権分立 149
酸性雨 19
三大死因 199

—— し ——

志賀潔 119
歯科保健 93
施行規則 149
施行令 149
自殺 138
自殺総合対策大綱 140
自殺対策基本法 141
死産 48
脂質異常症 109
歯周疾患 95
施設サービス 211
持続可能な開発目標（SDGs） 240
市町村保健センター 183
実験型疫学研究 69
疾病予防対策センター（CDC） 127
指定感染症 119, 121
児童虐待 144, 193
児童虐待防止法 193
児童福祉法 177, 193
地盤沈下 26
四分位表 61, 62
死亡数 45
社会的健康 2
社会的公正 11
社会福祉協議会 173
社会福祉事業 172
社会福祉施設 174
社会福祉法 172
社会保障の歴史 148
周産期死亡 50
重症急性呼吸器症候群（SARS-COV）
　124
就労支援（がん対策） 102
出生数・出生率 44
受動喫煙防止 83
ジュネーブ条約（1983） 19
受療率 54
循環器疾患 103
純再生産率 45
障害者基本法 133, 175
障害者虐待 145

障害者自立支援法 175, 177
障害者総合支援法 137, 175, 178
障害調整生存年数（DALY） 53
障害者福祉 174
障害者福祉施設 177
浄化槽法 35
小児慢性特定疾患治療研究事業 191
症例対照研究 62
職域医療保険（被用者保険） 159
食育基本法 157
食育推進基本計画 93
職業病（職業性疾病） 219
食事バランスガイド 72
食品安全基本法 151
食品衛生法 152
食品表示法 153
ジョン・スノウ 13
自立支援医療 133, 135
新型インフルエンザ等感染症 120
新型コロナウイルス感染症 121, 124,
　167, 185, 229, 235
神経症性障害（ノイローゼ） 131
新興感染症 127
人口指数 40
人口静態統計 40
人口動態統計 44
人口の推移 40
人口ピラミッド 41
心疾患 105
人獣共通感染症 117
新生児 188
新生児集中治療管理室 191
新生児マススクリーニング 195
心臓病 103
身体活動 75
身体障害者手帳 176
身体障害者福祉法 174, 177
身体的虐待 143
新体力テスト 76, 234
振動規制法 26
人年法 58
心理的虐待 143
診療ガイドライン 69

—— す ——

推計患者数 54
水質汚濁防止法 23

水道水質基準 34
水道法 33
睡眠 88
睡眠時無呼吸症候群（SAS） 90
スクリーニング検査 66
健やか親子21 196
ストレス 91
ストレスチェック 221
ストレスマネジメント 93
ストレッサー 91
ストレプトマイシン 119, 122

—— せ ——

成育基本法 198
生活活動・運動のメッツ表 78, 79
生活環境の保全に関する環境基準
　23
生活習慣病 71
生活習慣病主要5疾患 200
生活保護 3, 171
性感染症 117
精神衛生法 133
精神障害 129
精神障害者の社会復帰援助施設 137
精神障害者保健福祉手帳 138, 176
精神的健康 2
精神保健及び精神障害者福祉に関する
　法律（精神保健福祉法） 133, 175
成人病 199
精神病床 134, 167
精神分裂症 130
精神保健福祉センター 133, 136
生存権 1, 147, 171
生態学的研究 60
性的虐待 143
青年海外協力隊（JOCV） 239
生物心理社会モデル 71
性病予防法 119
政府開発援助 238
生命関数 51
生命表 51
世界医師会（WMA） 70
世界保健機関（WHO） 241
セリエ 91
全国体力・運動能力，運動習慣等調査
　77
先天奇形 49

247

先天的因子　71
先天性代謝異常　195

— そ —

躁うつ病　129
騒音規制法　25
総合周産期母子医療センター　192
総再生産率　45
相対危険度　59, 61
ソーシャルディスタンス　125
粗死亡率　45

— た —

第一種社会福祉事業　173
ダイオキシン類　21, 29, 30
体感温度　31
大気汚染防止法　20
胎児性アルコール症候群　86
第二種社会福祉事業　173
体力・運動能力調査　76
田中正造　20
多要因病因論　65

— ち —

地域医療計画　165
地域医療支援病院　164
地域医療保険（国民健康保険）　160
地域健康危機管理ガイドライン　185
地域包括ケアシステム　214
地域包括支援センター　208
地域保健活動　180
地域保健法　185
地球温暖化　17
知的障害者福祉法　178
地方自治法　157
中東呼吸器症候群（MERS-COV）
　124
腸管出血性大腸菌感染症　125
調理師法　156

— つ —

通勤災害　220

— て —

定期健康診断　217
データヘルス計画　162
典型7公害　29
伝染病予防法　119
天然痘　236
電離放射線　32, 220

— と —

統計法　40
登下校防犯プラン　231
統合失調症　130
糖代謝異常性疾患　108
糖尿病　108
トータル・ヘルスプロモーション・プ
　ラン（THP）　223, 224
特異的病因論　65
特定化学物質の環境への排出量の把握
　及び管理の改善の促進に関する法律
　（PRTR法）　17
特定機能病院　165
特定健康診査　201
特定保健指導　201
特別養護老人ホーム　212
独立行政法人国際協力機構（JICA）
　239
土壌汚染対策法　24
鳥インフルエンザ　120, 121, 124,
　235

— な —

内臓脂肪型肥満　71
内分泌かく乱物質（環境ホルモン）
　29
生ワクチン　127
難病法　115

— に —

ニコチンガム　82
二次予防事業　207
日本国憲法　1, 147, 172, 216
乳児死亡　49
乳幼児健康診査　195
乳幼児身体発育曲線　194

乳幼児突然死症候群（SIDS）　192
妊産婦　188
妊産婦死亡率　50
妊娠高血圧症候群　191
認知症　113

— ね —

ネグレクト　144
熱射病　32
ネット依存　132
年齢調整死亡率　45

— の —

脳血管疾患　105
脳梗塞　105
ノーマライゼーション　131
野口英世　119
ノロウイルス感染症　126
ノンレム睡眠　89

— は —

バイアス　62, 63
廃棄物の処理及び清掃に関する法律
　36
曝露効果　59
ハザード比　59
パスツール　118
秦佐八郎　119
働き方改革関連法　216
発がん性　21
パンデミック　121, 123, 235

— ひ —

B型肝炎母子感染防止対策　190
微生物　118
肥満　71, 106
病院　164
被用者保険　159
日和見感染　117, 236

— ふ —

不快指数　31
不活化ワクチン　127

248